臓単
ゾウタン

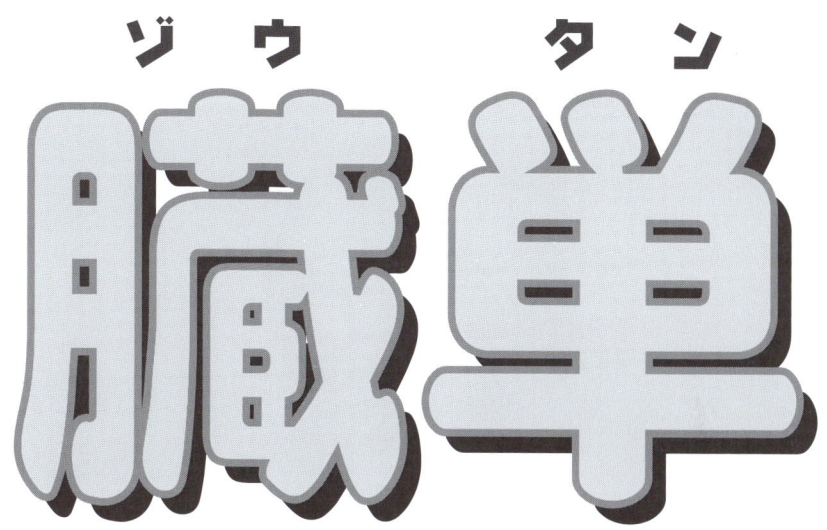

語源から覚える**解剖学**英単語集
ギリシャ語・ラテン語
［内臓編］

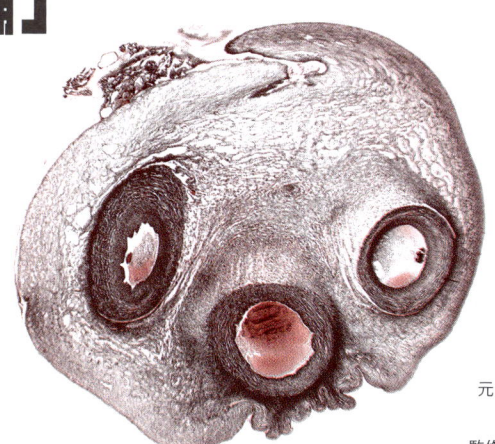

元 東京慈恵会医科大学
解剖学 教授
監修 **河合 良訓**

文・イラスト **原島 広至**

NTS

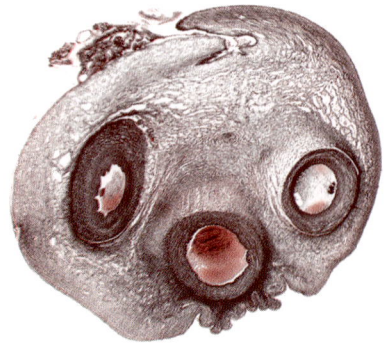

臍帯断面

ZOUTAN

Word Book of Anatomical English Terms
with Etymological Memory Aids

— Splanchnology —

First Edition

supervised by
Yoshinori Kawai

text & Illustration
Hiroshi Harashima

Published by
NTS INC., 2005

監修のことば

　今回の『臓単』は、「語源から覚える解剖学英単語集」シリーズ既刊の『骨単』『肉単』『脳単』に続く第4弾である。当初予定したこの英単語集シリーズも、ひとまず今回の『臓単』で一区切りということになる。人体の構造・解剖に関してこれら4つのシリーズで網羅したことになるが、奥深い人体の仕組みには、興味深い切り口がまだまだ沢山存在するようにも思う。時宜をみて、また是非新たな企画を考えていきたい。監修のことばもまた今回で4度目ということになり、一般的な事柄に関してはほとんど言い尽くした感があるが、今回の『臓単』、すなわち内臓学に関して思い浮かぶことを述べてみたい。

　解剖学といえばまず歴史的に「内臓学（splanchnology）」というのが一般的であるかもしれない。解剖学は、肉眼解剖すなわち肉眼で観察できる臓器の探求から始まった。体幹の体表下、つまり胸部では胸郭の中に、腹部では腹壁のすぐ下に大きな臓器の集団が存在していることや、それらのおおまかなはたらきについても、人類はいち早く気づき認識していたに違いない。動脈、静脈、神経、腱の区別やその機能に関してつい最近まで曖昧であったことは『脳単』の中で述べた。脈管や神経、骨や筋肉などに比較して、この『臓単』で取り上げられている内臓器官は、長い歴史のなかで我々により身近な存在であったに違いない。事実、内臓に関するさまざまな言葉は古今東西、根強く現在の生活の中で生き続けていることはコラムでも取り上げたところである。

　内臓諸器官は機能的なまとまりによって系統（システム）を形成し、呼吸器系、消化器系、泌尿器系等々に分類され、そのシステム名はそのまま医療現場の診療科の看板にもなっている。同一の系統に属する諸器官は、物理的に連続していることが多く、連携して特定のはたらきを担っていることに改めて気が付くであろう。系統に沿って、各臓器の構造や機能、そして疾患を理解し、診断や治療へとつなげるのが現代医学の基本的なスタンスとなっているのである。これらの臓器間の連携のために解剖学的諸構造のひとつひとつがどのように関わっているのか、その構造名称や背景にある用語の語源や関連コラムを堪能しながら本書を眺めてもらえればと思っている。

　原島氏は、実物の標本を参考にして今回も多くのイラストや写真を随所に配置し、この『臓単』も大変わかりやすく親しみやすい本に仕上がっている。これまで同様、本書も解剖学や言葉に関心のある読者諸氏に広く受け入れられることを切望する次第である。

2005年11月
東京慈恵会医科大学解剖学第1 教授
河合　良訓

序文

　人体というものに最初に興味を抱くきっかけは、幼稚園の頃に手にした学研の図鑑『人とからだ』であった。学研の図鑑シリーズは数ヵ月に一冊ずつ、好きなものを選ばせてもらって親に買ってもらい、最後にはかなりの数が揃ったのだが、本の背が壊れてボロボロになるまで読んだのは、この『人とからだ』と『昆虫』であった（反対に、車などの乗物の図鑑にはほとんど興味を示さなかった）。最近になってこの『人とからだ』の新訂版を目にしたのだが、どのページも今だに脳裏に刻み込まれており、新訂版になって加わったであろう図がどれかというのも一目で判る。写真や絵の持つインパクトは強力である。この図鑑の肝臓のイラストは、肝臓に入って行く門脈が紫色の太い血管として描かれ、赤い動脈や青い静脈と共に肝門を入り、肝小葉へと分岐して行く。このイメージが印象的だったため、私は幼稚園か、小学校低学年の頃、「人間の血管には動脈と静脈と**門脈**があるんだ」と主張して回っていた記憶がある。たった一つの図が、解剖学のなんたるかも全く分からない幼児の心に「門脈と呼ばれる紫色（？）の血管」についての重要性を植え付けることに成功にしたわけである。実際、解剖学を理解するためには、視覚からの情報、とりわけ三次元的な内臓諸器官の立体的な位置関係の把握は必須である。それゆえに、解剖学と絵画の歴史との間には密接な関係がある。

　ヘロフィロス（Herophilos, 前375-290。⇒p.77）によってなされた人体の解剖等を別とすると、古代ギリシャ・古代ローマから中世ヨーロッパにかけては人体解剖は長く禁止されていた。この期間に描かれ現在も残っているごく少数の解剖図は、どれも実像とはかけ離れたものである。ところが、ルネッサンス時代となり絵画に写実主義が生じると、解剖学図にもその影響が及ぶようになる。その先駆けは、よりリアリスティックな人物像を描くために人体の解剖に興味を抱くようになったレオナルド・ダ・ヴィンチ（Leonard da Vinci, 1452-1519）である。彼の数多くのスケッチには、それまでの平面的な図とは比較にならないほどの立体感や精緻さ、描写力がある。また一つの対象物を様々な視点から捉え、かつ構造が理解できるよう断面を色々と模索した感がある。構図を工夫したこれら解剖図が、解剖学者としては素人である画家ダ・ヴィンチによってなされたというのも興味深い。彼の解剖学図は、本職の解剖学者と共同で出版される計画があったようだが結局実現せず、当時は一般の目にとまることがなかった。とはいえ、ダ・ヴィンチの図は、精密かつ迫力のある解剖図を載せた画期的な「ファブリカ（人体の構造に関する七章; De humani corporis fabrica libri septem」を著したヴェサリウス（Andreas Vesalius, 1414-1564）や、後の写実的な解剖図作者達に大きな影響を与えたとも言われている。加えて、15世紀以前は本はすべて手書きの写本によって複製されていたが、活版印刷の発明も、それら精密な図版の載った解剖学書の大量生産を可能ならしめている。こうして、絵画技法の進歩や、印刷技術の向上が、視覚情報を多く必要とする解剖学の前進を促していたのである。日本でも、江戸末期以降、ヨーロッパから持ち込まれた解剖学書を元にして多くの解剖学書が作られた。西洋の解剖学書は当時モノクロ一色のものが多かったが、日本の解剖学書は早くからカラーの図版が付いていた。最近私が入手した明治37年初版の石川喜直著「人體解剖學」も、図版が多色刷りになっている。これは浮世絵・錦絵で培われた多色刷りの技術を早々に応用したためである。日本人のカラー化好きは、写真が発明されて間もなく、モノクロ写真しかできない頃に、いわゆる手で一つ一つ色

を付けた「手彩色（てさいしょく）」絵葉書を商業化していたことにも表われている（写真の登場で仕事の減った浮世絵師達もそれを彩色していた）。従来の紙媒体に取って代わって書籍のデジタル化が進み、電子ペーパーディスプレイや三次元ディスプレイ、また新たな技術が開発されていけば、解剖学書にも新たな展開がひらかれるに違いない。

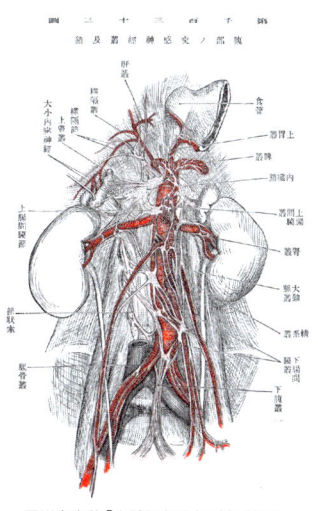

石川喜直著『人體解剖學』の挿し絵から
（実物は、静脈が青に、神経が黄色に彩色されている）

　本シリーズも『骨単』、『肉単』、『脳単』に続いて、ついに4作目となった。沢山の激励の言葉やリクエストを頂き、読者諸氏には厚く御礼申し上げる次第である。貴重なご意見をなるべく反映させるよう努めたことに加え、書き加えたい話が多かったため、シリーズも回が増すたびに文字の級数が下がり、図が小さくなり、紙面を文字で埋め尽くしてしまっている気がするが、ご了承願いたい。また誤植等に関するご指摘を下さった方々には、この場をお借りして厚く感謝申し上げたい。『臓単』に関しても、お気付きの点があればご指摘・ご教示頂ければ嬉しい限りである。

　制作にあたり、東京慈恵会医科大学の河合良訓教授に、このシリーズ4作を通して大変貴重なご指導・助言を賜り、感謝の念に堪えない。㈱エヌ・ティー・エスの吉田隆社長、臼井唯伸氏には、このシリーズに深いご理解を頂き、ついに第4弾発行にまで至ることができた。また、同社営業部の橋本勇・石井沙知両氏には、この本シリーズを全国に精力的に販売促進して頂き、本書の編集を担当して頂いた同社の齋藤道代氏には大変お世話になった。

　章扉の美しい背景写真は、日本スリービー・サイエンティフィック株式会社（http://www.3bs.jp）より人体組織標本を提供して頂いた。色々と試行錯誤して顕微鏡写真を撮ってみたが、数多く撮影したうちのほんの一部しか掲載することができないのが残念なくらいである。また、「肉の田じま」の田島雅之氏には、付録の「畜産副生物の名称と由来」で掲載した写真撮影のため、種々の畜産副生物の入手に関してご協力頂いた。撮影に関しては、カメラマンの高澤和仁氏に担当して頂いた。印刷に関して秀研社印刷㈱の鈴木克丞氏には、このシリーズに関して数々の便宜を図って頂いた。

　医学分野に関わる校正は比嘉信介氏、藤原知子氏に、また医学英語の校正に関してはメディカル・トランスレーターの河野倫也氏に、ラテン語等の校正や綴りに関する調査に関しては松元千晶氏にご協力頂いた。解説部分のイラスト制作に関しては東島香織氏、大塚航氏にこの度もご協力頂いた。また、今回、アムス柔道整復師養成学院 副学院長の高橋研一氏にも校正の御協力を頂いた。この場をお借りして、関係者各位に心から感謝の意を表したい。

2005年11月

原島 広至

原島　広至　エディトリアル・マルチメディア・クリエイター、歴史・サイエンスライター。古代言語愛好家。化石・鉱物コレクター。明治大正時代の絵葉書蒐集家。（URL: http://www.hrsh2.com）

単語表記に関して

ここでは解剖学用語の種々のバリエーションについて概説している。また、本書の中にみられるカタカナ表記についても説明する。

解剖学に関係する英語に関しては、文献によって様々なバリエーションが見られる。これはラテン語（学名）をそのまま用いたもの、英語特有の語彙で表わしたもの、その中間のものなどが存在する上に、別名も多いからである。ここではそのバリエーションの実例を示す。

腓骨動脈のバリエーション

①すべてラテン語 （しかし発音は英語式）	アーティアリア（アーティーリア） フィビュラリス **arteria fibularis**	
②略号 + ラテン語	フィビュラリス **a. fibularis**	※aは、ラテン語 arteria「動脈」の略号。 複数形 arteriae は aa. と略される。
③英語	フィビュラ アータリ **fibular artery**	
④別称	アーティアリア ペロウニーア ペロウニーアル アータリ **arteria peronea / peroneal artery**	※fibularis は、ラテン語で「留めピン」の意味なのだが、peronea は、同じ意味のギリシャ語。どちらも用いることがある。

本書では、主に英語化された表現を見出し語として用いている。頻繁に用いられるラテン語の表現も、一部取り上げた。内臓学に関係する用語で歴史の古いものは、別称も数多く存在している。その中の一部は、解説や別枠で紹介している。また、省略可能な語や置換え可能な語もなるべく表示している。

省略可能な語に関しては（ ）で、置換え可能な表現は / で表記している。

erythrocyte / red blood cell 「erythrocyte もしくは red blood cell」の意。

pulmonary circulation / lesser ～ 「pulmonary circulation もしくは lesser circulation」の意

（urinary）bladder 「urinary bladder もしくは bladder」の意
※略号を（ ）で示している場合もある。

lateral border（of kidney） 「lateral border of kidney もしくは lateral border」の意
※文脈からみて「腎臓」の外側縁であることが分かる場合、省略できる。

ラテン語の表記に関して

- 英語ページの単語、および解説文の中で「英語」と明記されている単語は、英語圏の人々とのコミュニケーションを取ることを想定して、ギリシャ語やラテン語由来の語であっても英語風の発音を示している（例：英語 fundus ファンダス）。
- 解説文の中の「ラテン語」と明記されている場合（語源となる語を示す場合）、古典期のラテン語の発音で表示している（例：ラテン語 fundus フンドゥス）。
- 生物の**属名・種名**はイタリック体にて表記している。（例：*Xiphias gladius* メカジキ）
- ラテン語の歴史において h の子音は、初期に発音が失われてたことが知られている（それゆえ、ラテン語の子孫であるフランス語やスペイン語等では h は、発音しない）。とはいえ、本書では便宜上hを発音している。
- ラテン語の母音の長短に関しては、同じ単語であっても辞書によって差異が見られる。本書では複数の辞書を比較し、適宜用例の多いものを使用している。

英語の発音は、なるべく綴りが思い浮かべやすいカタカナ表記にしている。
古代の言語の発音は、不確定の要素が多く、あくまで仮説的なもの。

英語の表記に関する注意事項

- **英語のカタカナ表記** あえて発音記号で表記せずカタカナで表記したのは、発音記号に不馴れな読者にもより簡便に利用してもらうため。英語に通じた読者であれば、カタカナ表記と英語の綴りを見比べれば正確な発音も類推していただけるものと思う。実際にはアクセントの位置さえ分かれば、あとは曖昧に発音しても英語はそれなりに通じるであろう。
- **大文字と小文字** 本書では基本的に単語の語頭は小文字で表記している（英語やラテン語、ギリシャ語も）。固有名詞に由来する名称のみ、大文字にしている。よって本書で大文字で始まっている単語は、文中に用いる時でも大文字にすべきである（ただし、ドイツ語は名詞は必ず文のどこにあろうと大文字で始めるというルールがあるので、本書でもドイツ語の単語は大文字で始めている。ドイツ語の印刷された文章は、どれが名詞なのか一目で分かって便利である）。
- **英語と米語** 基本的にはイギリス英語ではなく米語の発音で表記している。しかし、oの短音（英語[ɔ]、米語[ɑ]の音）に関しては、もしイギリス英語ならば、ホリゾンタル [hɔ̀rizɔ́ntəl]、米語なら ハラザンタル [hɑ̀rəzɑ́ntəl] と表記するのがやや発音に近いと思われるが、「ハラザンタル」と覚えてしまった暁には、horizontal という綴りが想起できなくなるのではないかと危惧し、それゆえイギリス英語の発音で表記している。他にも、あいまい母音も[ə]、なるべく無理のない程度に、綴りが思い浮かびやすい発音で表わしている。
- **英単語の発音は**、OEDやステッドマンの医学用語辞典に準拠した。医学英語には幾通りもの許容された発音が存在する。本書では主なものは並記したが、すべてを列挙してはいない。英語は時代・地域により種々のバリエーションがある点を銘記されたい。

ギリシャ語のカタカナ表記に関して

- 「ギリシャ語」と明記されている場合、古典期〜コイネー期の発音を示している。ギリシャ語の発音は、時代よって大きく変化した。ヒポクラテス（西暦前460-377年頃）の語ったギリシャ語と、ガレノス（西暦130-201年頃）の語ったギリシャ語では発音は大きく異なったであろう。また、地域差もあった（アッティカ方言と他の方言等）。全般的に、発音は時代が下ると共に、収斂・単純化した。現代の ι, υ, η, ει, oι, υι が皆「i」の発音になった（イ音化、itacism）のも一例。本書の発音表記は、時代的な一貫性よりも、綴りが思い浮かびやすいことを優先している。
- 二重母音の長音化、さらには短音化は早い段階で生じたが（αι→[e]、ει→[i]）、本書では古典期の二重母音の発音のまま表記している。ただし、ου に関しては、エラスムス式発音に準じて[u:]にしている。
- 下書きのイオタ（iota subscriptum）はかなり初期の段階（紀元前4世紀?）で発音されなくなったが、本書では便宜上発音を残している。
- χ カイは「カ行」を用いた。
- φ ファイの発音は元来 p の「帯気音」であったが、時代と共に[f]の発音に変わった。本書では、π との区別を図るため便宜的に[f]の音を採用した。

その他の言語に関して

- **印欧祖語**（インド・ヨーロッパ祖語：英語、ドイツ語、ギリシャ語、ラテン語を含むヨーロッパのほぼすべての言語、およびサンスクリット語、ヒンディー語等のインド・イラン語の先祖となる言語）は、* 印で表記している（例：*yeug-「一緒にする」）。
- ヘブライ語には、日本語にない音価の子音もあるが、近いもので代用した。
- 古代エジプト語の象形文字は、基本的に子音のみが表記されていたため、正確な発音（特に母音）はすべて暫定的・仮説的なものである。

本書の使い方

日本語、図解、英語、語源解説の独立した4ブロックに分かれており、4通りの暗記テストができる。

本書は、医学用語のうち内臓学に関係する英単語約1,100語を取り上げている。日本語名にはふりがなを、英語名には発音をカタカナ表記している（可能な限り、一般で使われている様々な発音を示した）。

語源解説欄には、ギリシャ語・ラテン語にまつわる語源的背景や、日常的な英単語やカタカナ語との関連が説明されており、英語名を覚える助けとなっている。また、語源にまつわるイラストも満載している。

（1）日本語から英語

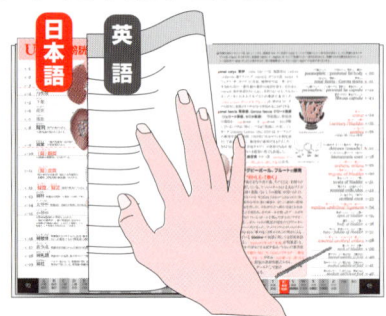

（2）英語から日本語

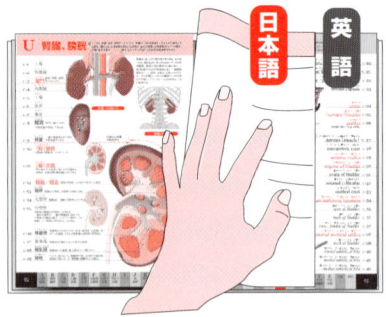

（3）図解から日本語

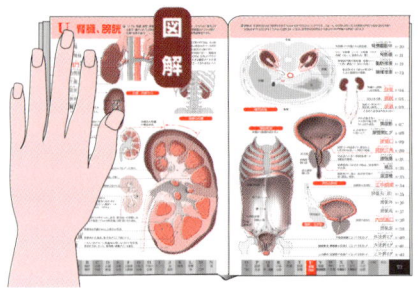

（4）図解から英語

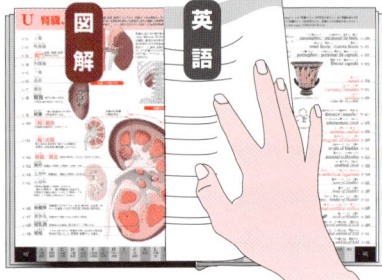

本書に関する諸注意

- 本書では、**内臓に関する用語**および**脈管学**に関わる主要な用語を扱っているが、中にはあまり重要度が高くはないものの、語源的に興味深い用語に関しても一部取り上げている。詳細な血管の名称は、取り上げれば本書一冊を費やす程も存在するのだが、本書では主要な血管のみを取り上げた。内臓諸器官に分布する血管に関しては付録で取り上げた。
- 解剖学用語に関しては、文献によって意見が異なり、用語も統一されていないものも多い。また英語の発音、日本語の読みがなも許容されているものが複数存在することも多い。本書では、複数の呼び方のあるものに関しては、可能な範囲で並記するか、本文中で解説を加えている。
- 漢字に関しては、旧字体、新字体、略字体に加えて難しい字はカタカナ、ないしはひらがな書きまであるため、一貫性がないのが現状だが、なるべく多く用いられているものを採用している。また画数の多い複雑な漢字は、一部拡大表記している。
- 今回のシリーズのコラムでは、もっぱら語源的な解説を取り上げている。内科学に関わる症状に関する説明もほんのごく一部だが紹介している。

本書は全ページをAからZに分類している。A〜B…概要、C〜H…循環器系（2章）、I…リンパ系（3章）、J〜L…呼吸器系（4章）、M〜T…消化器系（5章）、U〜Y…泌尿生殖器系（6章）、Z…内分泌器系（7章）。

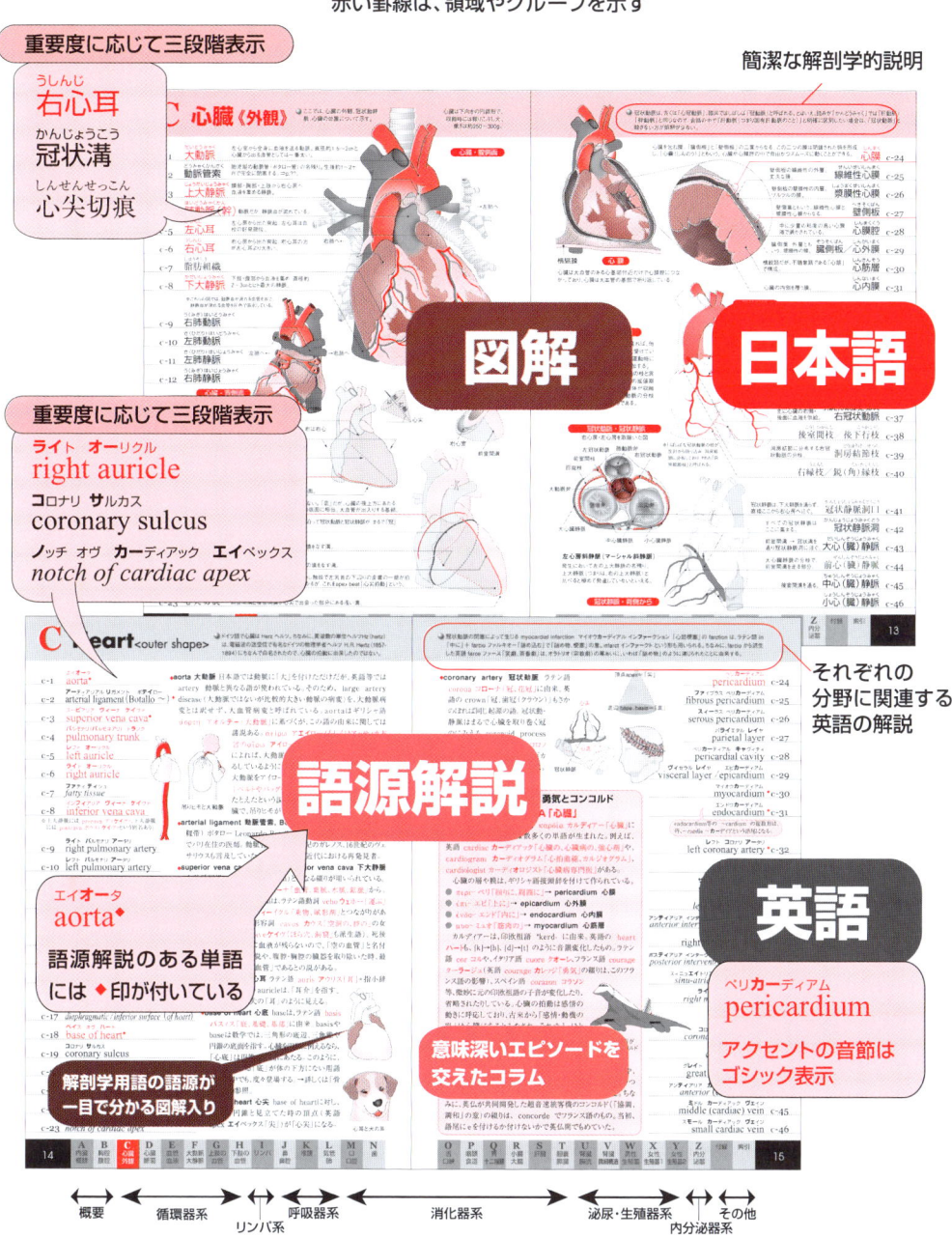

Contents

Chapter 1　概要
- A　内臓《概観》2
- B　胸腔、腹腔 6

Chapter 2　循環器系
- C　心臓《外観》12
- D　心臓《断面》16
- E　循環器系《概観・血液概論》20
- F　大動脈・大静脈 24
- G　上肢の動・静脈 28
- H　下肢の動・静脈 32

Chapter 3　リンパ系
- I　リンパ性器官 38

Chapter 4　呼吸器系
- J　鼻、鼻腔、副鼻腔 44
- K　喉頭 48
- L　気管、肺 52

Chapter 5　消化器系
- M　口、口腔 58
- N　歯 62
- O　舌、口峡 66
- P　咽頭、消化管、食道 70
- Q　胃、十二指腸 74
- R　小腸、大腸 78
- S　肝臓 82
- T　胆嚢、膵臓 86

Chapter 6　泌尿生殖器系
- U　腎臓、膀胱 92
- V　腎臓の微細構造 96
- W　男性生殖器 100
- X　女性生殖器《1》104
- Y　女性生殖器《2》108

Chapter 7　内分泌器系
- Z　内分泌器系 114

Appendix　付録
- 付録A　脈管アトラス 122
- 付録B　胎児の血液循環 128
- 付録C　内臓の位置と関連痛 130
- 付録D　消化腺と消化液 132
- 付録E　医学用語の造語法 134
- 付録F　ラテン語名詞の曲用序論 136
- 付録G　難読用語集 138
- 付録H　畜産副生物の名称と由来 142
- 参考文献 144
- 索引 147

Visceral Column 臓コラム

器官と有機、オルガンと有機栽培　ORGANON「道具」　4
呼吸器系とエスプリ、期限切れと蒸留酒　SPIRITUS「息」　5
靱帯とヒダ、間膜と索　LIGAMENT　9
腹膜後隙とレトロ趣味、レトロウィルスと逆行性ブロック　RETRO-「後ろに、逆方向に」　10
指小辞あれこれ　10
ハートとレコード、勇気とコンコルド　CARDIA「心臓」　15
僧帽弁と僧帽筋、有糸分裂とミトコンドリア　MITRA「帽子、帯」　19
外膜と冒険、ベンチャー企業とアバンチュール　ADVENTUS「到来」　23
頚動脈と昏睡とニンジンヤモリ　KER-「頭」　26
大動脈が左寄り、下大静脈が右寄り　27
尺側皮静脈とバジリコとバシリカ　BASILEUS「王」　30
なぜ腕に「頭静脈」？　CEPHALE「頭」　31
静脈瘤と天然痘といろいろ　VARIUS「多形の」　34
静脈が動脈に伴行するのはなぜ？　35
心房と女房、エチオピア人とアトリエ　ATRIUM「広間、居間、中庭」　36
VESTIBULE「前庭、入口」　36
リンパと妖精と幼生、睡蓮と水仙　NYMPHE「水の精」　40
筆毛動脈とペニシリン、ペンシル　PENICILLUS「絵筆」　41
脾臓と内臓、頭板状筋と湿布　SPLE-「内臓」　42
胸腺とタイム（立麝香草）との関係は？　42
ゾウの鼻は上唇？　46
スリル、ドリル、ノストリル　THYREL「穴」　47
喉頭蓋は舌の上？　GLOSSA「舌」　51
肺と軽さ、パン種とアクアラング　LEGWH-「軽い」　54
水平裂、核分裂　FISSURA「裂け目」　55
幽門とピロリ菌、パイロンとテルモピレー　PYLO-「門」　56
口蓋扁桃とアーモンドと床屋　TONCILLAE「扁桃」　56
人中と媚薬、哲学と好塩基球　PHIL-「好き」　60
腺と亀頭、クルミとドングリ　GLANS「ドングリ」　61
エナメル質とモルト、メルトダウン　SMALT「とける」　65
口峡峡部とコリント地峡　ISTHMUS「地峡」　69
耳管隆起と花托とトーラス　TORUS「丸い隆起」　72
粘膜下組織と織物、教科書とティッシュペーパー　TEXO「織る」　73
胃と腓腹筋とガストリン、草と巻貝　GASTER「胃」　76
十二指腸は本当に指12本分？　77

Visceral Column　臓コラム（続き）

空腸と空腹、ディナーとダイニング　　JEJUNUS「断食の」　80
コロン（結腸）、コロン（:）、コロン（香水）　81
肝臓とレバー、脂肪とライフと放置　　LEIP-「べとべとする」　84
肝門とポーター、ポルトガルと重要　　PORTA「門」　85
胆汁と黄色と黄金　　GALL「胆汁」　88
ビリルビンとビリベルジン　　BILE「胆汁」　89
直腸と長方形、コクワガタと王室　　RECTUS「まっすぐな」　90
肛門と深鼠径輪、薬指と金環食　　ANO-「輪」　90
膀胱とラグビーボール、フルートと爆発　　BHLE-「吹く」　95
糸球体と淡蒼球、地球とフグと金魚鉢　　GLOBUS「球」　98
傍糸球体装置？ 糸球体傍装置？　　JUXTA-、PARA-「傍に、周囲に」　99
精巣上体の英語のスペル、正しく書けますか？　102
DeferensとDifference　103
子宮とヒステリー　　UDERO「袋」　106
ワギナとバニラと腱鞘炎　　VAGINA「鞘（さや）」　110
羊膜と小羊　　AMNOS「小羊」　111
睾丸とラン　　ORCHID「ラン」　112
睾丸と証人と第三の男　　TESTIS「証人」　112
ゴナドトロピンとトロピカル、トロフィーと対流圏　　TROPE「回転、転回」　117
五臓六腑あれこれ　118
帝王切開 Cesarean Section の由来は？　120

ラテン語略称一覧

	単数主格	複数主格
「筋」	m. musculus	mm. musculi
「靭帯」	lig. ligamentum	ligg. ligamenta
「神経」	n. nervus	nn. nervi
「動脈」	a. arteria	aa. arteriae
「枝」	r. ramus	rr. rami
「静脈」	v. vena	vv. venae

※語中に、m. がある場合、主格ではなく属格であることが考えられる。
　　tendo m. gracilis　「薄筋腱」→ tendo musculi gracilis
※単数属格は、複数主格と同じ綴りになるケースが多い。
　　例えば、musculi は「複数主格」だが、「単数属格」でもある。
　　そうではないケースもある（これは名詞変化形のタイプの問題）。
　　tendo「腱」（単数主格）、tendinis（単数属格）、tendines（複数主格）

— Chapter 1 —

概要
Overview

Duodenum section 十二指腸断面

　拡大図でPAS染色によって強く染まっているのは、粘液産生細胞である杯細胞。この粘液は、小腸粘膜を保護し、表面を滑らかにする。杯細胞は、十二指腸では上皮細胞の約1割だが、大腸では2割を超え、胃から遠ざかるほど比率が高くなる。背景の低倍率の画像では、粘膜下組織のの中で濃い色に染まっている細胞はブルンネル腺(十二指腸腺)である。⇒p.75参照。

A 内臓《概観》

ここでは、身体の系、および主要な臓器を取り上げる。「臓性系」の器官は、胸腔や腹腔の中に収まるものを指すが、それ以外の神経系や感覚系・運動系は「体性系」と分類される。

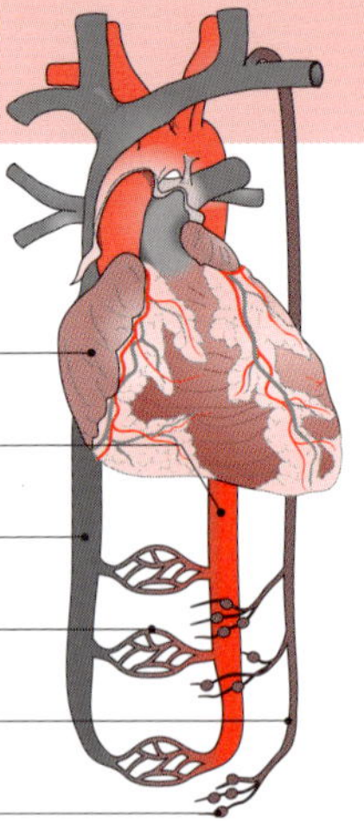

A-1	循環器（系）（じゅんかんき）	血液の循環を行なう器官系。「脈管系（vascular system）」ないしは、「心臓血管系、心血管系（cardiovascular system）」ともいう。
A-2	心臓（しんぞう）	血液の循環を起こさせるポンプ。四つの部屋からなり、右心房・右心室は小循環（肺循環）、左心房・左心室は大循環（体循環）を行なう。
A-3	動脈（どうみゃく）	酸素を多く含む血液を運ぶかどうかに関わりなく、心臓から末梢へ出て行く血管と定義されている。
A-4	静脈（じょうみゃく）	末梢から心臓に入る血管と定義されている。
A-5	毛細血管（もうさいけっかん）	毛細管ともいう。小動脈から小静脈の間を結ぶ最も細い血管。血管外の細胞との間でガス交換、栄養分・老廃物の交換を行なう。
A-6	リンパ管	大循環の静脈のいわば副路。毛細血管から漏れ出た血漿成分（血管外では組織間液）を吸収し、静脈へ戻す。
A-7	リンパ節（せつ）	リンパ管の途中に幾つも存在し、異物や細菌をろ過する装置。内部にリンパ球が多数存在する。
A-8	消化器（系）（しょうかき）	食物の消化を行なう器官系。口から肛門まで続く消化管と、消化液を分泌する消化腺からなる（肝臓や膵臓を含む）。
A-9	口腔（こうくう）	消化管のはじまり。食物の摂取、消化に加え、味覚・嗅覚や発声の役も果たす。
A-10	咽頭（いんとう）	食物路と気道の共通の通路。鼻腔と口腔に続き、喉頭と食道に分かれる。
A-11	食道（しょくどう）	長さ約25cmの管。気管の後ろを走る。横隔膜を貫通し、胃につながる。
A-12	胃（い）	筋肉性の袋で、酸性度の高い胃酸を分泌し、ペプシン等の消化酵素を分泌する。
A-13	小腸（しょうちょう）	長さ約5～6m。主要な消化・吸収の場。十二指腸、空腸、回腸からなる。
A-14	十二指腸（じゅうにしちょう）	長さ約20～30cmの小腸の最初の部分。胆汁と膵液が分泌される。
A-15	空腸（くうちょう）	十二指腸につづく、小腸の口側2/5を指す。回腸との境を示す特別な目印はない。
A-16	回腸（かいちょう）	空腸につづく、小腸の肛門側3/5の部分。内腔の輪状ひだは空腸より少ない。
A-17	大腸（だいちょう）	長さ約1.5～1.8m。盲腸、虫垂、結腸、直腸からなる。水分・塩類の再吸収を行なう。
A-18	結腸（けっちょう）	上行部・横行部・下行部およびS状部からなる。
A-19	盲腸（もうちょう）	長さ約6cm。大腸のはじまりの部分。下方に細い「虫垂」が伸びる。
A-20	直腸（ちょくちょう）	S状結腸につづき、肛門に至る長さ約20cmの消化管。
A-21	肛門（こうもん）	消化管の出口。
A-22	肝臓（かんぞう）	体内の様々な物質の生合成に関与。代表的な働きとして①代謝（消化管から吸収した栄養分の調整・貯蔵）、②解毒、③胆汁分泌がある。
A-23	胆嚢（たんのう）	肝臓で作られる胆汁を貯蔵・濃縮し、食事による刺激によって十二指腸内に胆汁を放出する。
A-24	膵臓（すいぞう）	消化液を作り、十二指腸内に分泌する消化器系としての働きと、インスリン等のホルモンを産生する内分泌系としての働きがある。

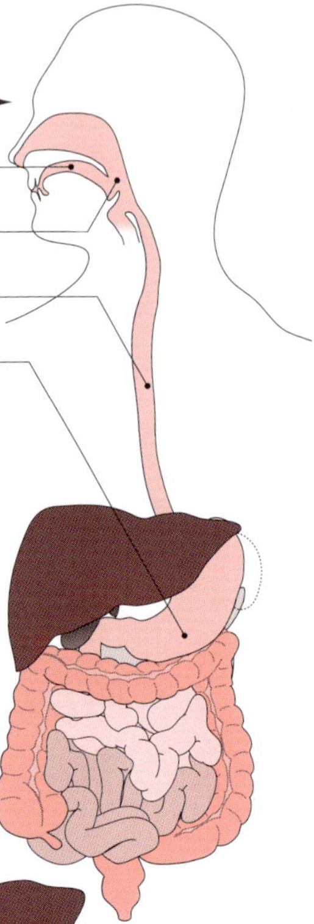

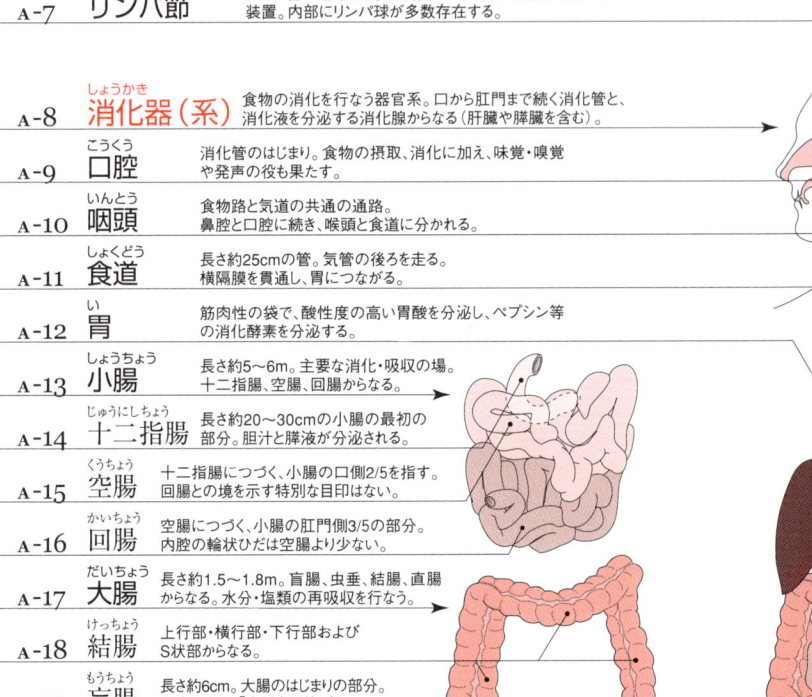

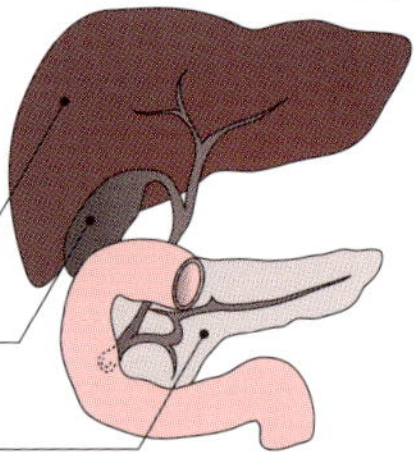

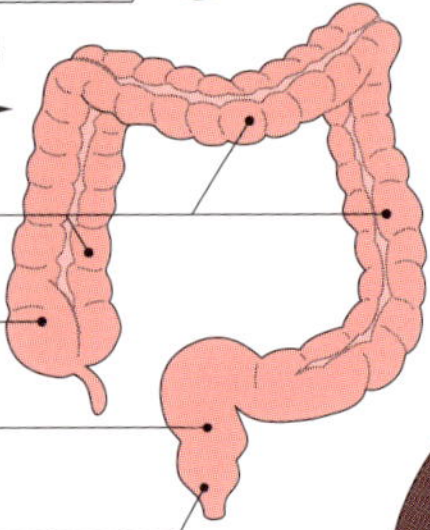

- 身体は、その機能によって消化器系、呼吸器系、泌尿生殖器系、内分泌器系、循環器系、血液系、リンパ系、神経系、感覚器系、筋骨格系、外皮系に分類される（分類の仕方・名称は文献によって異なる）。通常「内臓学」で扱われるのは、このうち「消化器系、呼吸器系、泌尿生殖器系、内分泌器系」の四つの系である。本書では、それらに加えて循環器系についても扱っている。

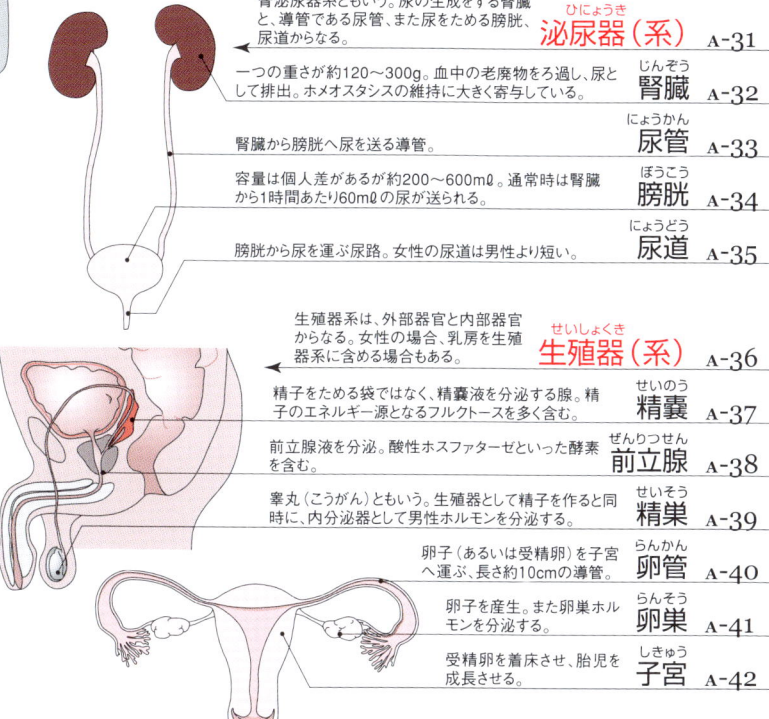

説明	名称	番号
空気中から酸素を体内に取り込み、二酸化炭素を放出する器官系。また、発声や嗅覚にも関与している。	呼吸器（系）（こきゅうき）	A-25
鼻の内部の空所。内部の入り組んだ突起（上鼻甲介・中鼻甲介・下鼻甲介）によって吸気が加温・加湿され、表面の粘膜によってほこりや異物が除去される。	鼻腔（びくう）	A-26
咽頭と気管をつなぐ長さ約5cmの管。発声器官としても重要。食物の嚥下時には、喉頭蓋が喉頭口に蓋をする。	喉頭（こうとう）	A-27
直径約2.5cm、長さ約10cmの管。16〜20個のC字型の気管軟骨が積み重なっており、後壁は気管筋が水平方向に張っている。	気管（きかん）	A-28
左心房の後ろ、第4〜5胸椎の高さで気管が左右に分岐したもの。右の気管支の方がやや太く、ほぼ垂直に走行するため右に異物が落ち込みやすい。	気管支（きかんし）	A-29
心臓が左寄りにあるため、右の肺の方が左よりも大きい。中には泡のように数多くの肺胞があり、その内腔の表面でガス交換を行なっている。	肺（はい）	A-30
腎泌尿器系ともいう。尿の生成をする腎臓と、導管である尿管、また尿をためる膀胱、尿道からなる。	泌尿器（系）（ひにょうき）	A-31
一つの重さが約120〜300g。血中の老廃物をろ過し、尿として排出。ホメオスタシスの維持に大きく寄与している。	腎臓（じんぞう）	A-32
腎臓から膀胱へ尿を送る導管。	尿管（にょうかん）	A-33
容量は個人差があるが約200〜600mℓ。通常時は腎臓から1時間あたり60mℓの尿が送られる。	膀胱（ぼうこう）	A-34
膀胱から尿を運ぶ尿路。女性の尿道は男性より短い。	尿道（にょうどう）	A-35
生殖器系は、外部器官と内部器官からなる。女性の場合、乳房を生殖器系に含める場合もある。	生殖器（系）（せいしょくき）	A-36
精子をためる袋ではなく、精嚢液を分泌する腺。精子のエネルギー源となるフルクトースを多く含む。	精嚢（せいのう）	A-37
前立腺液を分泌。酸性ホスファターゼといった酵素を含む。	前立腺（ぜんりつせん）	A-38
睾丸（こうがん）ともいう。生殖器として精子を作ると同時に、内分泌器として男性ホルモンを分泌する。	精巣（せいそう）	A-39
卵子（あるいは受精卵）を子宮へ運ぶ、長さ約10cmの導管。	卵管（らんかん）	A-40
卵子を産生。また卵巣ホルモンを分泌する。	卵巣（らんそう）	A-41
受精卵を着床させ、胎児を成長させる。	子宮（しきゅう）	A-42
ホルモンを分泌する腺。甲状腺、副甲状腺、胸腺、副腎に加えて、下垂体、膵臓、（精巣や卵巣等の）性腺がある。	内分泌器（系）（ないぶんぴつ（ないぶんぴ）き）	A-43
甲状腺ホルモン（チロキシン）を分泌する。甲状腺ホルモンは、体の化学反応を促進する速度（代謝率）の亢進作用がある。	甲状腺（こうじょうせん）	A-44
胸腺は、T細胞をいわば「教育」し、分化させるのみならず、胸腺ホルモンを分泌して、Tリンパ球の分化を促進する。	胸腺（きょうせん）	A-45
髄質と皮質で作用の異なるホルモンが分泌される。皮質からは種々の副腎皮質ホルモンが分泌され、髄質からはアドレナリン、ノルアドレナリンが分泌される。	副腎（ふくじん）	A-46

泌尿生殖器系とは

泌尿器系と生殖器系は、「泌尿生殖器系」とまとめて語られることが多い。この二つは全く異なる働きをするが、発生学的には共通点がある。解剖学的にもこれらの系は密接に関係しており、男性では尿道が精路を兼ねていることもその一例である。

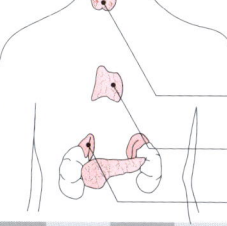

前腎 — 前腎は機能せずに早期に消失。
中腎 — 中腎は、約70本の中腎細管となり後腎が発達するまで一時的に機能。後に消失し、その導管であった中腎管（ウォルフ管）が精管として利用される。
後腎 — 後から発生する後腎が「腎臓」となる。

泌尿生殖器の発生の模式図

O	P	Q	R	S	T	U	V	W	X	Y	Z	付録	索引
舌口峡	咽頭食道	胃十二指腸	小腸大腸	肝臓	胆嚢膵臓	腎臓膀胱	腎臓微細構造	男性生殖器	女性生殖器1	女性生殖器2	内分泌器		

Internal Organs <overview>

●個々の器官の名称の語源に関しては、後のページで扱われる。

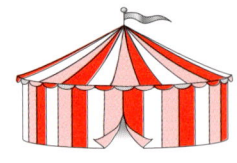

	サーキュラトリ スィステム	
A-1	**circulatory system**♦	
A-2	ハート **heart**	
A-3	アータリ **artery**	
A-4	ヴェイン **vein**	
A-5	キャピラリ **capillary**	
A-6	リンファティック ヴェスル **lymphatic vessel**	
A-7	リンフ ノウド **lymph node**	

	ダイジェスティヴ スィステム アリメンタリ	
A-8	**digestive system / alimentary ～**♦	
A-9	オーラル キャヴィティ **oral cavity**	
A-10	ファリンクス ファリンジーズ **pharynx,（複）pharynges**	
A-11	イーソファガス（アイソファガス） **esophagus / oesophagus**	
A-12	スト マック **stomach**	
A-13	スモール インテスティン **small intestine**	
A-14	デュオディーナム（デュオダイナム） ～ディーナ **duodenum,（複）duodena**	
A-15	ジェジューナム ジェジューナ **jejunum,（複）jejuna**	
A-16	イリアム イリア **ileum,（複）ilea**	
A-17	ラージ インテスティン **large intestine**	
A-18	コロン コラ **colon,（複）colons,または cola**	
A-19	スィーカム スィーカ **caecum / cecum,（複）caeca**	
A-20	レクタム レクタ **rectum,（複）recta**	
A-21	エイナス エイナイ **anus,（複）ani**	
A-22	リヴァ **liver**	
A-23	ゴールブラダ **gallbladder**	
A-24	パンクリアス パンクリエイタ **pancreas,（複）pancreata**	

◆**circulatory system 循環器（系）** circulatory は、circulate サーキュレイト「循環する、巡る」、また circulation サーキュレイション「（血液・樹液の）循環」の形容詞形。その起源は、ラテン語 circus キルクス「円」に指小辞 -ulus がついた circulus キルクルス「小さな円」。英語の circle サークル「円」も同根語である。ラテン語の circus そのものは、英語に入って、circus サーカス「円、ローマの円形競技場、サーカス」になっている。また、循環器系はその構成する器官から、cardiovascular system カーディオヴァスキュラ スィステム「心血管系」ともいう。ギリシャ語の καρδία カルディアー「心臓」に、ラテン語 vasculumヴァースキュルム（vas ヴァース「器」+ 指小辞 culum）が付いたもの。vasculum は、英語ではかなり綴りが変化して vessel ヴェスル「器、容器」になった。動脈や静脈は血液の器というわけである。また、vas が英語に入ったのが vase ヴェイス「花瓶」である。

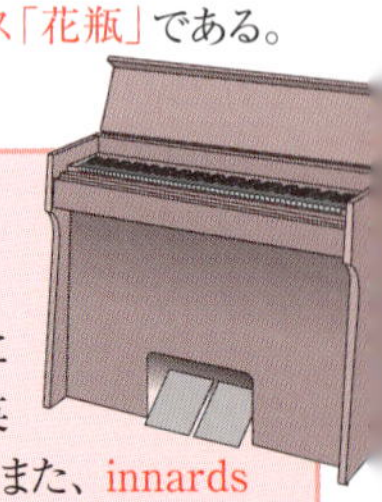

器官と有機、オルガンと有機栽培
ORGANON「道具」

「内臓」を表わす語として、**Internal organs** 以外に inner organs イナ オーガンズ や、ラテン語起源の英語 viscus ヴィスカス（複数:viscera ヴィセラ）がある。また、innards イナーズ も「内臓」を表わす。形容詞「内臓の」は、visceral ヴィセラル や、ギリシャ語由来の splanchnic スプランクニック がある（⇒p.42）。

一方、organ オーガン「器官」は、ギリシャ語 ὄργανον オルガノン「道具、器械、器官」に由来。このオルガノンは、動詞 ἔργω エルゴー「働く」の名詞形である（仕事、エネルギーの単位である erg「エルグ」も同根語。英語の work ワーク「業、仕事」も遠い親戚である）。中世のラテン語では、全般的に楽器を指していたので、英語でも中世では楽器全般の意味だったが、後に「（パイプ）オルガン」に限定された。オルガンそのものの歴史は古く、B.C.3世紀頃にエジプトのアレクサンドリアのクテシビオスが発明したとされる。当時はオルガノンとはいわず、空気を送るために人力で水圧ポンプを使用していたことから、hydraulis「ヒュドラウリス、水力オルガン」（hydr-「水」+ aulis「笛」）と呼ばれた。古代ローマでは円形競技場で大音響を上げ、試合を盛り上げたという。

後にオルガノンから、organism オーガニズム「有機体、生命体」や、organic オーガニック「有機の」、また化学肥料や農薬を使わない「有機栽培の」、さらに organize オーガナイズ「組織する」、organizationオーガナイゼイション（オーガニゼイション）「組織」といった語が派生した。

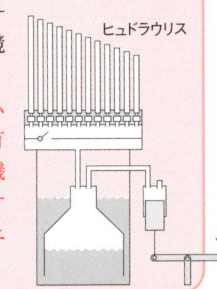

ヒュドラウリス

A	B	C	D	E	F	G	H	I	J	K	L	M	N
内臓概観	胸腔腹腔	心臓外観	心臓断面	血管血液	大動脈大静脈	上肢の血管	下肢の血管	リンパ	鼻鼻腔	喉頭肺	気管	口口腔	歯

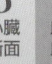

○ 「系」と訳されている system「システム、体系、組織」は、ギリシャ語の接頭辞 συν- スュン「共に」＋ ἵστημι ヒステーミ「立つ、立たせる」に由来、「共に立たせる、組み立てる」から。この「循環器系」、「泌尿器系」という場合の system は、「幾つもの器官や組織からなる、機能的に関連した複合体」を指している。ラテン語では systema スィステーマ（英語読みでは スィスティーマ）と綴る。

◆ **digestive system, alimentary system 消化器（系）**
ラテン語 digestio ディーゲスティオー「分離、溶解、消化」から。元のラテン語動詞は digero ディーゲロー「分ける、並べる、整理する」。英語 digest ダイジェスト「要約、まとめ」がここから生じた。別称の alimentary は、ラテン語 alo アロー「栄養を与える、養う」から。英語の alimony アリモニ「扶養費、養育費、離婚手当て」も同根語である。

◆ **urinary system 泌尿器（系）** ギリシャ語 οὐρέω ウーレオー「尿を出す」、また名詞形 οὖρον ウーロン「尿」に由来。ureter ユーレタ「尿管」、urethra ユーレスラ「尿道」、urine ユーリーン「尿」や、uremia ユーリミア「尿毒症」が、さらには、urea ユーリア「尿素」、uric acid ユーリック アスィッド「尿酸」、urea resin ユーリア レズィン「尿素樹脂、ユリア樹脂」が派生した。

◆ **reproductive system, genital system 生殖器（系）** re-「再び」+ produce プロデュース「生産する」という造語で、「再生産、生殖」の意味。genital は「生殖の」、名詞 genitalia ジェニテイリアは「生殖器、性器」を意味する（= genital organs）。

◆ **endocrine system 内分泌器（系）** endo-「内に」+ ギリシャ語 κρίνω クリノー「分ける、区別する、裁く」の合成語。⇒ p.117 の最上部のコメント参照。

尿素
尿酸
（赤は尿素との共通部分）

レスピラトリ(レスパイラトリ) スィステム
respiratory system♦ A-25
ネイザル キャヴィティ
nasal cavity A-26
ラリンクス ラリンジーズ
larynx, (複) larynges A-27
トラキーア(トレイキア) トラキーイー
trachea, (複) tracheae A-28
ブロンカス ブロンカイ
bronchus, (複) bronchi A-29
ラング
lung A-30

ユリナリ スィステム
urinary system♦ A-31
キドニ
kidney A-32
ユーレタ
ureter A-33
ユリナリ ブラダ
(urinary) bladder A-34
ユーレスラ
urethra A-35

リプロダクティヴ スィステム ジェニタル
reproductive system / genital ～♦ A-36
セミナル グランド ヴェスィクル
seminal gland / ～ vesicle A-37
プロステイト
prostate A-38
※別称がたくさんあるので、p.102参照。 テスティス テスティーズ
testis, (複) testes A-39
※別称がたくさんあるので、p.107参照。 ユーテライン テューブ
uterine tube A-40
オウヴァリ
ovary A-41
ユーテラス
uterus A-42

エンドクリン(エンドクリーン) スィステム
endocrine system♦ A-43
サイロイド グランド
thyroid gland A-44
サイマス
thymus A-45
スープラリーナル グランド アドリーナル
suprarenal gland / adrenal ～ A-46

呼吸器系とエスプリ、期限切れと蒸留酒
SPIRITUS「息」

「呼吸器系」 **respiratory system** の、respiratory は、ラテン語 re-「再び、繰り返し」+ spiritus スピーリトゥス「息」に由来。この spiritus から、英語の spirit スピリット「息、精神、霊」。英語で spirit といえば「元気、活力」を意味するのに対し、フランス語の esprit エスプリは「粋（いき）、機知、才知」となるのが面白い。また複数形で「酒の真髄である酒精、つまりアルコール」、つまり「蒸留酒、スピリッツ」が生じた。また、spiritus からは色々な語が派生した。

● in-「中に」 … inspiration インスピレイションは、ラテン語で「息を吹き入れる」から「吸気」。一般に「ひらめき、インスピレーション、霊感」を意味する。
● ex-「外に」 … expiration イクスピレイション「呼気」は、一般には「（契約・期間の）満了、期限切れ」を表わす。
● per-「～通って」 … perspiration パースピレイション「発汗、蒸発」。元は「息を吐く」だったが後に意味が変わった。
● con-「共に」 … ラテン語で「共に同じ考えを抱く、共に企む」から conspiration コンスピレイション「陰謀、共謀」。
● ad-「～へ、～に向かって」（d は消失） … aspiration アスピレイション「帯気音、抱負、大望」。

息を吸うのと吐くのでは、全く意味合いが変わるものである。

O	P	Q	R	S	T	U	V	W	X	Y	Z	付録	索引
舌 口峡	咽頭 食道	胃 十二指腸	小腸 大腸	肝臓	胆嚢 膵臓	腎臓 膀胱	腎臓 微細構造	男性 生殖器	女性 生殖器1	女性 生殖器2	内分泌器		

B 胸腔、腹腔

● 胸腔・体腔の中には多くの膜があり、臓器の位置を保たせ、その中に血管・リンパ管・神経を通す。それらの膜は、臓器に穴が開いた場合（穿孔）、内容物が腹腔や胸腔全体に広がらないように、つまり炎症や感染を狭い範囲にとどめるのに役立っている。

B-1	きょうくう 胸腔	体腔のうち、横隔膜よりも上の部分。胸壁によって囲まれる。	
B-2	おうかくまく 横隔膜	胸腔と腹腔は、横隔膜によって分けられている。	
B-3	ふくくう 腹腔	体腔のうち、横隔膜よりも下の部分。腹壁によって囲まれる。	
B-4	こつばんくう 骨盤腔	腹腔のうち、骨盤内（厳密には小骨盤内）に位置する部分。	
B-5	じゅうかく 縦隔	胸腔内の中央にあり、左右の肺胸膜にはさまれた領域。	
B-6	きょうまく 胸膜	肺を覆う二重の漿膜（以下に示す臓側胸膜と壁側胸膜）。この二つの膜は肺門で折り返してつながり、袋をなしている。	
B-7	ぞうそくきょうまく／はいきょうまく 臓側胸膜／肺胸膜	（黒線）	
B-8	へきそくきょうまく／ろっこつきょうまく 壁側胸膜／肋骨胸膜	（赤線）	
B-9	きょうまくくう 胸膜腔	壁側胸膜と臓側胸膜との間の腔所。陰圧がかかっている。	
B-10	きょうへき 胸壁	骨、筋、筋膜、皮膚、神経、血管からなる。胸壁の骨格は「胸郭」。	
B-11	しんまく 心膜	壁側板（壁側心膜）と臓側板（臓側心膜）からなる。さらには、p.17を参照。	
B-12	しんまくおうどう 心膜横洞	大動脈・肺動脈幹と、心房との間の狭い心膜腔の通路。	（茶色の部分）
B-13	しんまくしゃどう 心膜斜洞	左右肺静脈と、下大静脈との間の心膜腔のポケット。	（赤い部分）
B-14	ふくまく 腹膜	内臓を覆う二重の漿膜（以下に示す臓側腹膜と壁側腹膜）。この二つの膜は袋をなし、少量の漿液を含む。	
B-15	ぞうそくふくまく 臓側腹膜	臓側板ともいう。	
B-16	へきそくふくまく 壁側腹膜	壁側板ともいう。	
B-17	ふくまくくう 腹膜腔	中には少量の漿液のみ存在。腹腔と混同してはならない。	
B-18	ふくへき 腹壁	骨、筋、筋膜、皮膚等からなる。正式な解剖学用語ではない。	
B-19	かんじんかんおう 肝腎陥凹	モリソン窩。仰臥位で、最も低く、腹水が溜まりやすい。	
B-20	ふくまくこうげき 腹膜後隙	壁側腹膜と後腹膜との間の間隙。	
B-21	ふくまくこうきかん 腹膜後器官	後腹膜器官（臓器）ともいう。腹膜後隙にある（つまり腹膜外の）器官。	
B-22	いひかんまく 胃脾間膜	胃と脾臓との間の腹膜が2枚重なっている。	

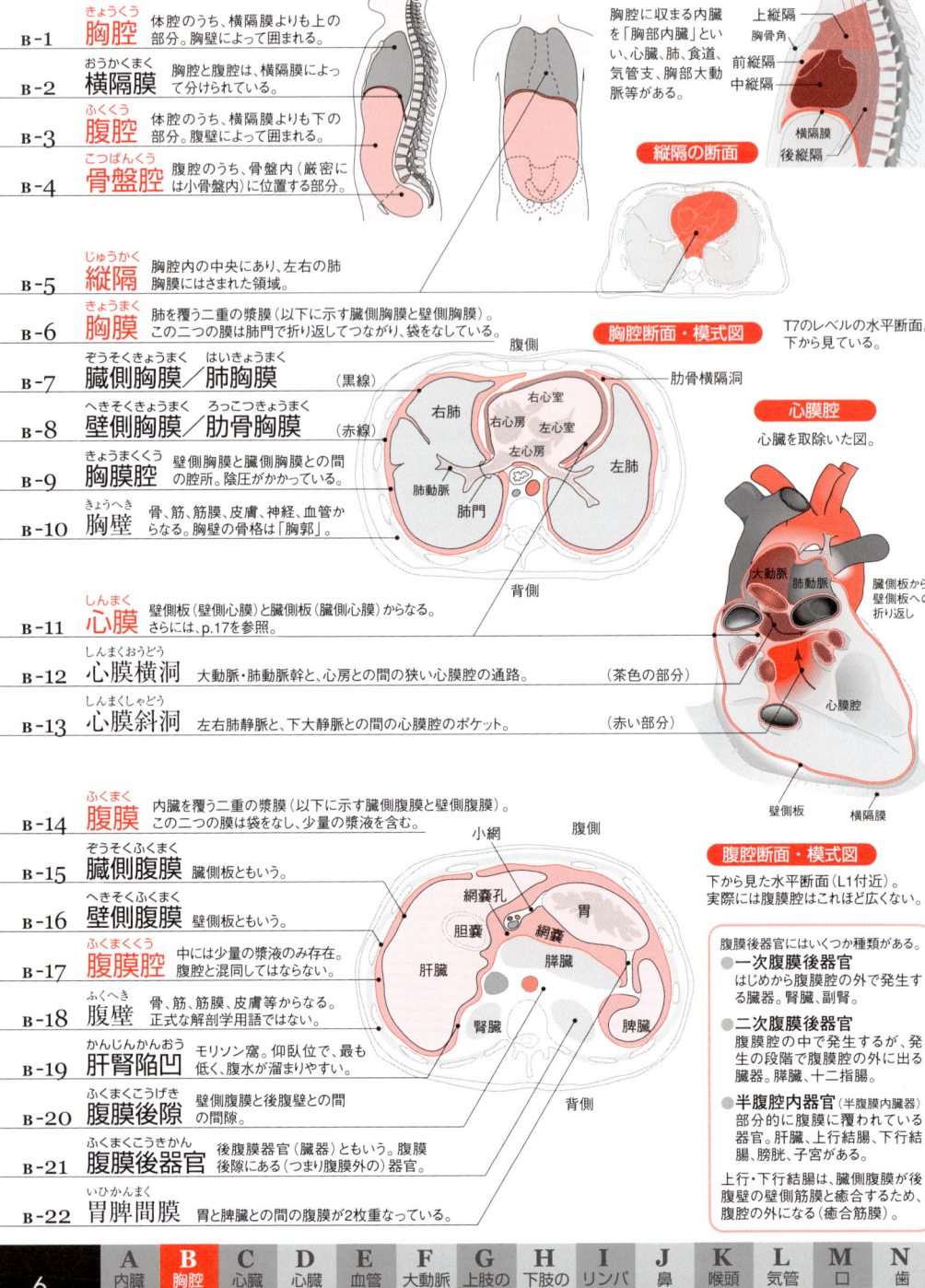

内臓を収める腔所には、「漿膜腔」と「結合組織腔」の二つの場合がある。「漿膜腔」には、胸膜腔、心膜腔、腹膜腔があるが、それらは漿膜と呼ばれるすべすべとした膜に包まれている（漿膜は漿液といういわば潤滑油の役を果たす液を少量分泌する）。肺や心臓・腸といった、激しく運動しその体積が大きく変化する器官にとって、漿膜は周囲との摩擦を軽減する役を果たしている。

腹腔を開くと、大網が小腸を覆うのを見ることができる（右上の図）。これを上方に翻すと、小腸と腸間膜が見える。腸間膜は透けて見えるほど薄いが、丈夫な膜である。腸はこの腸間膜によって腹腔内にぶら下がっており、ある程度自由に動くことが可能（右中の図では、小腸塊を右方に翻している）。腸間膜を構成する2枚の膜の間を、小腸へ分布する上腸間膜動・静脈や神経、リンパ管が通る。腸間膜は腸間膜根によって後腹壁につなぎ止められている（右下の図）。十二指腸は、そのほとんどが後腹壁に固定されている。膜の位置や形状は、発生の過程と深く関わりをもつ。

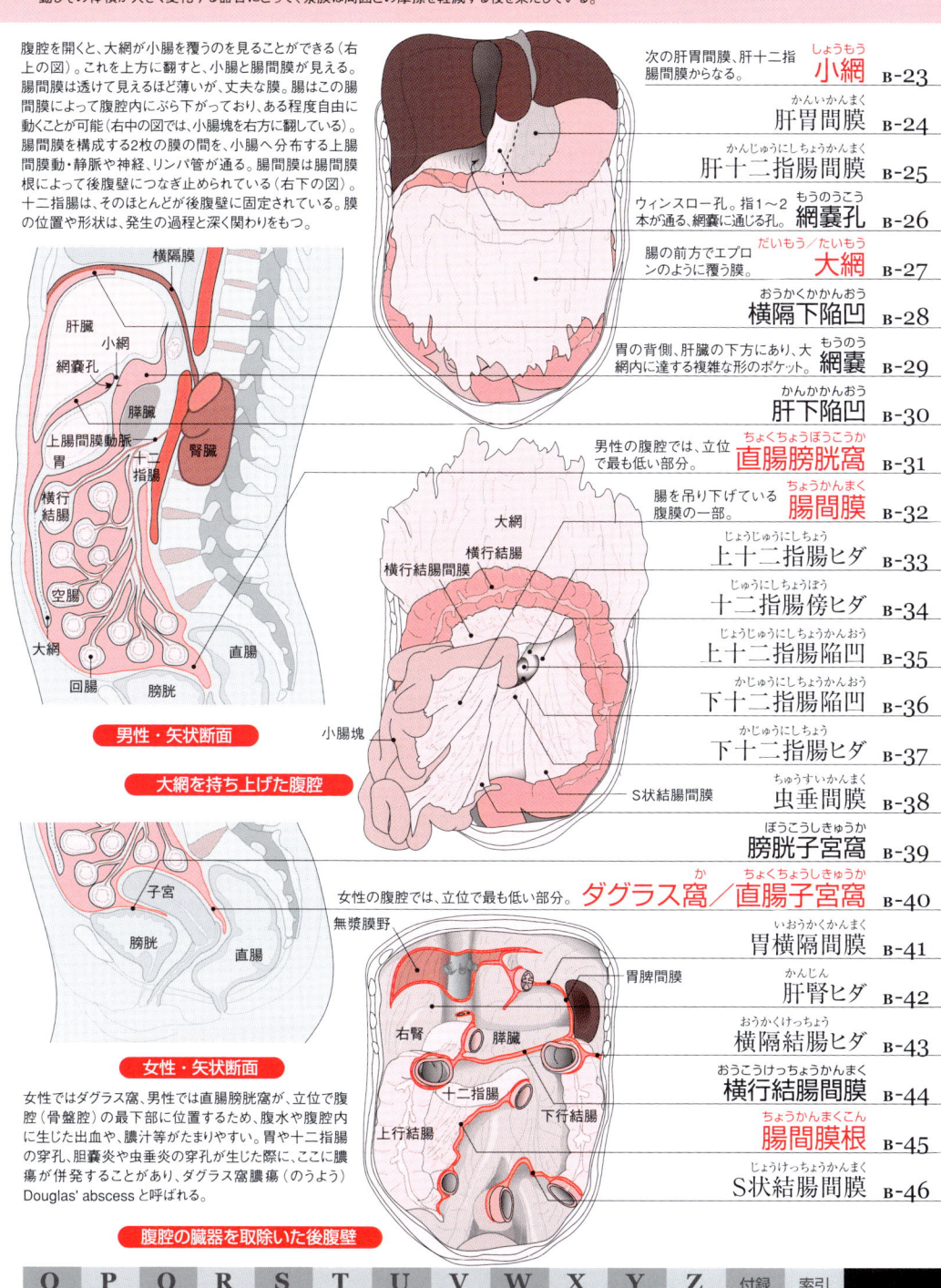

次の肝胃間膜、肝十二指腸間膜からなる。	小網	B-23
	肝胃間膜	B-24
	肝十二指腸間膜	B-25
ウィンスロー孔。指1～2本が通る、網嚢に通じる孔。	網嚢孔	B-26
腸の前方でエプロンのように覆う膜。	大網	B-27
	横隔下陥凹	B-28
胃の背側、肝臓の下方にあり、大網内に達する複雑な形のポケット。	網嚢	B-29
	肝下陥凹	B-30
男性の腹腔では、立位で最も低い部分。	直腸膀胱窩	B-31
腸を吊り下げている腹膜の一部。	腸間膜	B-32
	上十二指腸ヒダ	B-33
	十二指腸傍ヒダ	B-34
	上十二指腸陥凹	B-35
	下十二指腸陥凹	B-36
	下十二指腸ヒダ	B-37
	虫垂間膜	B-38
	膀胱子宮窩	B-39
女性の腹腔では、立位で最も低い部分。	ダグラス窩／直腸子宮窩	B-40
	胃横隔間膜	B-41
	肝腎ヒダ	B-42
	横隔結腸ヒダ	B-43
	横行結腸間膜	B-44
	腸間膜根	B-45
	S状結腸間膜	B-46

女性ではダグラス窩、男性では直腸膀胱窩が、立位で腹腔（骨盤腔）の最下部に位置するため、腹水や腹腔内に生じた出血や、膿汁等がたまりやすい。胃や十二指腸の穿孔、胆嚢炎や虫垂炎の穿孔が生じた際に、ここに膿瘍が併発することがあり、ダグラス窩膿瘍（のうよう）Douglas' abscess と呼ばれる。

B Thoracic Cavity, Abdominal Cavity

B-1 ソラスィック キャヴィティ
thoracic cavity

B-2 ダイアフラム
diaphragm

B-3 アブドミナル キャヴィティ◆
abdominal cavity◆

B-4 ペルヴィック キャヴィティ
pelvic cavity

形容詞 diaphragmaticの場合は、ダイアフラグマティックのようにgを発音することもある。

B-5 ミーディアスタイナム
mediastinum

B-6 プルーラ
pleura◆

B-7 ヴィセラル プルーラ パルモナリ
visceral pleura / pulmonary～

B-8 パライエタル プルーラ
parietal pleura

B-9 プルーラル キャヴィティ
pleural cavity

B-10 ソラスィック ウォール
thoracic wall

chest wall チェスト ウォールともいう。

B-11 ペリカーディアム
pericardium

B-12 トランスヴァース ペリカーディアル サイナス
transverse pericardial sinus

B-13 オブリーク ペリカーディアル サイナス
oblique pericardial sinus

B-14 ペリトニーアム
peritoneum◆

B-15 ヴィセラル ペリトニーアム
visceral peritoneum

B-16 パライエタル ペリトニーアム
parietal peritoneum

B-17 ペリトニーアル キャヴィティ
peritoneal cavity

B-18 アブドミナル ウォール
abdominal wall

B-19 ヘパトリーナル リセス
hepatorenal recess

B-20 レトロペリトニーアル スペイス
retroperitoneal space ⇒p.10

B-21 レトロペリトニーアル オーガンズ
retroperitoneal organs

B-22 ギャストロスプレニック リガメント ギャストロリーナル
gastrosplenic ligament /gastrolienal～

◆**abdominal cavity** 腹腔 abdominalは、英語 abdomen アブドメン（アブドウメン）の形容詞形。元々ラテン語の abdomen アブドーメンから派生。その由来については諸説あるが、ラテン語動詞 abdoアブドー「隠す」から派生した説（つまり、腹に押し込まれ隠されたもの）はよく知られている。cavity は、「腔所、くぼみ」だが、単にcavityだけでは「虫歯によって開いた穴」、つまり「窩洞（かどう）」を表わしている。

◆**pleura** 胸膜 ギリシャ語 πλευρά プレウラー「脇腹、肋骨」から。胸膜はかつては肋膜と呼ばれていた（その方がギリシャ語の字義通り）。今も「胸膜炎」を「肋膜炎」と呼ぶことが多い。ちなみに、ランの中ではきわめて大きな属（1000種を抱える）である*Pleurothallis*（通称プレウロ）は、「肋骨のような枝」の意。プレウラの中には肋骨のような茎をもつものがある。また、ヒラタケ属のことを *Pleurotus* というのも、カサに肋骨のようなヒダがあるため。

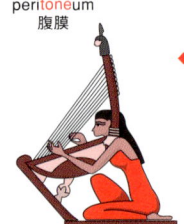
ウスヒラタケ

◆**peritoneum** 腹膜 ギリシャ語 περι–「回りに、周囲に」＋ τείνω テイノー「張り伸ばす」から。腹膜は腹部にある内臓の回りに張り伸ばされた膜。ギリシャ語テイノーの派生語には、英語の tone トウン「音色、トーン」（弦を「張る」ことに由来するという）や、tentionテンション「張力、緊張」、tendonテンドン「腱」がある。

peritoneum 腹膜

◆**lesser omentum** 小網、**greater omentum** 大網 ラテン語 omentum オーメントゥム「脂肪、内臓」から。西暦1世紀の古代ローマの医家ケルススが内臓を包む脂肪の覆いに対して命名。由来は、abdomentum「腹、腹部」の省略形という説や、operimentum「覆い」が変化したものという説がある。

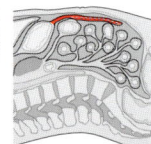
弦を張って tone を出す

◆**epiploic foramen、omental foramen** 網嚢孔 デンマーク生まれ・パリ在住の解剖学者ウィンスローJacques Benigne Winslow（1669-1760）が最初に記述。彼は組織的かつ徹底的な手法により、他にも多くの解剖学的な発見を成し遂げた。網嚢孔は後に彼の名を冠して **Winslow foramen ウィンスロー孔** とも呼ばれる。さて、epiploic は、ヒポクラテスが「大網、腹膜のヒダ」を指すために用いたギリシャ語 ἐπίπλοον エピプロオンに由来。この語は ἐπι エピ「上に」＋ πλέω プレオー「浮かぶ」→ 動詞 ἐπιπλέω エピプレオー「～の上を浮かぶ、航海する」の名詞形。大網を腹部の内臓の「上を浮かぶ」船に例えたもの。英語 float フロウト「浮かぶ」も遠い類語。

内臓の上に「浮かんでいる」大網

ここでは「ヒダ」の付く用語が多く出ているが、これは元々襞という漢字だが、難しいため現在ではカタカナが使用されている。また、mesentery 腸間膜や mesocolon 結腸間膜、mesosigmoid S字結腸間膜等、ここではギリシャ語形容詞 μέσος メソス「中間の」が腸間膜のような構造を指すための接頭辞として使われている。meso-は他に、mesoderm「中胚葉」、mesencephalon「中脳」等と訳される。

◆**omental bursa、lesser sac 網嚢** ラテン語 bursa ブルサ「袋、財布」に、さらにさかのぼれば、ギリシャ語 βύρσα ビュルサ「ぶどう酒を入れる革袋」に由来。lesser sac of peritoneumともいう。ちなみに、リンパ球の一種であるB細胞(B lymphocyte、B cell)のBは、鳥類にある bursa Fabricius「ファブリキウス嚢(総排泄腔の背側にある嚢状器官)」の頭文字から命名された。鳥類では骨髄で産生された前駆細胞がここで成熟する。哺乳類の場合は、ファブリキウス嚢が存在しないため、B細胞は bone marrow **ボウン マロウ**「骨髄」のBとみなせる。

◆**腸間膜 mesentery** ギリシャ語接頭辞 μεσο- メソ「間に」+ ἔντερον エンテロン「腸、内臓」。mesenteryは、「中腸(腸管の中間部)」という意味ではない(中腸は、midgut ミッドガット)。entero- は、「小腸の」という意味で頻繁に使われているが、本来のギリシャ語エンテロンは内臓全般も指す。そのため、entero-の造語も小腸に限局せず、もっと広いニュアンスをもつことがある(dysentery **ディゼンテリ**「赤痢」は、小腸ではなく大腸に専ら影響)。腸間膜のラテン語 mesenterium に対し英語は mesentery だが、腹膜のラテン語 peritoneum に対して、英語では peritony と言わず、peritoneum のまま。

◆**Douglas' pouch ダグラス窩, retrouterine pouch 直腸子宮窩**
ここはいわば行き止まりなので、cul-de-sac **クル(カル)・ディ・サック**(「行き止まり、袋小路、盲嚢」の意)ともいう。フランス語のように発音すれば、**キュ・ド・サック**(cul-de-sacについては p.76参照)。スコットランドの産科医・解剖学者ダグラス James Douglas(1675-1742)は、英国のカロライン女王を診た医師でもある。ちなみに、直腸膀胱窩を男性の場合のダグラス窩であるとする文献もある。

靭帯とヒダ、間膜と索 LIGAMENT

英語の ligament は **靭帯** で、fold(またはラテン語でplica)は **ヒダ** と通常訳されているが、腹腔に関しては単純にそうはいかない。

- ligament → ヒダ 例: hepatorenal **ligament** = 肝腎ヒダ
- ligament → 間膜 例: falciform **ligament** of liver=肝鎌状間膜
- ligament → 索 例: round **ligament** of liver = 肝円索
- ligament → 靭帯 例: inguinal **ligament** = 鼠径靭帯
    例: suspensory **ligament** of duodenum = 十二指腸提靭帯

骨と骨の間に張る結合組織は大抵「靭帯」と訳されるが、形が(小さめの)ヒダ状の隆起ならば「ヒダ」、何かの間に広く張る(大きめの)膜ならば「間膜」、ひも状ならば「索」というように訳される。ligament は、ラテン語動詞 ligo **リゴー**「結び付ける」に由来するため、「靭帯」のような強靭なイメージは特にない(ligamentの他の類語に関しては「骨単」p.90 参照)。

レッサー オウメンタム
lesser omentum ◆ B-23

ヘパトウギャストリック リガメント
hepatogastric ligament B-24

ヘパトウデュオディーナル リガメント
hepatoduodenal ligament B-25

エピブロウイック リガメント オウメンタル
epiploic foramen/omental ~ ◆ B-26

グレイター オウメンタム
greater omentum ◆ B-27

サブフレニック リセス
subphrenic recess B-28

オウメンタル バーサ
omental bursa ◆ B-29

サブヘパティック リセス
subhepatic recess B-30

レクトヴェシカル パウチ
rectovesical pouch B-31

メゼンテリ(メセンテリ)
mesentery ◆ B-32

スーピアリア デュオディーナル フォウルド
superior duodenal fold B-33

パラデュオディーナル フォウルド
paraduodenal fold B-34

スーピアリア デュオディーナル リセス
superior duodenal recess B-35

インフィアリア デュオディーナル リセス
inferior duodenal recess B-36

インフィアリア デュオディーナル フォウルド
inferior duodenal fold B-37

ミーゾウアペンディックス
mesoappendix B-38

ヴェスィコユーテリン パウチ
vesicouterine pouch B-39

ダグラス パウチ レクトユーテリン
Douglas() pouch/rectouterine ~ ◆ B-40

ギャストロフレニック リガメント
gastrophrenic ligament B-41

ヘパトリーナル リガメント
hepatorenal ligament B-42

フレニココリック リガメント
phrenicocolic ligament B-43

トランスヴァース ミーゾウコロン
transverse mesocolon B-44

ルート オヴ メゼンテリ
root of mesentery ◆ B-45

ミーゾウスィグモイド
mesosigmoid B-46

腹膜後隙とレトロ趣味、レトロウィルスと逆行性ブロック
RETRO-「後ろに、逆方向に」

「腹膜後隙」と訳出されている **retroperitoneal space** は、ラテン語 retro- レトロ「後ろに、後〜」＋ peritoneum「腹膜」からなる。解剖学用語では、あらゆる部分の「後ろ」を指すのに用いられている。例えば、retrobulbar レトロバルバ「眼球後〜、球後〜、延髄後〜」や、retroflexion レトロフレクション「(子宮)後屈」、また retroflex fasciculus レトロフレックス ファスィキュラス「(マイネルト)反屈束」がある。

この retro- は、「懐古的な、再流行の」という意味で「レトロ調」と言われるように、時間的な意味で「以前の」、また順序・方向として「さかのぼった、逆方向の」という意味もある。

「逆方向の」という意味の語に、retrograde block レトログレイドブロック「逆行(性)ブロック」がある。これは、心房→心室という通常の流れとは逆に、心室→心房へと向かう伝導障害のこと。また、retrospect レトロスペクトは、「追想、回顧、追憶」という意味だが、retrospective falsification レトロスペクティヴ フォールスィフィケイションとなると、「記憶錯誤、追想錯誤」(自分の欲求に沿うように、無意識の内に過去の記憶を脚色、歪曲すること)を意味している。

ちなみに、retrovirus レトロヴァイラス「レトロウィルス」という語は、実は、**RE**verse-**TR**anscriptase containing **O**ncogenic virus「逆転写酵素を含む腫瘍原性ウィルス」の略。決して、古いレトロ調のウィルスというわけではない。もっとも、ウィルスのRNA遺伝子が宿主のDNAに組込まれる、つまり

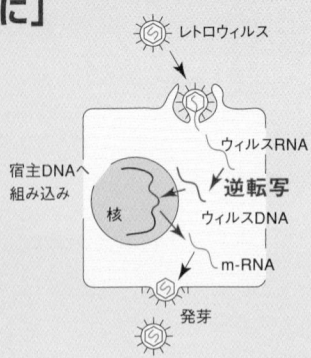

通常のDNA→RNAという通常の方向とは「逆方向に」転写されるという含みもある。ヒトに感染するレトロウィルスには、HIV(AIDSの病原体)や、HTLV(ATL:成人T細胞白血病の病原体)がある。

1970年の逆転写酵素の発見は、通常のDNA→RNAという情報の流れに逆行したものであったため、まさに、それまでの常識を根底からひっくりかえすものであった。

指小辞あれこれ

指小辞とは、単語の語尾に付ける接尾辞の一つで、「小さい」という意味を加えるもの。数多くの指小辞があるが、一般英語では以下のものがよくみられる。
- **-let** islet「小島」
- **-et** packet「小さい包み」
- **-ling** duckling「小ガモ」

医学用語には、ラテン語の指小辞がそのまま用いられているケースが非常に多い。ここでは、多く用いられている指小辞について紹介する。ラテン語の指小辞は、名詞や形容詞と同様に数・性によって語尾変化をする。

[ラテン語指小辞]
- **-ulus**(男性形)
- **-ulum**(中性形)
- **-ula**(女性形)
  - 糸球体 glomerulus
  - 前庭 vestibulum
  - 嚢 capsula

- **-culus**(男性形)
- **-culum**(中性形)
- **-cula**(女性形)
  - 球形嚢 sacculus
  - 小柱 trabecula

- **-cle**
  これは、-culus、-culum、-cula が英語化し、さらに簡略化したもの。このケースは非常に多い。
  ・卵胞 follicle ・心耳 auricle ・腎小体 renal corpuscle

[英語指小辞]
- **-ule**
  ラテン語の指小辞 -ulus、-ulum、-ula は、英語では、この -ule の形になってしまう。
  ⇒糸球体 glomerule
  ⇒前庭 vestibule
  ⇒嚢 capsule

- **-cule**
  これは、-culus、-culum、-cula が英語化したもの。
  ⇒球形嚢 saccule
  ⇒小柱 trabecule

― Chapter 2 ―

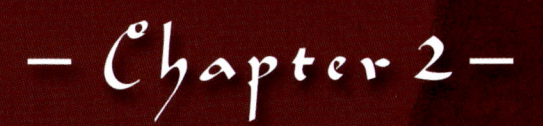

循環器系
Circulatory System

Artery section 動脈（筋性動脈）断面

血管内側の赤く見える薄い層が内弾性膜。死後は血圧が消失し、血管が収縮するため波打つ。その外側のグレーの層が平滑筋からなる中膜。さらに外側の濃淡のある層は外膜。コラーゲン線維と弾性線維からなる。写真下方には、血管の細胞自体を養うための「栄養血管」が見える。

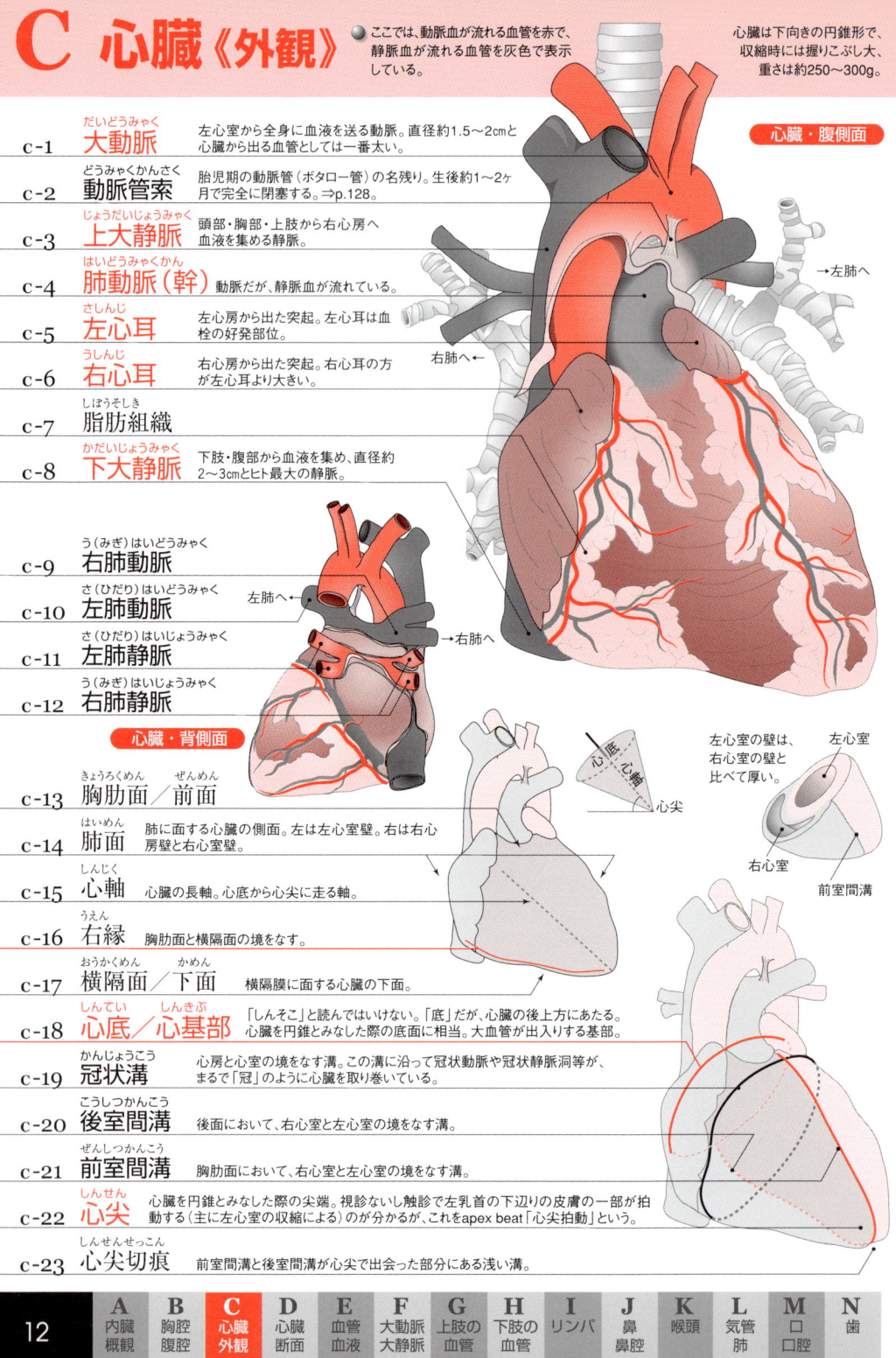

- 冠状動脈は、古くは「心冠動脈」、臨床ではしばしば「冠動脈」と呼ばれる。とはいえ、読みが「かんどうみゃく」では「肝動脈」「幹動脈」と同じなので、会話の中で「肝動脈（つまり固有肝動脈のこと）」と明確に区別したい場合は、略さずに「冠状動脈」とする方が誤解が少ない。

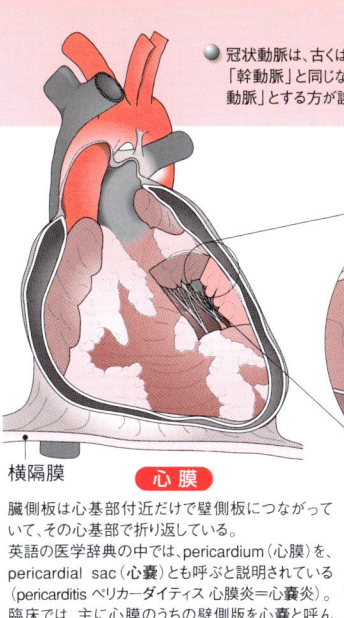

横隔膜

心膜
臓側板は心基部付近だけで壁側板につながっていて、その心基部で折り返している。
英語の医学辞典の中では、pericardium（心膜）を、pericardial sac（心嚢）とも呼ぶと説明されている（pericarditis ペリカーダイティス 心膜炎＝心嚢炎）。
臨床では、主に心膜のうちの壁側版を心嚢と呼んでいる。しかし、心膜腔＝心嚢とされるとこもある。

冠状動脈の血流
冠状動脈は、質量比の観点から見れば、他の臓器よりも多くの血液の供給を受けている（循環血流量の約5％）。しかも運動時には血流量は正常人で3～5倍も増加する。
　冠状動脈は、大動脈から出る他の枝と異なり、収縮期だけでなく、主に心臓の拡張期に流れる。収縮期には、心筋層自体が収縮しており、そこを通過する冠状動脈の分枝の血管も圧を受けているからである。

冠状動脈・冠状静脈
右心房・左心房を取り除いた図

左冠状動脈　肺動脈弁　右冠状動脈
前室間枝
回旋枝
大動脈弁
　　　　僧帽弁　三尖弁
大心臓静脈
中心臓静脈　小心臓静脈

左心房斜静脈（マーシャル斜静脈）
発生において左の上大静脈の名残り。上大静脈（つまりは、右の上大静脈）と比べると極めて発達していないといえる。

冠状静脈・背側から

心臓を包む膜。「臓側板」と「壁側板」の二葉からなる。心臓は心膜腔の中にある漿液（心膜液）のために、自由かつスムーズに動くことができる。	心膜	c-24
壁側板の線維性の外層。丈夫な膜。	線維性心膜	c-25
壁側板の漿膜性の内層。ツルツルの膜。	漿膜性心膜	c-26
壁側葉ともいう。線維性心膜と漿膜性心膜からなる。	壁側板	c-27
中に少量の粘度の高い「心膜液」で満たされている。	心膜腔	c-28
臓側葉、外層とも。漿膜性の膜。	臓側板／心外膜	c-29
横紋筋だが、不随意筋である「心筋」で構成。	心筋層	c-30
心臓の内側を覆う膜。	心内膜	c-31

冠状動脈　左冠状動脈と右冠状動脈の二つの動脈から分枝する。

主に心臓の左側と前面に血液を供給。	左（ひだり）冠状動脈	c-32
動脈円錐枝ともいう。動脈円錐（右心室から肺動脈への移行部）に分布。	円錐枝	c-33
左冠状動脈の分枝。心臓後面に回り込んでいる。	回旋枝	c-34
	左縁枝／鈍（角）縁枝	c-35
前室間溝を下行する。	前室間枝／前下行枝	c-36
主に心臓の右側・後面に血液を供給。	右（みぎ）冠状動脈	c-37
	後室間枝／後下行枝	c-38
洞房結節に分布する右冠状動脈の分枝。	洞房結節枝	c-39
	右縁枝／鋭（角）縁枝	c-40

冠状静脈は、上下大静脈を通らず、直接ここから右心房へ注ぐ。	冠状静脈洞口	c-41
すべての心静脈はここに集まる。	冠状静脈洞	c-42
前室間溝 → 冠状溝を通り冠状静脈洞に注ぐ。	大心（臓）静脈	c-43
大心臓静脈の分枝で、前室間溝を走る部分。	前室間静脈	c-44
後室間溝を通る。	中心（臓）静脈	c-45
	小心（臓）静脈	c-46

O	P	Q	R	S	T	U	V	W	X	Y	Z	付録	索引
舌 口峡	咽頭 食道	胃 十二指腸	小腸 大腸	肝臓	胆嚢 膵臓	腎臓 膀胱	腎臓 微細構造	男性 生殖器	女性 生殖器1	女性 生殖器2	内分 泌器		

13

C Heart <outer shape>

> ドイツ語で心臓は Herz ヘルツ。ちなみに、周波数の単位ヘルツHz（hertz）は、電磁波の送受信で有名なドイツの物理学者ヘルツ H.R.Hertz（1857-1894）にちなんで命名されたので、心臓の拍動に由来したのではない。

- c-1 　エイオータ　　aorta◆
- c-2 　アーティアリアル リガメント ボテイロー　arterial ligament /Botallo 〜◆
- c-3 　スーピアリア ヴィーナ ケイヴァ　superior vena cava◆
- c-4 　パルモナリ(パルモネアリ) トランク　pulmonary trunk
- c-5 　レフト オーリクル　left auricle◆
- c-6 　ライト オーリクル　right auricle
- c-7 　ファティ ティシュ　fatty tissue
- c-8 　インフィアリア ヴィーナ ケイヴァ　inferior vena cava

※上大静脈には precava プリケイヴァ、下大静脈には postcava ポウストケイヴァという別名あり。

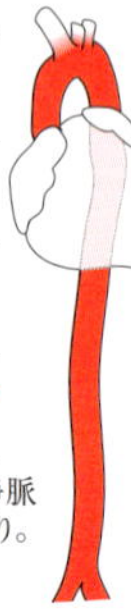

- c-9 　ライト パルモナリ アータリ　right pulmonary artery
- c-10 　レフト パルモナリ アータリ　left pulmonary artery
- c-11 　レフト パルモナリ ヴェイン　left pulmonary vein
- c-12 　ライト パルモナリ ヴェイン　right pulmonary vein
- c-13 　スターノウコスタル　アンティアリア サーフェス オヴ ハート　sternocostal 〜 / anterior surface (of heart)
- c-14 　パルモナリ サーフェス オヴ ハート　pulmonary surface (of heart)
- c-15 　アクシス オヴ ハート　axis (of heart)
- c-16 　ライト ボーダー オヴ ハート　right border (of heart)
- c-17 　ダイアフラグマティック インフィアリア サーフェス オヴ ハート　diaphragmatic 〜 / inferior surface (of heart)
- c-18 　ベイス オヴ ハート　base of heart◆
- c-19 　コロナリ サルカス　coronary sulcus
- c-20 　ポスティアリア インターヴェントリキュラー サルカス　posterior interventricular sulcus
- c-21 　アンティアリア インターヴェントリキュラー サルカス　anterior interventricular sulcus
- c-22 　エイペックス オヴ ハート　apex of heart◆
- c-23 　ノッチ オヴ カーディアック エイペックス　notch of cardiac apex

吊りヒモと大動脈

◆**aorta 大動脈** 日本語では動脈に「大」を付けただけだが、英語等では artery 動脈 と異なる語が使われている。そのために、large artery disease（大動脈ではないが比較的大きい動脈の病変）を、大動脈病変とは訳すことができず、大血管病変と呼んでいる。aortaはギリシャ語 αορτή アオルテー「大動脈」に基づくが、この語の由来に関しては諸説ある。ἀείρω アエイロー（もしくはアッティカ方言のαἴρω アイロー）「持ち上げる」に由来する説によれば、大動脈がまるで心臓を「持ち上げて」吊るしているようにみえることが語源というもの。また、大動脈をアイローの名詞形 ἀορτήρ アオルテール「ベルトやバッグを肩にかけて吊るすためのヒモ」にたとえたという説明もあり、これはつまりバッグが心臓で、吊りヒモが大動脈ということになる。

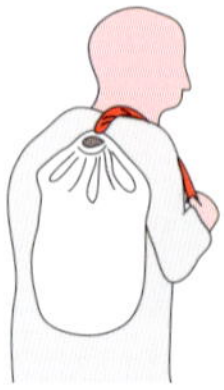

◆**arterial ligament 動脈管索、Botallo 〜 ボタロー管索**（もしくは靱帯）ボタロー Leonardo Botallo（1530-1587）は、イタリア生まれでパリ在住の医師。動脈管索自体は2世紀のガレノス、16世紀のヴェサリウスも言及していたため、ボタローは近代における再発見者。

◆**superior vena cava 上大静脈、inferior vena cava 下大静脈** 大動脈同様、大静脈も静脈（vein）と異なる綴りが用いられている。venaは、ラテン語 vena ウェーナ「血管、葉脈、水脈、鉱脈」から。静脈の vein も同根語。venaは、ラテン語動詞 veho ウェホー「運ぶ」に由来。英語 vehicle ヴィーイクル「乗物、賦形剤」とつながりがある。cava は、ラテン語形容詞 cavus カウス「空洞の、腔の」の女性形（英語 cave ケイヴ「ほら穴、洞窟」も派生語）。死後解剖すると中に血液が残らないので、「空の血管」と名付けられたという説や、腹腔・胸腔の臓器を取り除いた時、最も目立つ「腔の血管」であるとの説がある。

◆**left auricle 左心耳** ラテン語 auris アウリス「耳」+指小辞 -culus。単独の auricle は、「耳介」を指す。心耳はまるで犬の「耳」のように見える。

◆**base of heart 心底** baseは、ラテン語 basis バスィス「底、基礎、基部」に由来。basisや baseは数学では、三角形の底辺、三角錐や円錐の底面を指す。心臓を円錐に例えるなら、「心底」は円錐の底面にあたる。このように、器官における「底」が体の下方にない用語は本書中でも、度々登場する。⇒詳しくは「骨単」p.60参照。

◆**apex of heart 心尖** base of heartに対し、心臓を円錐と見立てた時の頂点（英語 apex エイペックス「尖」）が「心尖」になる。

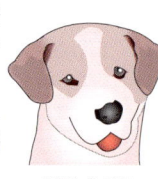

心耳と犬の耳

● 冠状動脈の閉塞によって生じる myocardial infarction マイオウカーディアル インファークション「心筋梗塞」の infarction は、ラテン語 in「中に」＋ farcio ファルキオー「詰め込む」で「詰め物、梗塞」の意。infarct インファークト という形も用いられる。ちなみに、farcio から派生した英語 farce ファース「笑劇、茶番劇」は、オラトリオ（宗教劇）の幕あいに、いわば「詰め物」のように演じられたことに由来する。

◆**coronary artery 冠状動脈** ラテン語 corona コローナ「冠、花冠」に由来。英語の crown「冠、歯冠（クラウン）」もさかのぼれば同じ起源の語。冠状動・静脈はまるで心臓を取り巻く冠のようにみえる。coronoid process「鉤状突起」の coronoid コロノイド（こちらはギリシャ語コロネー「カラス」に由来）と混同しないように。⇒「骨単」p.73 参照。

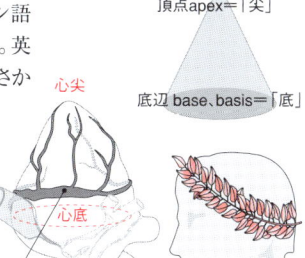

頂点apex＝「尖」
心尖
底辺 base、basis＝「底」
心底
冠状静脈洞

ペリカーディアム
pericardium c-24
ファイブラス ペリカーディアム
fibrous pericardium c-25
スィーラス ペリカーディアム
serous pericardium c-26
パライエタル レイヤ
parietal layer c-27
ペリカーディアル キャヴィティ
pericardial cavity c-28
ヴィセラル レイヤ　エピカーディアム
visceral layer / epicardium c-29
マイオウカーディアム
myocardium ◆ c-30
エンドウカーディアム
endocardium ◆ c-31

endocardium等の ～cardium の複数形は、皆、～cardia ～カーディアという語尾になる。

レフト コロナリ アータリ
left coronary artery ◆ c-32
コウナス ブランチ
conus branch c-33
サーカムフレックス ブランチ
circumflex branch c-34
レフト マージナル アータリ
left marginal artery c-35
アンティアリア インターヴェントリキュラ ブランチ
anterior interventricular branch c-36
ライト コロナリ アータリ
right coronary artery c-37
ポスティアリア インターヴェントリキュラ ブランチ
posterior interventricular branch c-38
スィノウエイトリアル ノウダル ブランチ
sinoatrial nodal branch c-39
ライト マージナル ブランチ
right marginal branch c-40

sinuatrialということもある。ハイフンを入れてsino-atrialとすることもある。

コロナリ サイナス オリフィス
coronary sinus orifice c-41
コロナリ サイナス
coronary sinus c-42
グレイト カーディアック ヴェイン
great (cardiac) vein c-43
アンティアリア インターヴェントリキュラ ヴェイン
anterior interventricular vein c-44
ミドル カーディアック ヴェイン
middle (cardiac) vein c-45
スモール カーディアック ヴェイン
small cardiac vein c-46

ハートとレコード、勇気とコンコルド
CARDIA「心臓」

心臓を意味するギリシャ語 καρδια カルディアー「心臓」に由来する。この語からは数多くの単語が生まれた。例えば、英語 cardiac カーディアック「心臓の、心臓病の、強心剤」や、cardiogram カーディオグラム「心拍曲線、カルジオグラム」、cardiologist カーディオロジスト「心臓病専門医」がある。
　心臓の層や膜は、ギリシャ語接頭辞を付けて作られている。
● περι- ペリ「回りに、周囲に」→ pericardium 心膜
● ἐπι- エピ「上に」→ epicardium 心外膜
● ἐνδο- エンド「内に」→ endocardium 心内膜
● μυο- ミュオ「筋肉の」→ myocardium 心筋層

　カルディアーは、印欧祖語 *kerd- に由来。英語の heart ハートも、[k]→[h]、[d]→[t] のように音韻変化したもの。ラテン語 cor コルや、イタリア語 cuore クオーレ、フランス語 courage クーラージュ（英語 courage カレッジ「勇気」の綴りは、このフランス語の影響）、スペイン語 corazón コラソン等、微妙に元の印欧祖語の子音が変化したり、省略されたりしている。心臓の拍動は感情の動きに呼応しており、古来から「感情・動機の座」は心臓にあるとみなされ、それゆえ、ほとんどの言語で、器官としての「心臓」を表わす語は、同時に「心」という意味をもっている。その心という意味から record レコード「記録、レコード」（物事や曲を「再び心に思い出させる」もの）や、accord アコード「一致する」（「互いの心に向けて、心を一つにする」の意）、concord コンコード「協調」等が生じた。ちなみに、英仏が共同開発した超音速旅客機のコンコルド（「協調、調和」の意）の綴りは、concorde でフランス語のもの。当初、語尾にeを付けるか付けないかで英仏間でもめていた。

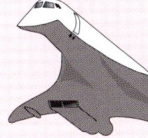

2003年で運行が終了したコンコルド

15

D 心臓《断面》

● ここでは、心臓の断面について示す。近年、心臓エコー(超音波)検査や、ドップラー心エコー検査等の技術の進歩により、ますます心臓の立体的構造の把握や断面に関する理解が得られるようになっている。

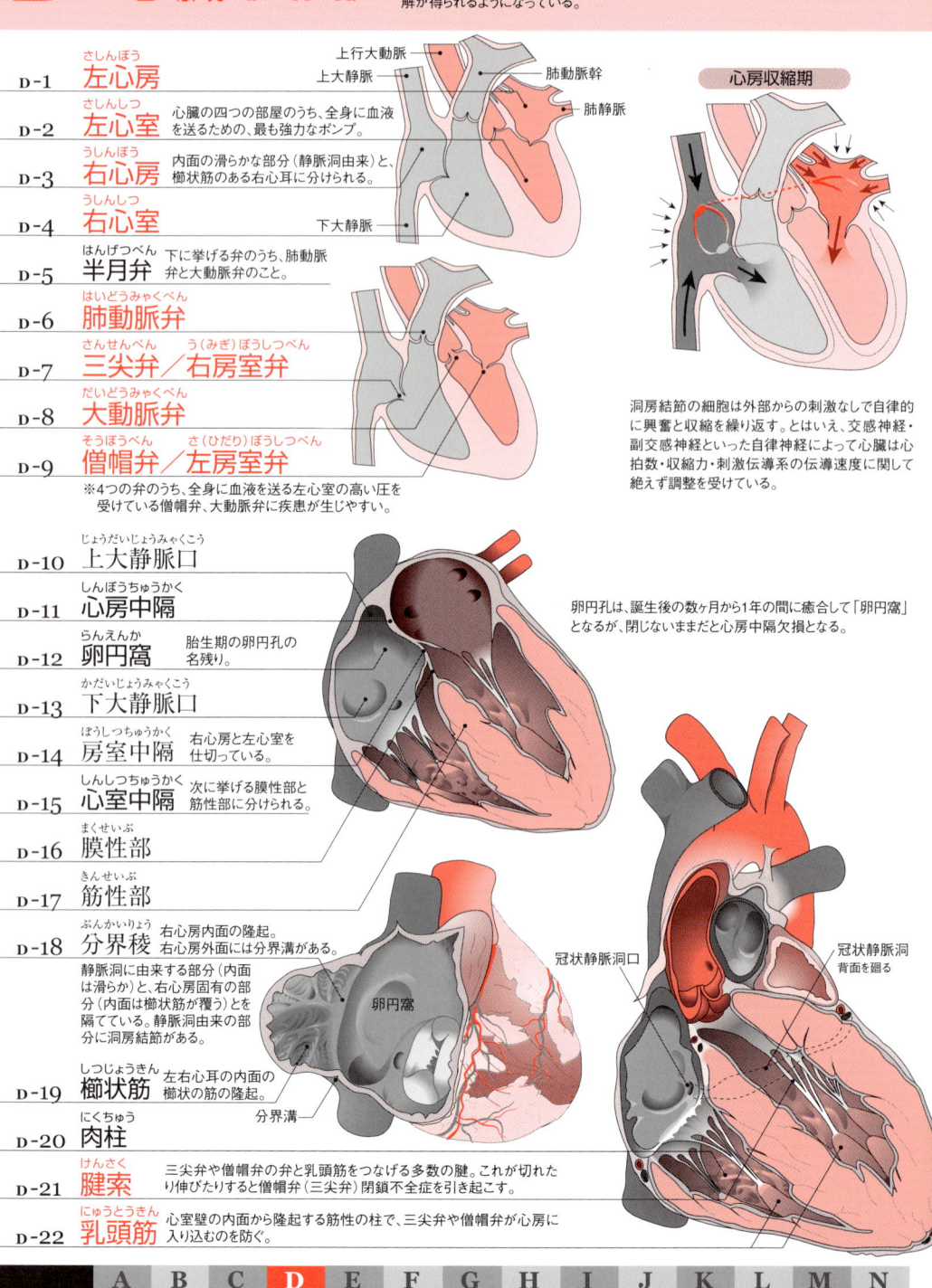

	さしんぼう **左心房**	
D-1		
D-2	さしんしつ **左心室**	心臓の四つの部屋のうち、全身に血液を送るための、最も強力なポンプ。
D-3	うしんぼう **右心房**	内面の滑らかな部分(静脈洞由来)と、櫛状筋のある右心耳に分けられる。
D-4	うしんしつ **右心室**	
D-5	はんげつべん **半月弁**	下に挙げる弁のうち、肺動脈弁と大動脈弁のこと。
D-6	はいどうみゃくべん **肺動脈弁**	
D-7	さんせんべん／う(みぎ)ぼうしつべん **三尖弁／右房室弁**	
D-8	だいどうみゃくべん **大動脈弁**	
D-9	そうぼうべん／さ(ひだり)ぼうしつべん **僧帽弁／左房室弁**	

※4つの弁のうち、全身に血液を送る左心室の高い圧を受けている僧帽弁、大動脈弁に疾患が生じやすい。

D-10	じょうだいじょうみゃくこう **上大静脈口**	
D-11	しんぼうちゅうかく **心房中隔**	
D-12	らんえんか **卵円窩**	胎生期の卵円孔の名残り。
D-13	かだいじょうみゃくこう **下大静脈口**	
D-14	ぼうしつちゅうかく **房室中隔**	右心房と左心室を仕切っている。
D-15	しんしつちゅうかく **心室中隔**	次に挙げる膜性部と筋性部に分けられる。
D-16	まくせいぶ **膜性部**	
D-17	きんせいぶ **筋性部**	
D-18	ぶんかいりょう **分界稜**	右心房内面の隆起。右心房外面には分界溝がある。静脈洞に由来する部分(内面は滑らか)と、右心房固有の部分(内面は櫛状筋が覆う)とを隔てている。静脈洞由来の部分に洞房結節がある。
D-19	しつじょうきん **櫛状筋**	左右心耳の内面の櫛状の筋の隆起。
D-20	にくちゅう **肉柱**	
D-21	けんさく **腱索**	三尖弁や僧帽弁の弁と乳頭筋をつなげる多数の腱。これが切れたり伸びたりすると僧帽弁(三尖弁)閉鎖不全症を引き起こす。
D-22	にゅうとうきん **乳頭筋**	心室壁の内面から隆起する筋性の柱で、三尖弁や僧帽弁が心房に入り込むのを防ぐ。

洞房結節の細胞は外部からの刺激なしで自律的に興奮と収縮を繰り返す。とはいえ、交感神経・副交感神経といった自律神経によって心臓は心拍数・収縮力・刺激伝導系の伝導速度に関して絶えず調整を受けている。

卵円孔は、誕生後の数ヶ月から1年の間に癒合して「卵円窩」となるが、閉じないままだと心房中隔欠損となる。

● 刺激伝導系の心筋は、刺激の伝達という特殊な働きゆえに「特殊心筋」と呼ばれている。心筋は介在板を介して興奮が容易に伝達し、そのため心房全体、また心室全体がまとまって収縮するが、心房と心室の筋線維は線維輪・線維三角で隔てられているため、興奮が伝達しない。そのため、房室結節から房室束（ヒス束）といった興奮伝達のための心筋が必要となる（房室束は、右線維三角を貫通している）。

等容性収縮期

心室駆出期

下記の洞房結節、房室結節、ヒス束、左・右脚、プルキンエ線維の総称。心臓収縮の中心の機構。

刺激伝導（伝達）系 D-23

洞房結節／キース・フラック結節 D-24

心臓の収縮は、この洞房結節によって自律的に行なわれるため、ペースメーカー（歩調取り）とも呼ばれている。

房室結節／田原結節 D-25

房室束／ヒス束 D-26

房室結節の興奮は、ヒス束を伝わり、左脚・右脚を通って心室に伝わる。

左脚 D-27

右脚 D-28

プルキンエ線維 D-29

右脚・左脚の興奮が心室に伝わると、心室内に張り巡らされたプルキンエ線維を興奮させ、心室の筋全体が収縮する。

赤い部分。心房→心室の順に収縮する。この期間には色々な分け方や名称がある。

収縮期 D-30

灰色の部分。筋は弛緩し、心室は拡張して血液を満たす。

拡張期／弛緩期 D-31

後尖 D-32

前尖 D-33

中隔尖 D-34

「心臓の線維性骨格」ともいう。固い結合性線維からなる四つの線維輪と左・右線維三角で構成される。心筋は皆ここに起始・停止がある。

心臓骨格 D-35

右線維三角 D-36

線維輪 D-37

左線維三角 D-38

半月弁結節 D-39

心音の聴診主要部位
ⓐ 大動脈弁領域
　（第2肋間胸骨右縁）
ⓟ 肺動脈弁領域
　（第2肋間胸骨左縁）
ⓣ 三尖弁領域
　（第5肋間胸骨右縁、または第4肋間胸骨左縁）
ⓜ 僧帽弁領域
　（心尖部・第5肋間左鎖骨中線）
● Erb area エルプ領域…すべての弁の音が聴き取れる箇所（第3肋間胸骨左縁）

房室束
肉眼的に判別できるわけではない。

大動脈弁は、冠状動脈が出ているため、
左半月弁 ＝ 左冠尖
右半月弁 ＝ 右冠尖
後半月弁 ＝ 無冠尖
ともいう。

後半月弁（尖） D-40

左半月弁（尖） D-41

右半月弁（尖） D-42

前半月弁（尖） D-43

※丸で囲っていないアルファベットは、弁の位置を示す。

D Heart <section>

かつては、cockle コックル「トリガイ・鳥貝（心臓形をしている）」という語が、心室・心房を指して用いられた。今でも、cockles of the heart「心の奥底」という表現が残っている。

- D-1 レフト エイトリアム（アートリアム） **left atrium**（複）atria
- D-2 レフト ヴェントリクル **left ventricle**◆
- D-3 ライト エイトリアム（アートリアム） **right atrium**
- D-4 ライト ヴェントリクル **right ventricle**◆
- D-5 セミルーナ ヴァルヴ **semilunar valve**◆
- D-6 パルモナリ ヴァルヴ **pulmonary valve**
- D-7 トライカスピッド ヴァルヴ／ライト エイトリオヴェントリキュラ ヴァルヴ **tricuspid valve**◆ / **right atrioventricular valve**
- D-8 エイオーティック ヴァルヴ **aortic valve**　aortic は、aortal エイオータルという語に置き換えられることもある。
- D-9 マイトラル ヴァルヴ／レフト エイトリオヴェントリキュラ ヴァルヴ **mitral valve**◆ / **left atrioventricular valve**
- D-10 オウプニング オヴ スーピアリア ヴィーナ ケイヴァ **opening of superior vena cava**
- D-11 インターエイトリアル セプタム **interatrial septum**
- D-12 オウヴァル フォッサ／フォッサ オウヴェイリス **oval fossa / fossa ovalis**
- D-13 オウプニング オヴ インフィリア ヴィーナ ケイヴァ **opening of inferior vena cava**
- D-14 エイトリオヴェントリキュラ セプタム **atrioventricular septum**
- D-15 インターヴェントリキュラ セプタム **interventricular septum**
- D-16 メンブラナス ポーション **membranous portion**
- D-17 マスキュラ ポーション **muscular portion**
- D-18 ターミナル クレスト **terminal crest**
  ※cresta terminalis ともいう。
- D-19 ペクティネイト マッスル **pectinate muscle**◆
- D-20 トラベキュリー カーニイー **trabeculae carneae**（複数形）◆
- D-21 テンディナス コード **tendinous cord**
- D-22 パピラリ マッスル **papillary muscle**◆

◆**left ventricle 左心室** ラテン語の venter ウェンテル「腹」+指小辞 -culus で、「小さい腹、小さい胃」のこと。転じて「小さい空洞」を指すようになった。ventricle は、lateral ventricle「側脳室」、Morgagni ventricle「モルガニー室」、terminal ventricle「終室」（脊髄中心管の下端の拡張部）等で用いられている。脳やノド、心臓の中にも「小さな胃」があるとする発想が面白い。また、ventral ヴェントラル「腹側の」や、biventer バイヴェンター「二腹の」（顎二腹筋、小脳の二腹小葉等）も venter の関連語である。

◆**semilunar valve 半月弁** semi- は、ラテン語で「半分」を意味する接頭辞。例えば、semimonthlyセミマンスリで、「半月に一回発行の雑誌」の意味になる。luna ルーナは、天体としての「月」の意（暦の「月」はラテン語では mensis メーンスィス）。valve は、ラテン語 valva ウァルヴァ「扉、戸」に由来。ラテン語では、valvula semilunaris のように、valva に指小辞 -ula を付けている。

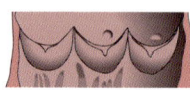

大動脈弁を開いたところ
半月弁の半月は lunula ルーヌーラ（luna「月」の縮小詞）ともいう。

◆**tricuspid valve 三尖弁** ラテン語接頭辞の tri-「3つの」+ cuspisクスピス「尖端、鎗（やり）」。tricuspid は、「三咬頭の」（ときに第三ないし第二大臼歯に見られる三つの咬頭をもつ）に用いられる。このように解剖学では先が尖ったものに cuspid や cusp カスプ（英語化したもの）が用いられている。

◆**pectinate muscle 櫛状筋** ラテン語 pecten ペクテン「櫛（くし）」に由来。その様子がまるで櫛（くし）のようにみえる。

◆**trabeculae carneae 肉柱** ラテン語 trabs トラプス「梁（はり）、横木、板材」に由来。単数形は、trabecula carnea。trabecula トラベキュラ だけでは、骨の海綿質中の「骨小柱」を意味する。

◆**papillary muscle 乳頭筋** ラテン語papilla パピッラ「乳頭」から。

◆**sinoatrial node（SA node）洞房結節、Keith-Flack node キース・フラック結節** アーサー・キース Sir Arthur Keith（1866-1955）は、スコットランドの解剖学者。弟子のフラック Martin W. Flack（1882-1931）との共同研究で洞房結節を見い出し、最初に記述した。もっとも、キースは古人類学者としての方が有名である。

◆**atrioventricular node（AV node）房室結節、Tawara's node 田原結節** 田原 淳（たはら すなお、1873-1952）は、哺乳動物における心臓の刺激伝導系の発見者。ドイツのマールブルグ大学留学中、病理学教授アショフ L.Aschoff（1866-1942）に師事。その時に心筋の切片を徹底的に研究し、心房→心室へと連絡する特殊な心筋線維を発見した。1906年に出版した『哺乳動物の心臓の刺激伝導系 Das Reitzleitungssystem des Saugetierherzens』の中でこれを公表した。これにちなんで、房室結節は Aschoff-

心電図の波形に付されているP、Q、R、S、Tといったアルファベットには何か意味があるのではと思ってしまう。実は、これらの文字には特別な意味はないと考えられている。オランダの生理学者アイントーフェンWillem Einthoven(1860-1927)が、はじめて心電図を記録した際、結局はそれまで数学であまり使用されていない文字を順番に使用したとも言われている。

Tawara node、もしくは Aschoff を省いて **Tawara node** と呼ばれている。英語表記では"Tawara node"だが、本人の姓は「たはら」。もっとも、本人が論文の中で TAWARA と書いている。

◆**atrioventricular bundle 房室束、His 〜 ヒス束** ヒス Wilhelm His Jr (1863-1934) は、ドイツの解剖学者。1893年に房室束を発見。同名のヒス (1831-1904、組織発生 histogenesisの祖) の子。

◆**systole 収縮期** ギリシャ語 συστολή スュストレー「収縮」に由来する。συν-スュン「共に」+ stoleストレー「送る、遣わす」。スィストゥルと発音してはならない。大部分の英単語では、語末の e は発音が消失したのだが(silent "e")、語末が η エータで終わるギリシャ語に起源をもつ英単語は、時に「イー、イ、エイ」と発音することがある(例:agapeアガーペイ、アガピー「(キリスト教の) 愛」)。ところがこれも例外があって、απο-アポ「離れて」+ stoleストレー「送る、遣わす」でできた apostle「使徒」は、もはやギリシャ語由来という意識が希薄なせいか、アポッスルと発音している。

インパルス コンダクティング スィステム
(impulse-)conducting system D-23
※sinuatrialとも綴る。 スィノエイトリアル ノウド
sinoatrial node◆ D-24
略せば SA node。 略せば AV node。
エイトリオヴェントリキュラ ノウド
atrioventricular node◆ D-25
エイトリオヴェントリキュラ バンドル
atrioventricular bundle◆ D-26
レフト ブランチ
left branch D-27
ライ ブランチ
right branch D-28
パーキンジ ファイバーズ
Purkinje fibers D-29
※イギリスでは、fibres

スィストリー(スィストゥリー)
systole◆ D-30
ダイアストリー(ダイアストゥリー)
diastole D-31
ポスティアリア カスプ
posterior cusp D-32
アンティアリア カスプ
anterior cusp D-33
セプタル カスプ
septal cusp D-34
カーディアック スケルトン
cardiac skeleton D-35
ライト ファイブラス トライゴウン
right fibrous trigone D-36
ファイブラス リング
fibrous ring D-37
レフト ファイブラス トライゴウン
left fibrous trigone D-38
※tri「3」+gonu「膝、角」→trigone「三角」
pentagon「ペンタゴン」は、「五角形」。

ノジュール オヴ セミルーナ カスプ
nodule of semilunar cusp D-39

左/右半月弁を left/right coronary cusp、
後半月弁を noncoronary cusp ともいう。

ポスティアリア セミルーナ カスプ
posterior semilunar cusp D-40
レフト セミルーナ カスプ
left semilunar cusp D-41
ライト セミルーナ カスプ
right semilunar cusp D-42
アンティアリア セミルーナ カスプ
anterior semilunar cusp D-43

僧帽弁と僧帽筋、有糸分裂とミトコンドリア
MITRA「帽子、帯」

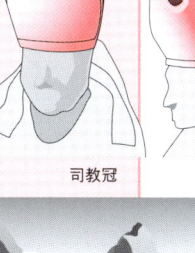

僧帽弁

僧帽弁と訳されているmitral valve は、ギリシャ語 μίτρα ミトラー「帽子、鉢巻き、ターバン、帯」に由来。この語から、ラテン語 mitra ミトラ「司教冠」([米]miter/[英]mitre マイタ)が生じた。中世初期はシンプルな帽子だったものが、時を経るうちに2枚の弁のような「角」をもつようになり、大きく、高く変化した。僧帽弁は、この司教冠に例えたもの。嗅覚に関わる mitral cell「僧帽細胞」にも用いられている。Mitreといえば、ニュージーランド南島の、海面からそり立つ山としては世界一高い(1694m)マイター・ピーク Mitre Peakも「司教冠」にちなんでいる。

司教冠

マイター・ピーク

ミトラーは、μίτος ミトス「糸」とも関連し(帯は糸で編んでいる)、糸状に見える mitochondria マイトウコンドリア(複数)「ミトコンドリア」(単数は mitochondrion)や、mitosis マイトウスィス「有糸分裂」も関連語である。

ちなみに、「僧帽筋」は、フランシスコ会やドミニコ会の修道服のフードの形に由来するので、僧帽は僧帽でも、全く種類が違うのある。

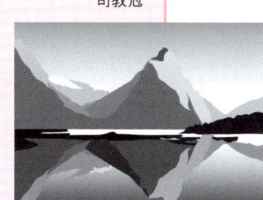

僧帽筋 僧帽

E 循環器系《概観・血液概論》

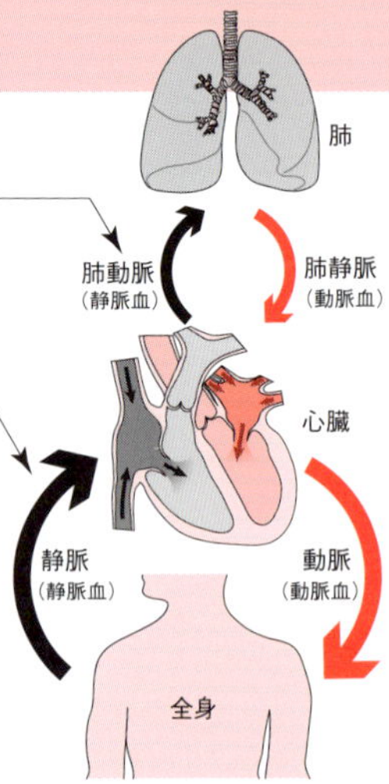

- E-1 **肺循環／小循環**（はいじゅんかん／しょうじゅんかん）　肺で外気とのガス交換を行なうための循環。右心房→右心室→肺動脈→肺→肺静脈→左心房
- E-2 **体循環／大循環**（たいじゅんかん／だいじゅんかん）　全身に酸素と栄養を送るための循環。左心房→左心室→大動脈→全身→大静脈→右心房
- E-3 **動脈**（どうみゃく）　心臓から送り出される血液が通る血管。大動脈、肺動脈を含む。
- E-4 **静脈**（じょうみゃく）　心臓に戻される血液が通る血管。大静脈、肺静脈を含む。

動脈血は「酸素分圧の高い血液」と定義されているので、「肺静脈には動脈血が流れる」ことになる。

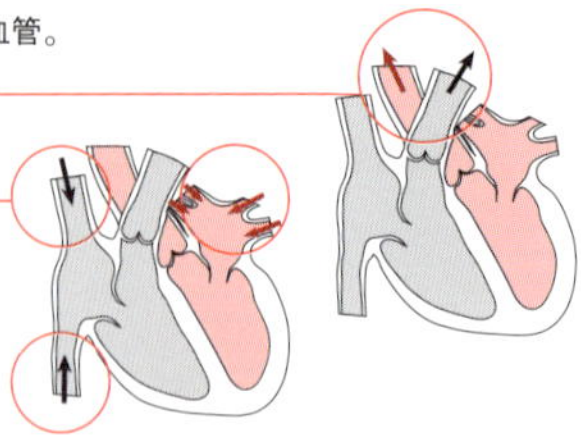

- E-5 **小動脈／細動脈**（しょうどうみゃく／さいどうみゃく）
- E-6 **動脈血**（どうみゃくけつ）　酸素分圧の高い血液。鮮血色をしている。
- E-7 **毛細血管／毛細管**（もうさいけっかん／もうさいかん）
- E-8 **静脈血**（じょうみゃくけつ）　酸素分圧の低い血液。暗血色をしている。
- E-9 **小静脈／細静脈**（しょうじょうみゃく／さいじょうみゃく）
- E-10 **動静脈吻合**（どうじょうみゃくふんごう）　毛細血管を介さず動脈が静脈に直接交通する血管吻合。

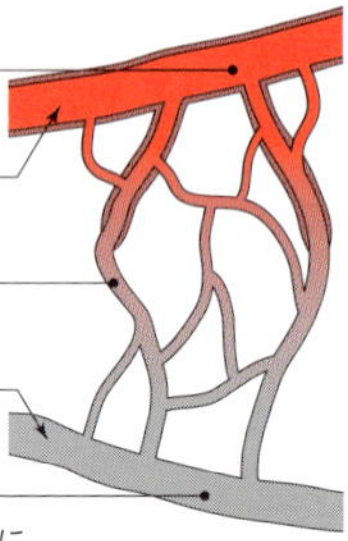

動静脈吻合と聞くと、動脈と静脈が吻合してしまっては体細胞とのガス交換や栄養供給ができずに意味がないように思えるかもしれないが、耳介や唇、鼻、手足の指先のような体の末端では皮膚温調節に、また陰茎では勃起に関与している。寒さを感じる時など、体の末端では、自律神経支配の動脈側の平滑筋の収縮により、その流域の血流量の調節を受けている。例えば、寒い時は、動静脈吻合の周囲の平滑筋が収縮、より多くの血流が毛細血管に行きわたり、皮膚は赤くなる。

- E-11 **内腔**（ないくう）　血管以外にも、腸のような管状構造の内側の空間をも指す。
- E-12 **内膜**（ないまく）　血管は、大きく分けて内膜・中膜・外膜からなる。内膜は、内皮（および基底層）、内弾性膜からなる。
- E-13 **（血管）内皮／内皮細胞**（けっかんないひ／ないひさいぼう）
- E-14 **基底膜**（きていまく）　基底層、基底板ともいう。
- E-15 **内弾性板**（ないだんせいばん）　内弾性膜ともいう。
- E-16 **中膜**（ちゅうまく）　中膜は、下記の平滑筋層と外弾性板の2つの層からなる。
- E-17 **平滑筋層**（へいかつきんそう）　輪状の平滑筋と、弾性線維からなる。太い動脈では弾性線維が多い。
- E-18 **外弾性板**（がいだんせいばん）　外弾性膜ともいう。
- E-19 **外膜**（がいまく）　縦走する結合組織線維からなる。
- E-20 **静脈弁**（じょうみゃくべん）　静脈には逆流を防ぐための弁がある。特に、下肢の静脈には多く見られる。
- E-21 **栄養血管**（えいようけっかん）　小さな血管は中を通る血液によって血管自身の細胞への栄養供給・ガス交換が可能だが、大きい血管は壁が厚いためにそれが無理。血管を養うための血管が外膜を通る。

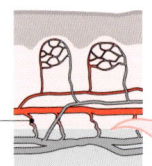

動脈の構造

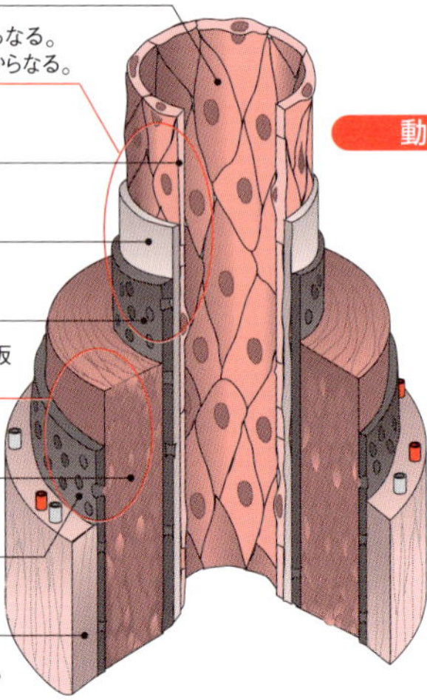

静脈の構造　静脈は動脈よりも内圧が低いため、静脈の方が壁が薄い。

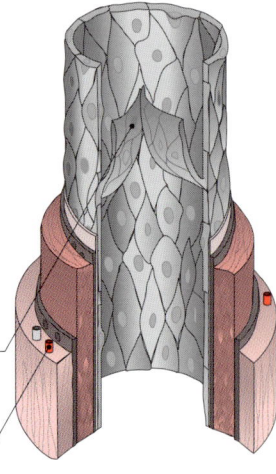

○ 大きい動脈は、中膜は弾性線維に富み、伸びる性質をもつ（そのため弾性型動脈ともいう）。大動脈に血流が送られてくると、弾性ゆえに容積が増加し血圧変化を緩衝する（そのため容量動脈ともいう）。中程度および細い動脈は、中膜は平滑筋に富む（末梢血流量を調整するので、分配動脈、または筋型動脈、筋性動脈という）。静脈壁は薄く、内部の血液が少ないときは扁平。血流が増しても内圧はほとんど上昇しない。

毛細血管の構造

毛細血管壁は、周囲の細胞とガス交換・栄養供給を行なうために極めて薄く、血管の直径も約10μm前後と細い。また、平滑筋がない。赤血球が約7μmなので、細い毛細血管では、赤血球は折り畳まれなければ通過できない。赤血球の扁平で真ん中がくぼんだ形状はそのために都合がよい。

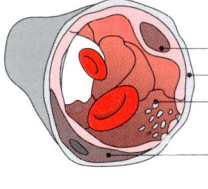

基底層

血管・リンパ管の壁や、心臓の心内膜の内層をつくる扁平上皮細胞。 **内皮細胞** (ないひさいぼう) E-22

有窓、開窓ともいう。窓のあるものを、有窓性毛細血管という（内分泌腺、小腸絨毛、糸球体等にみられる）。 **窓** (そう) E-23

内皮細胞の外側に半月状の細胞が毛細血管を包むようにして出現することがある。 **周皮細胞** (しゅうひさいぼう) E-24

血液は体重の約1/12～1/13、つまり7～8％。ことわざで「血は水より濃い」というが、実際の血液の比重は、約1.05～1.06でわずかに水より重い。pH7.3～7.4の範囲なので、弱アルカリ性である。 **血液** (けつえき) E-25

約55%

血液から血餅を除いた、透明で黄みがかった上ずみ液。 **血清** (けっせい) E-26

90％以上が水。8～9％が血漿タンパク質、他に、糖・脂質また老廃物からなる。また種々の電解質がイオンとして溶けている。 **血漿** (けっしょう) E-27

血液凝固がゆっくりと進行して赤血球が沈降するだけの時間があった場合や、血液を遠心分離にかけた場合に生じる、凝固血球層の上の白い膜のような層を、buffy coat バフィー コート「バフィーコート、軟膜」という。主に白血球・血小板からなる。ちなみに、buffとは、野牛や牛の皮から作る黄褐色の柔らかい皮のこと（buffaloバッファローとも語源的につながりがある）。coatは「上着、コート」だけでなく「層」という意味もある。

凝固した血液で、ゼリーのように軟らかく不溶性の塊。「凝血塊」や「クロット」ともいう。採血した血液は放置すると、自然に凝固して血餅が生じる。 **血餅** (けっぺい) E-28

約45%

無色で有核の細胞。赤血球は一種類だけだが、白血球は多くの種類がある。 **白血球** (はっけっきゅう) E-29

2〜4μm

血液の凝固に関与。骨髄の巨核球の破片で、寿命は約10日である。 **血小板** (けっしょうばん) E-30

6.5〜9μm

ヘモグロビンにより酸素を運搬する。骨髄中で作られる。血中寿命は約120日、古い細胞は肝臓や脾臓で貪食される。 **赤血球** (せっけっきゅう) E-31

血清と血漿の違い

血清も血漿も共に血液の液体成分だが、血液を凝固させた後の凝固因子やフィブリノーゲンが消費されたものが血清。一方、血液の液体成分で凝固因子やフィブリノーゲンを含むものが血漿である。血液検査の際、血漿は、血液に抗凝固剤を加え、遠心分離して細胞成分を除いて得られる。血清では、凝固過程で血小板からカリウム、乳酸や各種の酵素が漏れ出るうえ、グルコースも消費される。血漿では測定までの時間が短時間で、生体内の状態をより反映してはいるが、抗凝固剤の影響がある。したがって、血清と血漿では検査目的に応じて使い分けがなされ、また血漿の場合には、抗凝固剤の種類も適切なものが選択される。

細胞質内に多数の顆粒が見い出される骨髄由来の白血球。色素に対する反応によって次の三つに分類される。 **顆粒白血球** (かりゅうはっけっきゅう) E-32

9〜12μm

白血球の70％近くを占める。遊走性があり、食作用（貪食能）を持つ。異種細胞や細菌を溶解させる。 **好中球** (こうちゅうきゅう) E-33

11〜14μm

寄生虫に対する防御。喘息や薬物アレルギーなどのアレルギー反応に関係する。 **好酸球** (こうさんきゅう) E-34

8〜11μm

塩基性色素で染まる顆粒をもつ。アレルギー反応に関係。寄生虫に対する防御も行なう。 **好塩基球** (こうえんききゅう) E-35

12〜20μm

濃青色に染まる大きな球形の核をもつ。マクロファージの前駆細胞。 **単球** (たんきゅう) E-36

大食細胞ともいう。異物を飲み込むようにして細胞内に取り込み除去する（貪食）。 **マクロファージ** E-37

骨髄由来のものをB細胞、胸腺由来のものをT細胞という。 **リンパ球** (きゅう) E-38

白血球の種類

白血球は、形態や機能・由来によって様々な種類に分類される。リンパ球の種類の一部を下に示す。

● **ヘルパーT細胞** 免疫応答を促進するT細胞。抗原提示細胞に接触すると、インターロイキン2を放出し、キラーT細胞やBリンパ球を活性化させる。

● **サプレッサーT細胞** 免疫応答を抑制するT細胞。いわば、敵との闘いの終了を宣言し、過剰な免疫反応を抑える。

● **キラーT細胞（細胞障害性T細胞）** IgG（免疫グロブリンG）と結合し覆われた標的細胞を、直接、障害（破壊）する。キラー（殺し屋）の細胞。

● **ナチュラルキラーT細胞（NK細胞）** キラーT細胞と異なり、抗原特異性なしに、ウィルス感染細胞や腫瘍細胞を障害する。

単にT細胞ともいう。骨髄で作られたリンパ球の一部は胸腺に達し、成熟してTリンパ球となる。 **Tリンパ球** (きゅう) E-39

単にB細胞ともいう。形質細胞に分化する。その一部はメモリーB細胞（記憶B細胞）に分化する。 **Bリンパ球** (きゅう) E-40

プラズマ細胞ともいう。Bリンパ球が分化したもので、免疫グロブリン（抗体）を多量に産生する。 **形質細胞** (けいしつさいぼう) E-41

←リンパ球のような顆粒をもたない白血球をagranulocyte「無顆粒白血球」という。
否定の接頭辞↑

血漿タンパク質の種類

血液や組織液中に広く分布。血清アルブミンは、血液の浸透圧の調整や、脂肪酸輸送に関与する。 **アルブミン** E-42

電気泳動によって（陽極側から）α・β・γに分けられる。γグロブリンは免疫に関与し「免疫グロブリン」ともいう。 **グロブリン** E-43

凝固過程に関わる因子。I〜XIIIの番号が付けられている（VIは欠番）。血友病は、第VIII因子または第IX因子の欠損による。 **血液凝固因子** (けつえきぎょうこいんし) E-44

E Circulatory System <overview>

- E-1 パルモナリ サーキュレイション レッサ
  pulmonary circulation / lesser ~
- E-2 スィステミック サーキュレイション グレイタ
  systemic circulation / greater~ ◆
- E-3 アータリ
  artery ◆
- E-4 ヴェイン
  vein ◆
- E-5 アーティーリオール
  arteriole
- E-6 アータリ ブラッド
  artery blood
- E-7 キャピラリ
  capillary ◆
- E-8 ヴィーナス ブラッド
  venous blood
- E-9 ヴィーニュール／ヴェニュール
  venule
- E-10 アーティーリオヴィーナス アナストモウスィス
  arteriovenous anastomosis
- E-11 ルーメン
  lumen ◆
- E-12 テューニカ インティマ
  tunica intima ◆
- E-13 エンドスィーリアム エンドスィーリアル セル
  endothelium / endothelial cell
- E-14 ベイサル レイヤ
  basal layer
- E-15 インターナル エラスティック メンブレイン
  internal elastic membrane
- E-16 テューニカ ミーディア
  tunica media ※単にmediaともいう。
- E-17 スムース マッスル ラミナ
  smooth muscle lamina
- E-18 エクスターナル エラスティック メンブレイン
  external elastic membrane
- E-19 テューニカ アドヴェンティシア
  tunica adventitia ◆ ※単にadventitiaともいう。
- E-20 ヴィーナス ヴァルヴ
  venous valve
- E-21 ヴェイサ ヴェイソーラム
  vasa vasorum ◆

アジアンタムの一種
Adiantum capillus-veneris

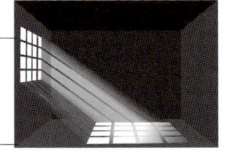

◆**systemic circulation 体循環、greater ~ 大循環** 循環を意味する circulation は、ラテン語の circulus キルクルス「小さな円」（英語 circle サークル「円」の語源）に由来。血液循環はまさに、円を描いて巡っている。一方、systemic は、system スィステム「体系、組織」の形容詞だが、特に生理学、病理学において「全身の」を表わす用語。systematic スィステマティック「体系的な、組織的な」と混同してはならない。というよりは、systemic 自体が、systematic と混同しないために作られた用語なのである。

◆**artery 動脈** ギリシャ語 αρτηρία アルテーリアー「動脈」が、ラテン語を経て英語 artery となった。このアルテーリアーは、αείρω アエイロー（もしくはアッティカ方言のαΐρω アイロー）「持ち上げる、運ぶ」に由来する見解が広く受け入れられているが、αήρ アエール「空気」+τηρέω テーレオー「守る、保つ」という説明もある。どちらにせよ、「空気の導管、気道」のこと。死後、動脈には血液は見い出されず、静脈にしか存在しない。そのため、古代ギリシャでは、動脈の中を空気が流れているものと考えた（口→気管→肺→肺静脈→心臓→動脈というように）。つまり、アルテーリアーは、気管と動脈の両方を指し、気管を αρτηρία τραχεία アルテーリアー トラケイア「粗い気道」（気管の方が、内壁ででこぼこしているので）、動脈を αρτηρία λεία アルテーリアー レイアイ「滑らかな気道」とした。気管は、アルテーリアーが抜けて「粗い」というギリシャ語の形容詞だけで、英語 trachea トレイキア「気管」に、動脈はレイアイ「滑らか」が抜けて、アルテーリアーから「気道」という意味が抜けて動脈を意味するようになった。

◆**vein 静脈** ラテン語 vena ウェーナ「血管、葉脈、水脈、鉱脈」から。veinのiは、フランス語を経由した際に挿入されてしまった。
venous blood 静脈血の venous は、veinの形容詞形。発音はヴィーナスだが、ローマの美神 Venus ヴィーナスとは関係ない。

◆**capillary 毛細血管** ラテン語 capillus カピッルス「頭髪、毛」に、さらにさかのぼれば、ギリシャ語の κεφαλή ケファレー「頭」に由来する。ちなみにアジアンタムの一種、ホウライシダの学名 *Adiantum capillus-veneris* アディントゥム カピルス・ウェネリスは、その黒くてきめ細かな葉柄を「ビーナスの髪の毛」になぞらえたもの。その枝分かれ具合は毛細血管に似ていなくもない。

◆**lumen 内腔** ラテン語 lumen ルーメン「光」に由来。光を意味する別のラテン語 lux ルークスとも同じ語源。lumen には、「窓や開口部から差し込む光」という含みがあり、そのため「窓」という意味ももつ。解剖で薄い組織断面をスライスすると、血管のような管状の構造物や袋状の構造物の腔所からは光が差し込んでくるため、まるで「窓」に見える。今日、ルークス(lx)は照度の単位として、ルーメン(lm)は光束の単

「循環器系」と訳される circulatory system サーキュラトリ スィステムは、心臓＋血管＋リンパ管を全体として捉えた語。cardiovascular system カーディオヴァスキュラ〜「心血管系」ともいう。それに対し、血管＋リンパ管を指す語は、vascular system ヴァスキュラ〜「脈管系」（この語だけでも心臓を含むことがある）。ただし、血管・リンパ管を扱う学問は angiology アンジオロジ「脈管学」という（p.134参照）。

位として使われている。

◆**tunica intima 内膜** ラテン語 tunica トゥニカ「皮膚、皮、さや、チュニカ」は、元はギリシャ語 χιτών キトーン「衣」、さらにさかのぼれば、ヘブライ語 כתנת クトーネト「亜麻布」に由来（英語の tunic「チュニック」も派生語）。一方、intima インティマは、ラテン語 inter インテル「内の」の最上級の女性形、「最も内側の」の意。英語 intimate インティメット「親密な」も、その派生語である。

◆**vasa vasorum 栄養血管** 字義通りには「脈管の脈管」。つまり血管に血液を供給するための血管の意味。筋層の厚い動脈の方が静脈よりも多くみられる。vasa vasorum は、機能血管と対比させた意味における「栄養血管」をも指す。

◆**plasma 血漿** ギリシャ語 πλάσμα プラスマ「作られたもの、成形されたもの」。plasmaは、生物学では「原形質」を、物理学では「プラズマ」（高温高圧のため電離したイオンと電子の集まり）を指す。

◆**leucocyte 白血球** ギリシャ語 λευκός レウコス「白い」＋κύτος キュトス「空洞、細胞」から。

◆**erythrocyte 赤血球** ギリシャ語 ἐρυθρός エリトロス「赤い」＋κύτος キュトス「空洞、細胞」から。

◆**coagulation factor 血液凝固因子** ラテン語 co-「共に」＋ ago アゴー「動かす、行なう」から。このcoagulation は、熱による「凝固」も、化学反応による「凝固」のどちらも指している。

外膜と冒険、ベンチャー企業とアバンチュール
ADVENTUS「到来」

外膜と訳されている**tunica adventitia** は adventus アドウェントゥス「到来、降臨」の形容詞に由来。ラテン語接頭辞 ad-「〜に向かって」＋ venio ウェニオー「来る」で、「（外から）こちらに来る」から生じた。外膜の結合組織は血管の主要構造から見れば、異質なものに思えたため、単に external ではなく、この adventitia が使われた。他にも adventitia は、尿管・食道・精管などの外膜を表わすのに用いられている。ちなみに、形容詞からは adventitious アドヴェンティシャス「外来性の、外因性の」が生じた。adventitious sound は、聴診において本来の健康な呼吸音以外の要因から聴こえる「副呼吸音」を指している。

さらに、外から望まれざるものが「偶発的に来る」、つまり「危険な、リスクのある」から、adventure アドヴェンチャ「冒険」が生まれた。さらに子音 d が欠落したものが、フランス語 aventure アヴァンチュール「恋の冒険、火遊び」。いったん子音 d が抜けると、次は aventure が不定冠詞 a＋venture と勘違いされ、venture ヴェンチャー「事業上の冒険、投機」という単語になった。こうした現象を、言語学の世界では apheresis アフェレスィス（ないしは、アフィアリスィス、アフェリースィス）「頭音消失」という。

endothelium / endothelial cell エンドスィーリアム／エンドスィーリアル セル E-22
window / fenestra ウィンドウ／フェネストラ E-23
pericyte ペリサイト E-24
blood ブラッド E-25
serum スィーラム E-26
plasma プラズマ ◆E-27 ※plasm プラズム とも表記する。
(blood) clot ブラッド クロット E-28
leucocyte / white blood cell (WBC) リューコウサイト／ホワイト ブラッド セル ◆E-29
(blood) platelet ブラッド プレイトレット E-30
erythrocyte / red blood cell (RBC) エリスロサイト／レッド ブラッド セル ◆E-31
granulocyte グラニュロサイト E-32
neutrophil ニュートロフィル E-33
eosinophil イーオウスィノフィル E-34
basophil ベイソフィル E-35
monocyte モノサイト E-36
macrophage マクロフェイジ E-37
lymphocyte リンフォサイト E-38
T lymphocyte ティー リンフォサイト E-39
B lymphocyte ビー リンフォサイト E-40
plasma cell プラズマ セル E-41
albumin アルビューミン E-42
globulin グロビュリン E-43
coagulation factor コウアギュレイション ファクタ ◆E-44

F 大動脈・大静脈

● ここでは、主な大動脈・大静脈の分枝について示す。これらは代表的なタイプの血管の分岐の仕方だが、分枝する位置や数に関しては様々なバリエーション(変異)がある。

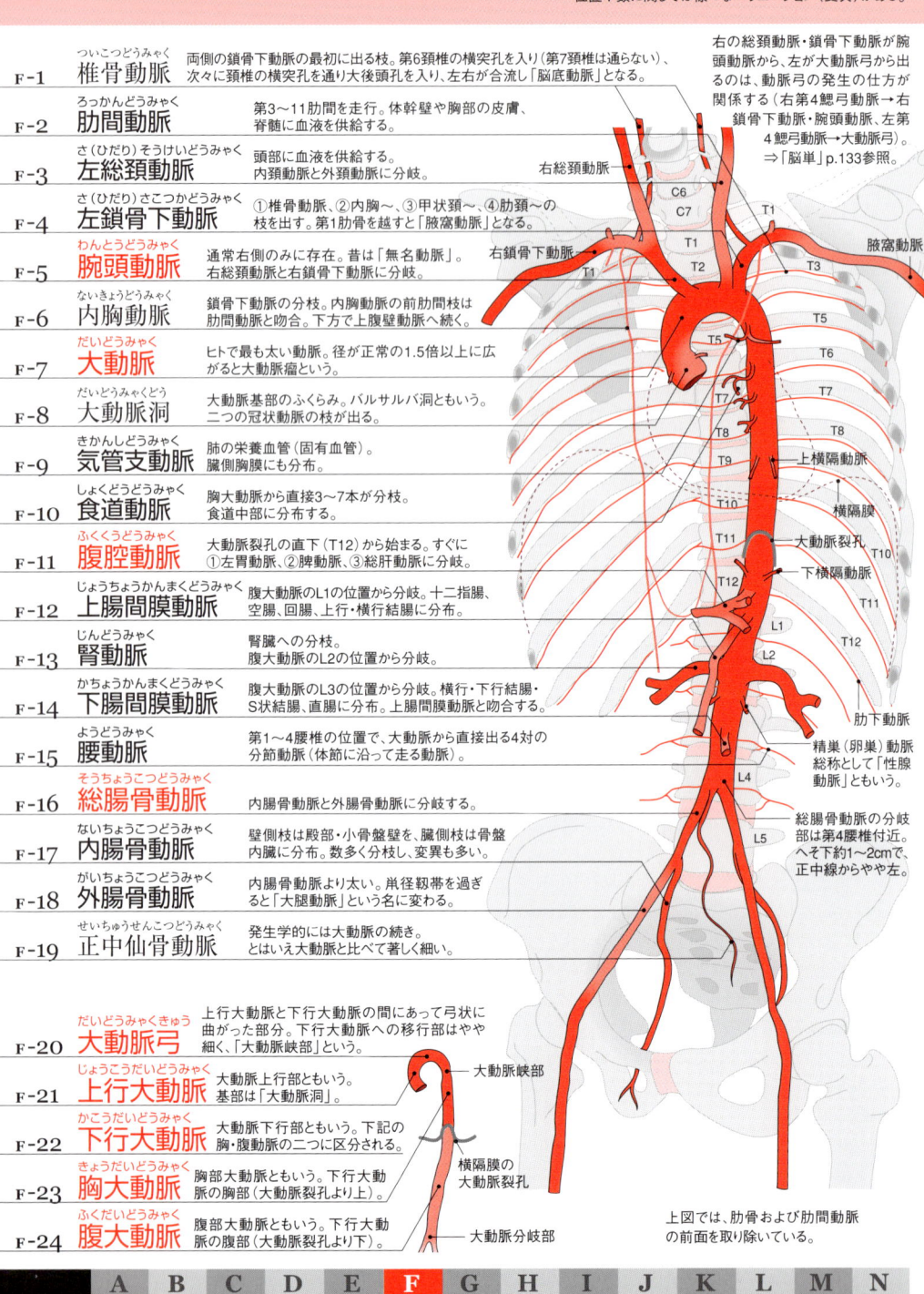

F-1	椎骨動脈 (ついこつどうみゃく)	両側の鎖骨下動脈の最初に出る枝。第6頚椎の横突孔を入り(第7頚椎は通らない)、次々に頚椎の横突孔を通り大後頭孔を入り、左右が合流し「脳底動脈」となる。
F-2	肋間動脈 (ろっかんどうみゃく)	第3〜11肋間を走行。体幹壁や胸部の皮膚、脊髄に血液を供給する。
F-3	左総頚動脈 (さ(ひだり)そうけいどうみゃく)	頭部に血液を供給する。内頚動脈と外頚動脈に分岐。
F-4	左鎖骨下動脈 (さ(ひだり)さこつかどうみゃく)	①椎骨動脈、②内胸〜、③甲状頚〜、④肋頚〜の枝を出す。第1肋骨を越すと「腋窩動脈」となる。
F-5	腕頭動脈 (わんとうどうみゃく)	通常右側のみに存在。昔は「無名動脈」。右総頚動脈と右鎖骨下動脈に分岐。
F-6	内胸動脈 (ないきょうどうみゃく)	鎖骨下動脈の分枝。内胸動脈の前肋間枝は肋間動脈と吻合。下方で上腹壁動脈に続く。
F-7	大動脈 (だいどうみゃく)	ヒトで最も太い動脈。径が正常の1.5倍以上に広がると大動脈瘤という。
F-8	大動脈洞 (だいどうみゃくどう)	大動脈基部のふくらみ。バルサルバ洞ともいう。二つの冠状動脈の枝が出る。
F-9	気管支動脈 (きかんしどうみゃく)	肺の栄養血管(固有血管)。臓側胸膜にも分布。
F-10	食道動脈 (しょくどうどうみゃく)	胸大動脈から直接3〜7本が分枝する。食道中部に分布する。
F-11	腹腔動脈 (ふくくうどうみゃく)	大動脈裂孔の直下(T12)から始まる。すぐに①左胃動脈、②脾動脈、③総肝動脈に分枝する。
F-12	上腸間膜動脈 (じょうちょうかんまくどうみゃく)	腹大動脈のL1の位置から分岐、十二指腸、空腸、回腸、上行・横行結腸に分布。
F-13	腎動脈 (じんどうみゃく)	腎臓への分枝。腹大動脈のL2の位置から分岐する。
F-14	下腸間膜動脈 (かちょうかんまくどうみゃく)	腹大動脈のL3の位置から分岐。横行・下行結腸・S状結腸、直腸に分布。上腸間膜動脈と吻合する。
F-15	腰動脈 (ようどうみゃく)	第1〜4腰椎の位置で、大動脈から直接出る4対の分節動脈(体節に沿って走る動脈)。
F-16	総腸骨動脈 (そうちょうこつどうみゃく)	内腸骨動脈と外腸骨動脈に分岐する。
F-17	内腸骨動脈 (ないちょうこつどうみゃく)	壁側枝は殿部・小骨盤壁を、臓側枝は骨盤内臓に分布。数多く分枝し、変異も多い。
F-18	外腸骨動脈 (がいちょうこつどうみゃく)	内腸骨動脈より太い。鼠径靱帯を過ぎると「大腿動脈」という名に変わる。
F-19	正中仙骨動脈 (せいちゅうせんこつどうみゃく)	発生学的には大動脈の続き。とはいえ大動脈と比べて著しく細い。
F-20	大動脈弓 (だいどうみゃくきゅう)	上行大動脈と下行大動脈の間にあって弓状に曲がった部分。下行大動脈への移行部はやや細く、「大動脈峡部」という。
F-21	上行大動脈 (じょうこうだいどうみゃく)	大動脈上行部ともいう。基部は「大動脈洞」。
F-22	下行大動脈 (かこうだいどうみゃく)	大動脈下行部ともいう。下記の胸・腹大動脈の二つに区分される。
F-23	胸大動脈 (きょうだいどうみゃく)	胸部大動脈ともいう。下行大動脈の胸部(大動脈裂孔より上)。
F-24	腹大動脈 (ふくだいどうみゃく)	腹部大動脈ともいう。下行大動脈の腹部(大動脈裂孔より下)。

右の総頚動脈・鎖骨下動脈が腕頭動脈から、左が大動脈弓から出るのは、動脈弓の発生の仕方が関係する(右第4鰓弓動脈→右鎖骨下動脈・腕頭動脈、左第4鰓弓動脈→大動脈弓)。⇒「脳単」p.133参照。

右総頚動脈 / 右鎖骨下動脈 / 腋窩動脈 / 上横隔動脈 / 横隔膜 / 大動脈裂孔 / 下横隔動脈 / 肋下動脈 / 精巣(卵巣)動脈 総称として「性腺動脈」ともいう。 / 総腸骨動脈の分岐部は第4腰椎付近。へそ下約1〜2cmで、正中線からやや右。 / 大動脈峡部 / 横隔膜の大動脈裂孔 / 大動脈分岐部

上図では、肋骨および肋間動脈の前面を取り除いている。

24 | A 内臓概観 | B 胸腔腹腔 | C 心臓外観 | D 心臓断面 | E 血管血液 | **F 大動脈大静脈** | G 上肢の血管 | H 下肢の血管 | I リンパ | J 鼻腔鼻腔 | K 喉頭 | L 気管肺 | M 口口腔 | N 歯 |

● 下行大動脈の枝は、visceral rami ヴィセラル レイマイ（複数形）「臓側枝」と、parietal rami パライエタル〜「壁側枝」がある。胸大動脈では、臓側枝は、気管支動脈、食道動脈が分岐。腹大動脈の臓側枝は、消化器系に分布する無対の枝（腹腔動脈、上腸間膜動脈、下腸間膜動脈）と泌尿・生殖器を栄養する左右が対に出る枝（腎動脈、副腎動脈、精巣動脈、ないしは 卵巣動脈）に分かれる。

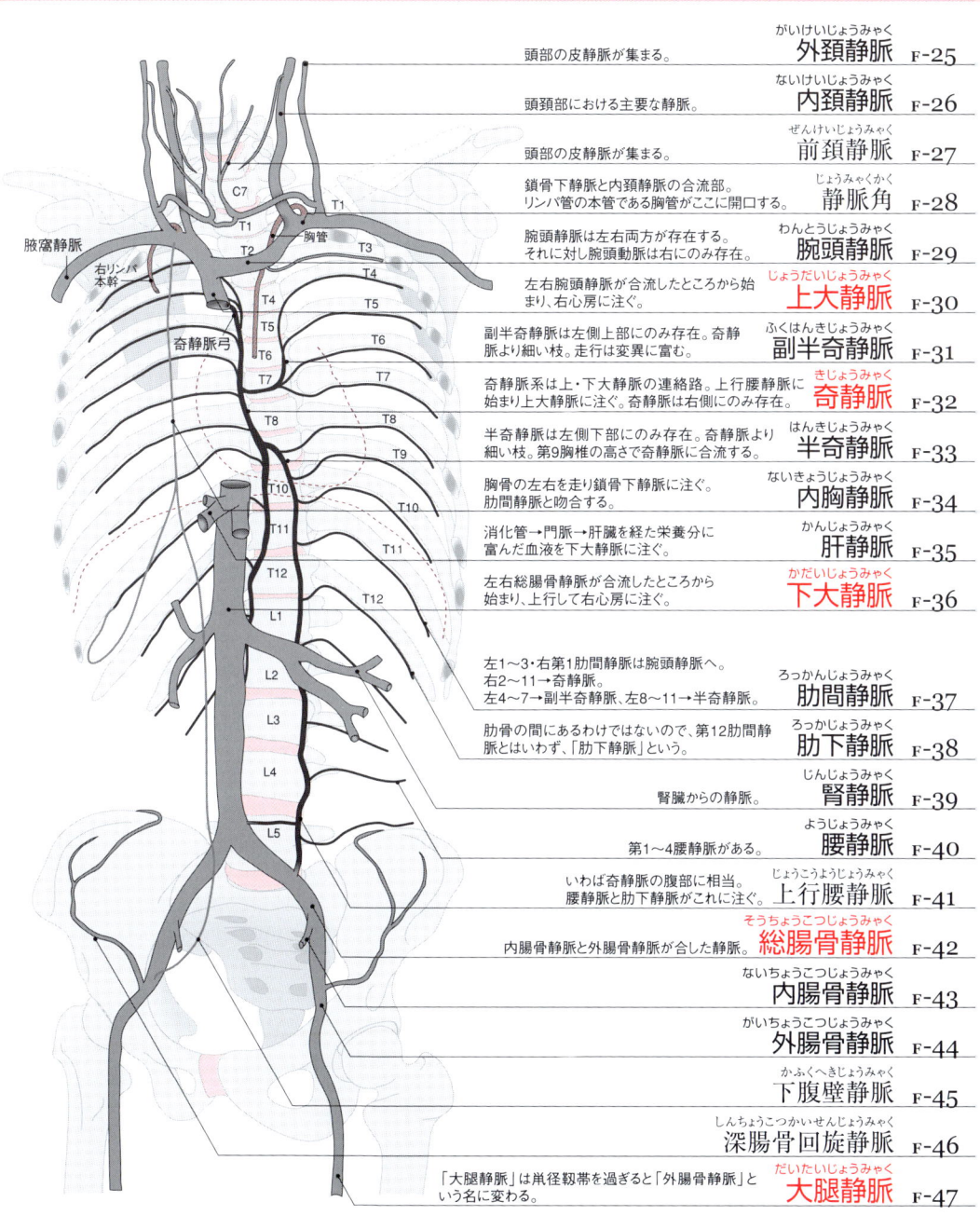

説明	名称	番号
頭部の皮静脈が集まる。	外頚静脈	F-25
頭頚部における主要な静脈。	内頚静脈	F-26
頭部の皮静脈が集まる。	前頚静脈	F-27
鎖骨下静脈と内頚静脈の合流部。リンパ管の本幹である胸管がここに開口する。	静脈角	F-28
腕頭静脈は左右両方が存在する。それに対し腕頭動脈は右にのみ存在。	腕頭静脈	F-29
左右腕頭静脈が合流したところから始まり、右心房に注ぐ。	上大静脈	F-30
副半奇静脈は左側上部にのみ存在。奇静脈より細い枝。走行は変異に富む。	副半奇静脈	F-31
奇静脈系は上・下大静脈の連絡路。上行腰静脈に始まり上大静脈に注ぐ。奇静脈は右側にのみ存在。	奇静脈	F-32
半奇静脈は左側下部にのみ存在。奇静脈より細い枝。第9胸椎の高さで奇静脈に合流する。	半奇静脈	F-33
胸骨の左右を走り鎖骨下静脈に注ぐ。肋間静脈と吻合する。	内胸静脈	F-34
消化管→門脈→肝臓を経た栄養分に富んだ血液を下大静脈に注ぐ。	肝静脈	F-35
左右総腸骨静脈が合流したところから始まり、上行して右心房に注ぐ。	下大静脈	F-36
左1～3・右第1肋間静脈は腕頭静脈へ。右2～11→奇静脈。左4～7→副半奇静脈、左8～11→半奇静脈。	肋間静脈	F-37
肋骨の間にあるわけではないので、第12肋間静脈とはいわず、「肋下静脈」という。	肋下静脈	F-38
腎臓からの静脈。	腎静脈	F-39
第1～4腰静脈がある。	腰静脈	F-40
いわば奇静脈の腹部に相当。腰静脈と肋下静脈がこれに注ぐ。	上行腰静脈	F-41
内腸骨静脈と外腸骨静脈が合した静脈。	総腸骨静脈	F-42
	内腸骨静脈	F-43
	外腸骨静脈	F-44
	下腹壁静脈	F-45
	深腸骨回旋静脈	F-46
「大腿静脈」は鼡径靭帯を過ぎると「外腸骨静脈」という名に変わる。	大腿静脈	F-47

※内臓に分布する動・静脈についてはp.122-125参照。

O	P	Q	R	S	T	U	V	W	X	Y	Z	付録	索引
舌口峡	咽頭食道	胃十二指腸	小腸大腸	肝臓	胆嚢膵臓	腎臓膀胱	腎臓微細構造	男性生殖器	女性生殖器1	女性生殖器2	内分泌器		

F Aorta, Vena Cava

腹腔動脈や腕頭動脈のような、分枝を出す前の基幹となる血管の名称は、trunk トランクが用いられることが多い。

F-1	ヴァーテブラル アーテリ vertebral artery
F-2	ポスティアリア インターコスタル アーテリ (posterior) intercostal artery
F-3	レフト コモン キャロティッド アーテリ left common carotid artery◆
F-4	レフト サブクレイヴィアン アーテリ left subclavian artery
F-5	ブレイキオセファリック トランク brachiocephalic trunk◆
F-6	インターナル ソラシック アーテリ internal thoracic artery
F-7	エイオータ aorta
F-8	エイオーティック サイナス ヴァルサルヴァ aortic sinus（Valsalva 〜）
F-9	ブロンキーアル アーテリ bronchial artery
F-10	イーソファジーアル（〜ファジーアル） アーテリ esophageal artery ※eso-＝〜 oeso〜
F-11	スィーリアック アーテリ トランク celiac(coeliac) artery/〜trunk◆
F-12	スーピアリア メゼンテリック アーテリ superior mesenteric artery
F-13	リーナル アーテリ renal artery
F-14	インフィアリア メゼンテリック アーテリ inferior mesenteric artery
F-15	ランバ アーテリ lumbar artery
F-16	コモン イリアック アーテリ common iliac artery
F-17	インターナル イリアック アーテリ internal iliac artery
F-18	イクスターナル イリアック アーテリ external iliac artery
F-19	ミーディアン セイクラル アーテリ median sacral artery
F-20	アーチ オヴ エイオータ エイオーティック 〜 arch of aorta /aortic arch
F-21	アセンディング エイオータ ascending aorta
F-22	ディセンディング エイオータ descending aorta
F-23	ソラシック エイオータ thoracic aorta
F-24	アブドミナル エイオータ abdominal aorta

◆**left subclavian artery** 左鎖骨下動脈 sub「下に」+ clavicle「鎖骨」。clavicleは、ラテン語clavis クラーウィス「鍵、かんぬき」に縮小辞 -cula が付いたもので、ローマ時代の鍵の形に由来するという説が一般的。別説によれば、ラテン語 clavicula クラーウィクラに「ぶどうの蔓（つる）」という意味もあるので、胸骨と鎖骨をつないでいる細い鎖骨を、蔓に例えたというもの。また違う説では、このラテン語が古代ローマの子供が「輪転がし」をして遊ぶときに、輪（フープ）を動かすための「f字形に曲がった棒」も指すことがあるといい、f字形の鎖骨にその語を適用したという。

◆**brachiocephalic trunk** 腕頭動脈 ギリシャ語βραχίων ブラキーオーン「上腕」+κεφαλή ケファレー「頭」。「腕と頭に血液を送る血管」の意。ブラキーオーン「上腕」は、前腕と比べて上腕が「短い（ギリシャ語βραχύς ブラキュス」ことに由来するのだが、この腕頭動脈も長さ4〜5cmと、短い動脈である。腕頭動脈は、大動脈弓から出る最も大きな動脈幹のため、英語でtrunk トランク「樹幹、人の胴体、象の鼻、トランク」という語が用いられている。単にbrachiocephalic arteryとも呼ばれている。

頸動脈と昏睡とニンジンヤモリ
KER-「頭」

頸動脈と訳されている **carotid artery** の由来に関しては諸説あるが、ギリシャ語動詞 καρόω カロオー「深い眠りにおちいる」に由来するという説の場合、戦闘相手の頸動脈を押さえると昏睡におちいると考えられていた、もしくは山師がトリックとして、ヤギのような動物の頸動脈を押さえて気絶させたことから。また、ギリシャ語（イオニア方言）の κάρα カラー「頭」に由来するという説もある。どちらにしても印欧祖語の *ker-「頭、角」の語根にたどりつく。この *ker- からは数多くの単語が派生している。その一つに英語 carrot キャロット「ニンジン」があるが、これはギリシャ語 καρωτόν カーロートン「ニンジン」に由来。ニンジンの色が赤毛の頭を思わせるから、その意味になったと推定されている（他にケルト語起源説もある）。しかし、なぜか古代ギリシャ人はニンジンをフィルトロン「媚薬」とも呼んでいた（色が赤いためだろうか？）。⇒p.60「人中」のコラム参照。

ニンジンの赤い色素の β-carotene キャロティーン「βカロテン」の名も、carrot に由来している。英語の発音のカロチンとは言われなくなった。

ちなみに、ヤモリの一種のヒョウモントカゲモドキ *Eublepharis macularius* の中には、ニンジンをぶら下げたような尻尾のものもあり、carrot-tail という呼び名もある。

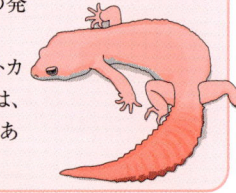

馬や犬では、ヒトと同様に右の奇静脈が発達しているが、牛や羊、豚では、左の奇静脈が発達し、右の奇静脈が退化的。それゆえ、家畜解剖学では、ヒトのように奇静脈・半奇静脈という名称ではなく、どの動物でも通用するように right azygos vein (vena azygos dextra)「右奇静脈」、left azygos vein (vena azygos sinistra)「左奇静脈」という名称が使われている。

◆**celiac(coeliac) artery, celiac trunk 腹腔動脈** celiac は、ギリシャ語 κοῖλος コイロス「空洞の」に由来。解剖学では「腹腔の」という意味で使われる。celiac ganglia「腹腔神経節」、celiac plexus「腹腔神経叢」、celiac disease「セリアック病（症候群）」（グルテンを摂取すると発症し、下痢・脂肪便を特徴とする。小麦をあまり摂取しない日本人ではまれ）等。接頭辞coelo-は、生物学用語の中にもしばしば登場（その場合、celo-という省略した綴りはあまり用いられない）。例えば、coelenterata スィレンテレイタ「腔腸動物門」や、coelacanthus スィーラカンサス「シーラカンス」（ἄκανθος アカントスは、「棘（とげ）」「脊椎」がある。つまり、「空洞の脊椎」の意だが、シーラカンスのnotochord ノトコード「脊索」が化石として残らないため（ギリシャ語 νῶτον ノートン「背中」）。脊椎動物の場合、胚において脊索の周囲に脊椎原基が発生する。成人では椎間板の髄核が脊索の名残り。

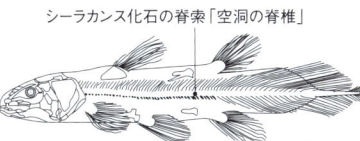

シーラカンス化石の脊索「空洞の脊椎」

◆**azygos vein 奇静脈** ギリシャ語接頭辞 α ア + ζυγόν ジュゴン「軛（くびき）」に由来（日本語の軛とは家畜の「首をつなぐ木」の意）。軛のように対にならない、無対の静脈の意。伴走する対となる動脈のない静脈の意とする説もある。西暦1世紀のガレノスによって命名。⇒「骨単」p.32参照。奇静脈の「奇」は、「奇怪、奇妙」の「奇」ではなく、「奇数」の「奇」という意味である。

◆**hemiazygos vein 半奇静脈** ギリシャ語接頭辞 ἡμι- ヘーミー「半分の」+ azygos vein「奇静脈」。

大動脈が左寄り、下大静脈が右寄り

体幹や下肢の血液循環において中心的な存在である大動脈と下大静脈は、体の正中線上にはなく、大動脈がやや左、下大静脈がやや右を走っている。この位置関係が、左右に分岐する枝において違いを生じさせている。ここでは腎静脈の例を取り上げる。例えば、下大静脈が右にあるので、左腎静脈が右腎静脈よりも長い。また、左腎静脈は腹大動脈と上腸間膜動脈にはさまれた位置にある。特にそれら動脈によって左腎静脈が圧迫された状態のことを、nutcracker syndrome「ナットクラッカー現象（症候群）」という（クルミ割り器に例えたもの）。その程度により、左腎静脈はうっ血して太くなる。時に、左腎静脈内圧の上昇により精索静脈瘤を併発することもある（右精巣静脈は直接下大動脈へ注ぐことが多く、それゆえ精巣静脈瘤は左で起きることが多い）。

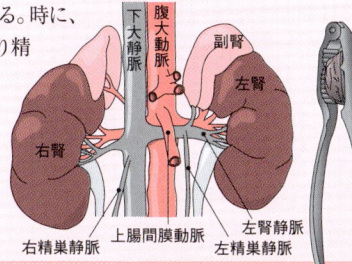

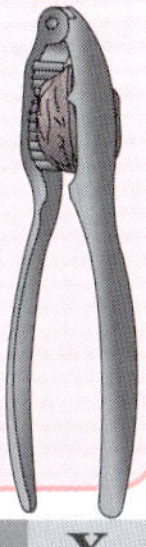

イクスターナル ジャギュラ ヴェイン
external jugular vein　F-25

インターナル ジャギュラ ヴェイン
internal jugular vein　F-26

アンティアリア ジャギュラ ヴェイン
anterior jugular vein　F-27

ヴィーナス アングル
venous angle　F-28

ブレイキオセファリック ヴェイン
brachiocephalic vein　F-29

スーピアリア ヴィーナ ケイヴァ
superior vena cava　F-30

アクセサリ ヘミアズィゴス ヴェイン
accessory hemiazygos vein　F-31

アズィゴス ヴェイン
azygos vein◆　F-32

ヘミアズィゴス ヴェイン
hemiazygos vein◆　F-33

インターナル ソラスィック ヴェイン
internal thoracic vein　F-34

ヘパティック ヴェイン
hepatic vein　F-35

インフィアリア ヴィーナ ケイヴァ
inferior vena cava　F-36

インターコスタル ヴェイン
intercostal vein　F-37

サブコスタル ヴェイン
subcostal vein　F-38

リーナル ヴェイン
renal vein　F-39

ランバ ヴェイン
lumbar vein　F-40

アセンディング ランバ ヴェイン
ascending lumbar vein　F-41

コモン イリアック ヴェイン
common iliac vein　F-42

インターナル イリアック ヴェイン
internal iliac vein　F-43

イクスターナル イリアック ヴェイン
external iliac vein　F-44

インフィアリア エピギャストリック ヴェイン
inferior epigastric vein　F-45

ディープ サーカムフレックス イリアック ヴェイン
deep circumflex iliac vein　F-46

フェモラル ヴェイン
femoral vein　F-47

G 上肢の動・静脈

上腕の幹線動脈となる鎖骨下動脈・腋窩動脈・上腕動脈は、場所の違いによって次々と名称を変えている。名称の違いはあくまで便宜上のものであって、これらはみな連続した同じ構造物である。

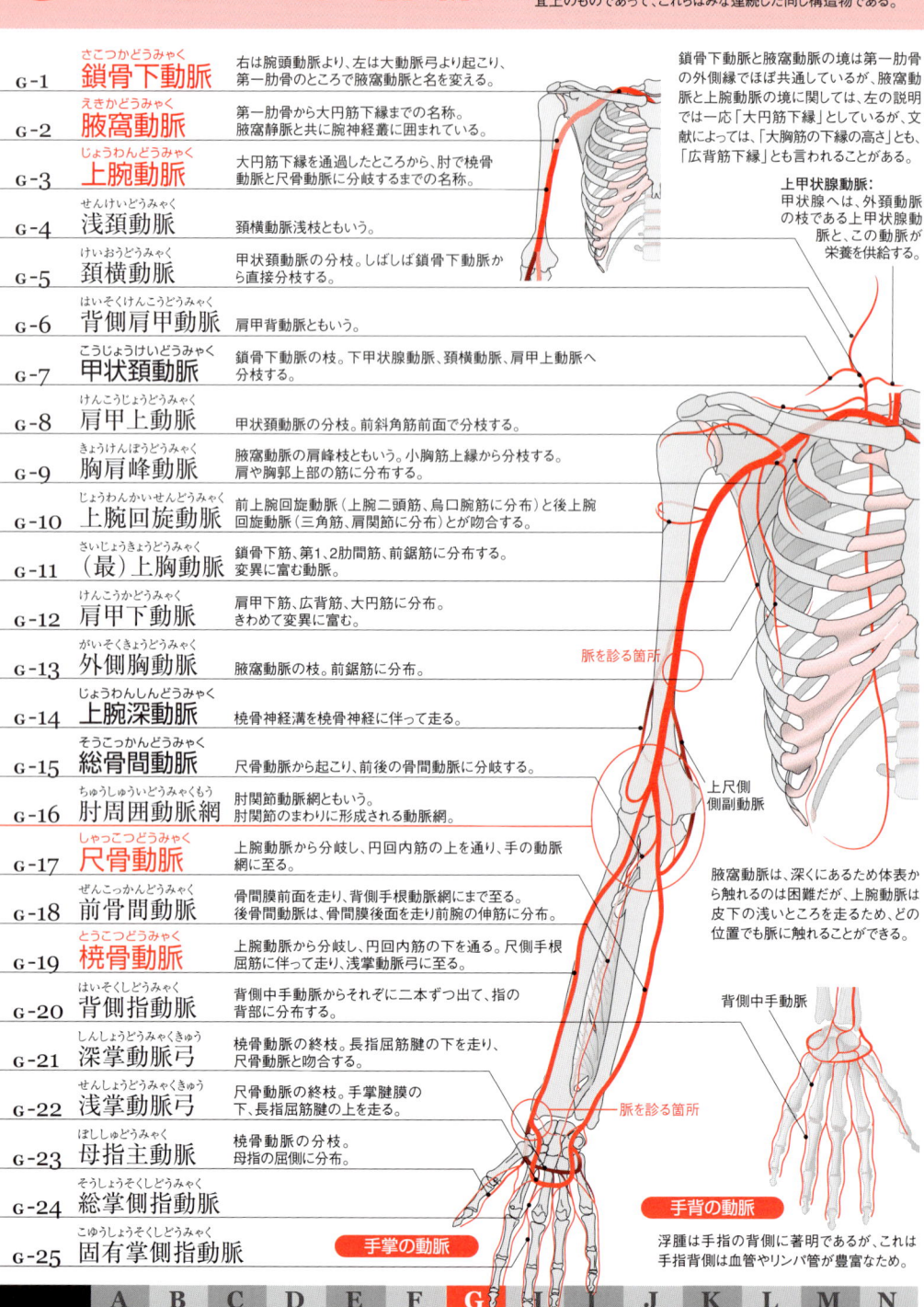

G-1	さこつかどうみゃく 鎖骨下動脈	右は腕頭動脈より、左は大動脈弓より起こり、第一肋骨のところで腋窩動脈と名を変える。
G-2	えきかどうみゃく 腋窩動脈	第一肋骨から大円筋下縁までの名称。腋窩静脈と共に腕神経叢に囲まれている。
G-3	じょうわんどうみゃく 上腕動脈	大円筋下縁を通過したところから、肘で橈骨動脈と尺骨動脈に分岐するまでの名称。
G-4	せんけいどうみゃく 浅頚動脈	頚横動脈浅枝ともいう。
G-5	けいおうどうみゃく 頚横動脈	甲状頚動脈の分枝。しばしば鎖骨下動脈から直接分枝する。
G-6	はいそくけんこうどうみゃく 背側肩甲動脈	肩甲背動脈ともいう。
G-7	こうじょうけいどうみゃく 甲状頚動脈	鎖骨下動脈の枝。下甲状腺動脈、頚横動脈、肩甲上動脈へ分枝する。
G-8	けんこうじょうどうみゃく 肩甲上動脈	甲状頚動脈の分枝。前斜角筋前面で分枝する。
G-9	きょうけんぽうどうみゃく 胸肩峰動脈	腋窩動脈の肩峰枝ともいう。小胸筋上縁から分枝する。肩や胸郭上部の筋に分布する。
G-10	じょうわんかいせんどうみゃく 上腕回旋動脈	前上腕回旋動脈（上腕二頭筋、烏口腕筋に分布）と後上腕回旋動脈（三角筋、肩関節に分布）とが吻合する。
G-11	さいじょうきょうどうみゃく （最）上胸動脈	鎖骨下筋、第1、2肋間筋、前鋸筋に分布する。変異に富む動脈。
G-12	けんこうかどうみゃく 肩甲下動脈	肩甲下筋、広背筋、大円筋に分布。きわめて変異に富む。
G-13	がいそくきょうどうみゃく 外側胸動脈	腋窩動脈の枝。前鋸筋に分布。
G-14	じょうわんしんどうみゃく 上腕深動脈	橈骨神経溝を橈骨神経に伴って走る。
G-15	そうこつかんどうみゃく 総骨間動脈	尺骨動脈から起こり、前後の骨間動脈に分岐する。
G-16	ちゅうしゅういどうみゃくもう 肘周囲動脈網	肘関節動脈網ともいう。肘関節のまわりに形成される動脈網。
G-17	しゃっこつどうみゃく 尺骨動脈	上腕動脈から分岐し、円回内筋の上を通り、手の動脈網に至る。
G-18	ぜんこっかんどうみゃく 前骨間動脈	骨間膜前面を走り、背側手根動脈網にまで至る。後骨間動脈は、骨間膜後面を走り前腕の伸筋に分布。
G-19	とうこつどうみゃく 橈骨動脈	上腕動脈から分岐し、円回内筋の下を通る。尺側手根屈筋に伴って走り、浅掌動脈弓に至る。
G-20	はいそくしどうみゃく 背側指動脈	背側中手動脈からそれぞれに二本ずつ出て、指の背部に分布する。
G-21	しんしょうどうみゃくきゅう 深掌動脈弓	橈骨動脈の終枝。長指屈筋腱の下を走り、尺骨動脈と吻合する。
G-22	せんしょうどうみゃくきゅう 浅掌動脈弓	尺骨動脈の終枝。手掌腱膜の下、長指屈筋腱の上を走る。
G-23	ぼしゅどうみゃく 母指主動脈	橈骨動脈の分枝。母指の屈側に分布。
G-24	そうしょうそくしどうみゃく 総掌側指動脈	
G-25	こゆうしょうそくしどうみゃく 固有掌側指動脈	

鎖骨下動脈と腋窩動脈の境は第一肋骨の外側縁でほぼ共通しているが、腋窩動脈と上腕動脈の境に関しては、左の説明では一応「大円筋下縁」としているが、文献によっては、「大胸筋の下縁の高さ」とも、「広背筋下縁」とも言われることがある。

上甲状腺動脈：
甲状腺へは、外頚動脈の枝である上甲状腺動脈と、この動脈が栄養を供給する。

脈を診る箇所

上尺側側副動脈

腋窩動脈は、深くにあるため体表から触れるのは困難だが、上腕動脈は皮下の浅いところを走るため、どの位置でも脈に触れることができる。

背側中手動脈

脈を診る箇所

手背の動脈

手掌の動脈

浮腫は手指の背側に著明であるが、これは手指背側は血管やリンパ管が豊富なため。

● 深静脈は大抵の場合、同じ名前の動脈に伴行する。これを「伴行静脈」、英語で accompanying vein アカンパニイング ヴェイン、ラテン語で vena comitans ヴィーナ コミッタンズといい、通常は同名動脈よりも太く、1本の動脈に対して2本の静脈が動脈をはさむようにして走る。動脈と密着しているため、動脈の拍動が静脈の還流を助ける。

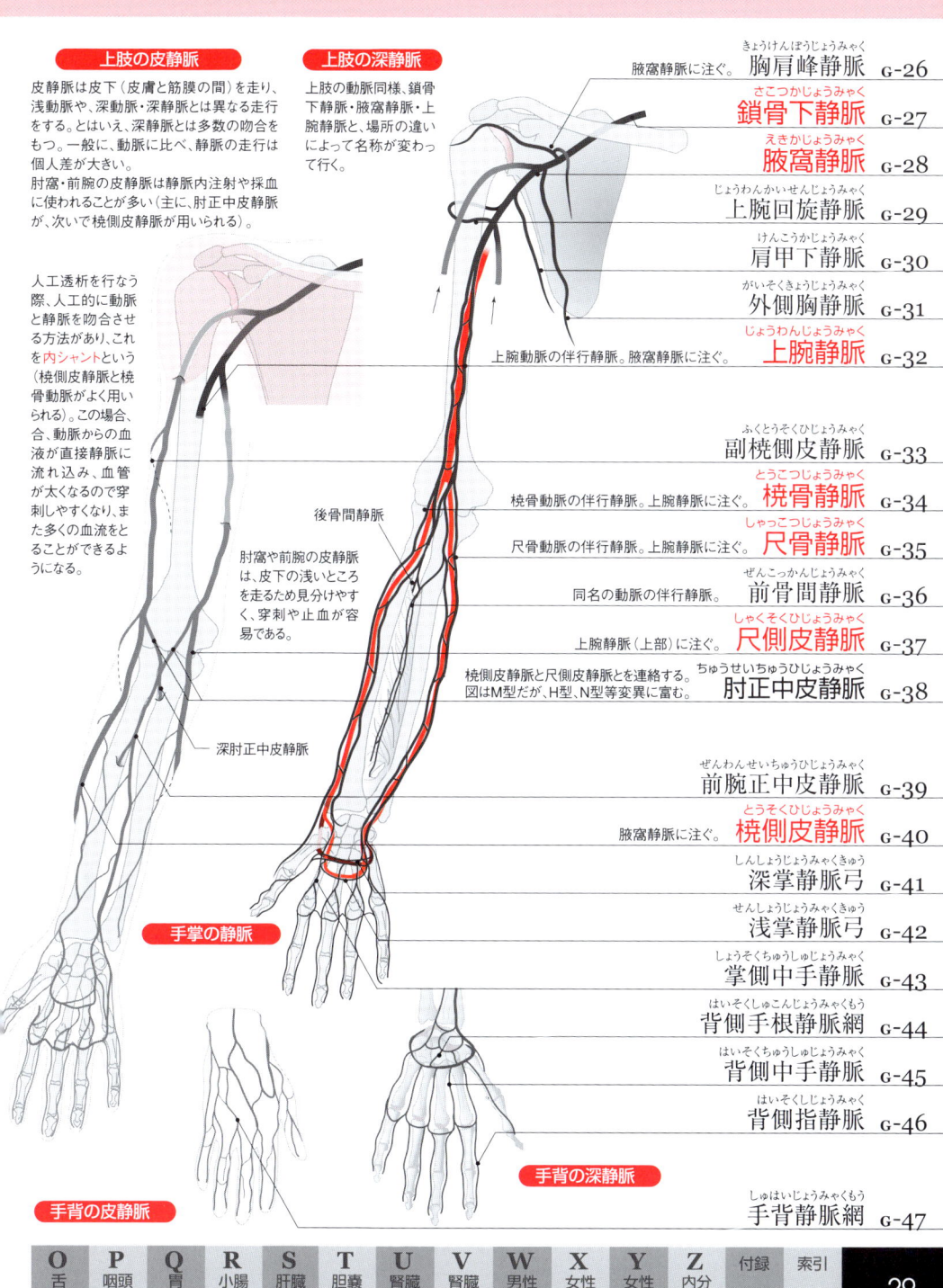

上肢の皮静脈

皮静脈は皮下（皮膚と筋膜の間）を走り、浅動脈や、深動脈・深静脈とは異なる走行をする。とはいえ、深静脈とは多数の吻合をもつ。一般に、動脈に比べ、静脈の走行は個人差が大きい。
肘窩・前腕の皮静脈は静脈内注射や採血に使われることが多い（主に、肘正中皮静脈が、次いで橈側皮静脈が用いられる）。

人工透析を行なう際、人工的に動脈と静脈を吻合させる方法があり、これを**内シャント**という（橈側皮静脈と橈骨動脈がよく用いられる）。この場合、動脈からの血液が直接静脈に流れ込み、血管が太くなるので穿刺しやすくなり、また多くの血流をとることができるようになる。

上肢の深静脈

上肢の動脈同様、鎖骨下静脈・腋窩静脈・上腕静脈と、場所の違いによって名称が変わって行く。

肘窩や前腕の皮静脈は、皮下の浅いところを走るため見分けやすく、穿刺や止血が容易である。

後骨間静脈

深肘正中皮静脈

手掌の静脈

手背の皮静脈

手背の深静脈

腋窩静脈に注ぐ。 きょうけんぽうじょうみゃく **胸肩峰静脈**	G-26
さこつかじょうみゃく **鎖骨下静脈**	G-27
えきかじょうみゃく **腋窩静脈**	G-28
じょうわんかいせんじょうみゃく **上腕回旋静脈**	G-29
けんこうかじょうみゃく **肩甲下静脈**	G-30
がいそくきょうじょうみゃく **外側胸静脈**	G-31
上腕動脈の伴行静脈。腋窩静脈に注ぐ。 じょうわんじょうみゃく **上腕静脈**	G-32
ふくとうそくひじょうみゃく **副橈側皮静脈**	G-33
橈骨動脈の伴行静脈。上腕静脈に注ぐ。 とうこつじょうみゃく **橈骨静脈**	G-34
尺骨動脈の伴行静脈。上腕静脈に注ぐ。 しゃっこつじょうみゃく **尺骨静脈**	G-35
同名の動脈の伴行静脈。 ぜんこっかんじょうみゃく **前骨間静脈**	G-36
上腕静脈（上部）に注ぐ。 しゃくそくひじょうみゃく **尺側皮静脈**	G-37
橈側皮静脈と尺側皮静脈とを連絡する。図はM型だが、H型、N型等変異に富む。 ちゅうせいちゅうひじょうみゃく **肘正中皮静脈**	G-38
ぜんわんせいちゅうひじょうみゃく **前腕正中皮静脈**	G-39
腋窩静脈に注ぐ。 とうそくひじょうみゃく **橈側皮静脈**	G-40
しんしょうじょうみゃくきゅう **深掌静脈弓**	G-41
せんしょうじょうみゃくきゅう **浅掌静脈弓**	G-42
しょうそくちゅうしゅじょうみゃく **掌側中手静脈**	G-43
はいそくしゅこんじょうみゃくもう **背側手根静脈網**	G-44
はいそくちゅうしゅじょうみゃく **背側中手静脈**	G-45
はいそくしじょうみゃく **背側指静脈**	G-46
しゅはいじょうみゃくもう **手背静脈網**	G-47

O	P	Q	R	S	T	U	V	W	X	Y	Z	付録	索引
舌 口峡	咽頭 食道	胃 十二指腸	小腸 大腸	肝臓	胆嚢 膵臓	腎臓 膀胱	腎臓 微細構造	男性 生殖器	女性 生殖器1	女性 生殖器2	内分 泌器		

G Arteries & Veins of Upper Limb

- G-1 サブク**レイヴィアン** **アー**タリ subclavian artery
- G-2 アク**スィラリ** **アー**タリ axillary artery◆
- G-3 ブ**レイキ**アル **アー**タリ brachial artery
- G-4 スーパー**フィシャル** **サー**ヴィカル **アー**タリ superficial cervical artery
- G-5 トランス**ヴァース** **サー**ヴィカル **アー**タリ transverse cervical artery
- G-6 **ドーサル** ス**キャピュ**ラ **アー**タリ dorsal scapular artery
- G-7 サイロ**サー**ヴィカル トランク thyrocervical trunk
- G-8 スープラス**キャピュ**ラ **アー**タリ suprascapular artery
- G-9 ソラコア**クロウミア**ル **アー**タリ thoracoacromial artery
- G-10 **サー**カムフレックス ヒュー**メラ**ル **アー**タリ circumflex humeral artery
- G-11 スーピアリア ハイエスト ソラ**スィッ**ク **アー**タリ superior/highest thoracic artery
- G-12 サブス**キャピュ**ラ **アー**タリ subscapular artery
- G-13 ラテラル ソラ**スィッ**ク **アー**タリ lateral thoracic artery
- G-14 ディープ **アー**タリ オヴ **アー**ム deep artery of arm◆
- G-15 コモン インター**ロ**スィアス **アー**タリ common interosseous artery
- G-16 キュー**ビタ**ル アナスト**モウ**スィス cubital anastomosis◆
- G-17 **アル**ナ **アー**タリ ulnar artery
- G-18 アンティ**アリア** インター**ロ**スィアス **アー**タリ anterior interosseous artery
- G-19 **レイ**ディアル **アー**タリ radial artery◆
- G-20 **ドーサル** **ディジ**タル **アー**タリ dorsal digital artery
- G-21 ディープ パル**マ** **アー**ティリアル **アー**チ deep palmar arterial arch
- G-22 スーパー**フィシャル** パル**マ** **アー**チ superficial palmar arch
- G-23 プリンセプス **ポリ**スィス **アー**タリ princeps pollicis artery◆
- G-24 コモン パル**マ** **ディジ**タル **アー**タリ common palmar digital artery
- G-25 プロパ パル**マ** **ディジ**タル **アー**タリ proper palmar digital artery

◆**axillary artery** 腋窩動脈　axillary は、axilla「腋窩」の形容詞。ラテン語 axilla アーク**スィッ**ラ「肩、上腕、腋」に由来する。

◆**deep artery of arm** 上腕深動脈　別称に、profunda brachii artery プロファンダ ブ**レイキ**アイ **アー**タリがある。brachii は、ラテン語 brachium (bracchium) ブ**ラキ**ウム「腕」の属格である。

◆**cubital anastomosis** 肘周囲動脈網　articular network of elbow（articularは「関節の」の意）や、arterial anastomoses around elbow とも呼ばれる。arterialは「動脈の」という形容詞。anastomosisは「吻合」。cubit は、ラテン語 cubitum ク**ビトゥ**ム「肘（ひじ）」に由来。この語は、印欧祖語 *keu-「曲げる」に由来（肘は腕の「曲げた」部分）。この印欧祖語から、cubicle キュービクル「（学生寮等の）小寝室、小部屋、仕事場の小区画」も派生している。これは、体を「曲げて（体を横にして）」寝る部屋という意味からはじまっている。さらに、「共に横たわる」という意味から英語の

尺側皮静脈とバジリコとバシリカ
BASILEUS「王」

尺側皮静脈と訳されている **basilic vein** の語源に関しては諸説あるが、その一つによれば、ギリシャ語 βασιλεύς バスィ**レウ**ス「王」に由来する。そのため、かつては「貴静脈」や、「貴要静脈」とも訳された。なぜ尺側皮静脈が「王」に関係するかと言えば、かつては瀉血がとても高価だったため、王侯専用の療法とみなされていたことにちなむとみなされている。別の説では、al-basiliqに、アラビア語で「内側の」に由来するという説もある（その場合、「王」とは関係がないことになる）。

バジリコ（バジル）

ちなみに、ギリシャ語のバスィレウスからは、ハーブの basil バ**ジ**ル「バジリコ、バジル」が生じた。バジリコが「香草の王」、もしくは「王の薬剤」とみなされたことに基づいている。

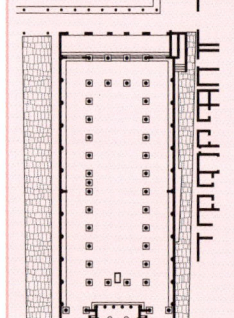

また、古代ローマの公共建築の様式に「バシリカ建築」があるが、これも「王宮」に由来する。中世ヨーロッパの教会建築もこれを模したものが多い。

さらには、basilisk バ**ジ**リスク「バジリスク、伝説上の蛇」もギリシャ語で「小さな王」。これに睨まれるだけで殺されると信じられていた。

ポンペイの遺跡で発掘された
バシリカ建築の平面図

静脈炎を意味する英語の phlebitis フレバイティスは、ギリシャ語 φλέψ フレブス「静脈」に由来。phlebo-「静脈の」からは、phlebothrombosis フレボトロンボウスィス「静脈血栓症」や、phleboclysis フレボクリスィス「静脈内注射（静脈注射）」、phlebotomy フレボトミ「静脈切開、瀉血」といった用語が生まれている。ちなみに、リーシュマニア症を媒介するサシチョウバエ属 *Phlebotomus* も「吸血」することにちなんでいる。

---

concubine コンキュバイン「妾（めかけ）、内縁の妻」という語も生まれた。

◆**radial artery 橈骨動脈** ラテン語 radius ラディウス「一点から発する光線、放射線、車輪のスポーク、橈骨」から。

◆**princeps pollicis artery 母指主動脈** ラテン語 princeps プリーンケプス「元老院長、首長、君主」に由来。母指を養う主要な枝。英語 principal プリンスィパル「主要な、校長、主役」も類語。

◆**dorsal venous network of hand 手背静脈網** 英語 network はラテン語由来の rete リーティー「網」と置き換え可能。それゆえ、ラテン語で、rete venosum dorsale manus ともいう。血管では rete「網」がよく用いられるが、神経では網のような構造を指して plexus「叢」ということが多い。ちなみに、英語の network という語も、元々は「網細工」を指していたが、現代では「網のように張り巡らされた通信網、放送網、ネットワーク」という意味が生じた。

なぜ腕に「頭静脈」？
CEPHALE「頭」

橈側皮静脈と訳されている **cephalic vein** は、一見すると不可解な用語だ。形容詞 cephalic セファリックは、ギリシャ語 κεφαλή ケファレー「頭」に由来。それゆえ、cephalic や造語形 cephalo- を用いた用語は、cephalic flexure ～フレクシャ「頭屈」、cephalic triangle ～トライアングル「頭蓋三角」、cephalogram セファログラム「セファログラム、頭部X線像」、cephalocentesis セファロセンティースィス「頭蓋穿刺、脳穿刺」というように、すべて「頭」に関係している。その説明として、橈側皮静脈の瀉血によって「頭痛」が治ると信じられていたという説や、実はアラビア語の al-kifal「外側の」に由来するという説がある。いずれにせよ、皮静脈の名称は瀉血に関係しているものが多い。

ところで話は違うが、非常に厚い（15〜25cm）頭蓋骨をもつ恐竜の化石が発見され、pachycephalosaur パキセファロソー「パキケファロサウルス」と名付けられた（pachy- は「厚い」を意味する）。これはオス同士が丸い頭をぶつけ合うものと推定されたり、丸い頭をぶつけあうと滑るので相手の腹を突いたという考えもあるが、結局推測の域を出ない。医学用語でも、頭蓋が異常に厚くなるものを pachycephaly パキセファリー「頭蓋肥厚症」という。

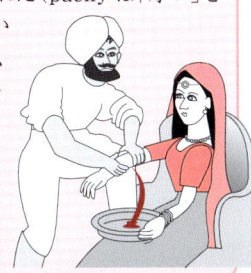

---

thoracoacromial vein ソラコアクロウミアル ヴェイン G-26
subclavian vein サブクレイヴィアン ヴェイン G-27
axillary vein アクスィラリ ヴェイン G-28
circumflex humeral vein サーカムフレックス ヒューメラル ヴェイン G-29
subscapular vein サブスキャピュラ ヴェイン G-30
lateral thoracic vein ラテラル ソラスィック ヴェイン G-31
brachial vein ブレイキアル ヴェイン G-32
accessory cephalic vein アクセサリ セファリック ヴェイン G-33
radial vein レイディアル ヴェイン G-34
ulnar vein アルナ ヴェイン G-35
anterior interosseous vein アンティアリア インターロスィアス ヴェイン G-36
basilic vein バスィリック ヴェイン◆G-37
median cubital vein ミーディアン キュービタル ヴェイン G-38
median antebrachial vein ミーディアン アンテブレイキアル ヴェイン G-39
cephalic vein セファリック ヴェイン◆G-40
deep palmar venous arch ディープ パルマ ヴィーナス アーチ G-41
superficial palmar venous arch スーパーフィシャル パルマ ヴィーナス アーチ G-42
palmar metacarpal vein パルマ メタカーパル ヴェイン G-43
dorsal carpal network ドーサル カーパル ネットワーク G-44
dorsal metacarpal vein ドーサル メタカーパル ヴェイン G-45
dorsal digital vein ドーサル ディジタル ヴェイン G-46
dorsal venous network of hand ドーサル ヴィーナス ネットワーク オヴ ハンド◆G-47

H 下肢の動・静脈

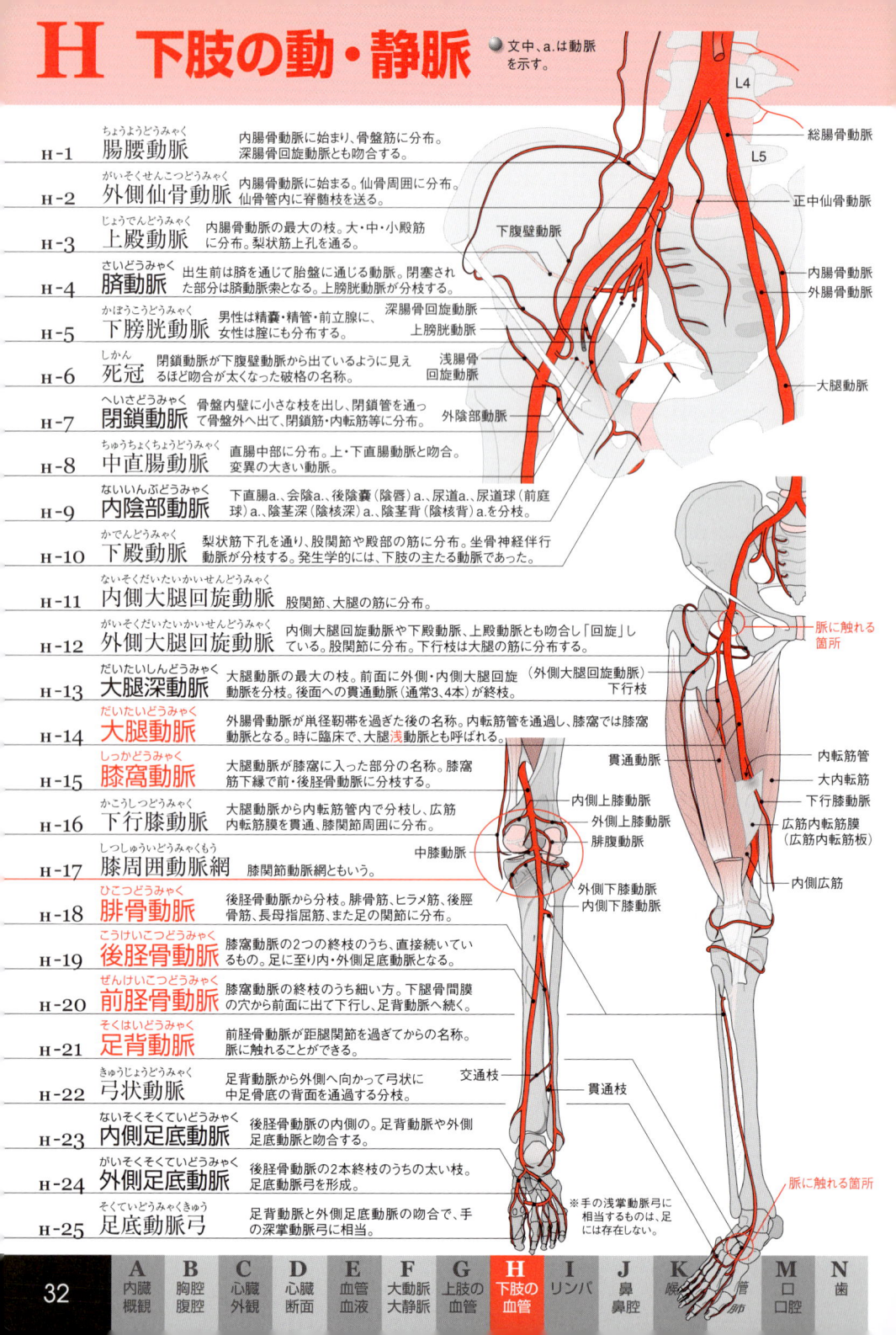

● 文中、a.は動脈を示す。

H-1	腸腰動脈 ちょうようどうみゃく	内腸骨動脈に始まり、骨盤筋に分布。深腸骨回旋動脈とも吻合する。
H-2	外側仙骨動脈 がいそくせんこつどうみゃく	内腸骨動脈に始まる。仙骨周囲に分布。仙骨管内に脊髄枝を送る。
H-3	上殿動脈 じょうでんどうみゃく	内腸骨動脈の最大の枝。大・中・小殿筋に分布。梨状筋上孔を通る。
H-4	臍動脈 さいどうみゃく	出生前は臍を通じて胎盤に通じる動脈。閉塞された部分は臍動脈索となる。上膀胱動脈が分枝する。
H-5	下膀胱動脈 かぼうこうどうみゃく	男性は精嚢・精管・前立腺に、女性は膣にも分布する。
H-6	死冠 しかん	閉鎖動脈が下腹壁動脈から出ているように見えるほど吻合が太くなった破格の名称。
H-7	閉鎖動脈 へいさどうみゃく	骨盤内壁に小さな枝を出し、閉鎖管を通って骨盤外へ出て、閉鎖筋・内転筋等に分布。
H-8	中直腸動脈 ちゅうちょくちょうどうみゃく	直腸中部に分布。上・下直腸動脈と吻合。変異の大きい動脈。
H-9	内陰部動脈 ないいんぶどうみゃく	下直腸a.、会陰a.、後陰嚢(陰唇)a.、尿道a.、尿道球(前庭球)a.、陰茎深(陰核深)a.、陰茎背(陰核背)a.を分枝。
H-10	下殿動脈 かでんどうみゃく	梨状筋下孔を通り、股関節や殿部の筋に分布。坐骨神経伴行枝が分枝する。発生学的には、下肢の主たる動脈であった。
H-11	内側大腿回旋動脈 ないそくだいたいかいせんどうみゃく	股関節、大腿の筋に分布。
H-12	外側大腿回旋動脈 がいそくだいたいかいせんどうみゃく	内側大腿回旋動脈や下殿動脈、上殿動脈とも吻合し「回旋」している。股関節に分布。下行枝は大腿の筋に分布する。
H-13	大腿深動脈 だいたいしんどうみゃく	大腿動脈の最大の枝。前面に外側・内側大腿回旋動脈を分枝。後面への貫通動脈(通常3、4本)が終枝。
H-14	大腿動脈 だいたいどうみゃく	外腸骨動脈が鼡径靭帯を過ぎた後の名称。内転筋管を通過し、膝窩では膝窩動脈となる。時に臨床で、大腿浅動脈とも呼ばれる。
H-15	膝窩動脈 しっかどうみゃく	大腿動脈が膝窩に入った部分の名称。膝窩筋下縁で前・後脛骨動脈に分枝する。
H-16	下行膝動脈 かこうしつどうみゃく	大腿動脈から内転筋管内で分枝し、広筋内転筋膜を貫通、膝関節周囲に分布する。
H-17	膝周囲動脈網 しつしゅういどうみゃくもう	膝関節動脈網ともいう。
H-18	腓骨動脈 ひこつどうみゃく	後脛骨動脈から分枝。腓骨筋、ヒラメ筋、後脛骨筋、長母指屈筋、また足の関節に分布。
H-19	後脛骨動脈 こうけいこつどうみゃく	膝窩動脈の2つの終枝のうち、直接続いているもの。足に至り内・外側足底動脈となる。
H-20	前脛骨動脈 ぜんけいこつどうみゃく	膝窩動脈の終枝のうち細い方。下腿骨間膜の穴から前面に出て下行し、足背動脈へ続く。
H-21	足背動脈 そくはいどうみゃく	前脛骨動脈が距腿関節を過ぎてからの名称。脈に触れることができる。
H-22	弓状動脈 きゅうじょうどうみゃく	足背動脈から外側へ向かって弓状に中足骨底の背面を通過する分枝。
H-23	内側足底動脈 ないそくそくていどうみゃく	後脛骨動脈の内側の。足背動脈や外側足底動脈と吻合する。
H-24	外側足底動脈 がいそくそくていどうみゃく	後脛骨動脈の2本終枝のうちの太い枝。足底動脈弓を形成。
H-25	足底動脈弓 そくていどうみゃくきゅう	足背動脈と外側足底動脈の吻合で、手の深掌動脈弓に相当。

図中ラベル: 総腸骨動脈、正中仙骨動脈、下腹壁動脈、内腸骨動脈、外腸骨動脈、深腸骨回旋動脈、上膀胱動脈、浅腸骨回旋動脈、大腿動脈、外陰部動脈、（外側大腿回旋動脈）下行枝、貫通動脈、内転筋管、大内転筋、下行膝動脈、広筋内転筋膜（広筋内転筋板）、内側広筋、内側上膝動脈、外側上膝動脈、腓腹筋、中膝動脈、外側下膝動脈、内側下膝動脈、交通枝、貫通枝、脈に触れる箇所

※手の浅掌動脈弓に相当するものは、足には存在しない。

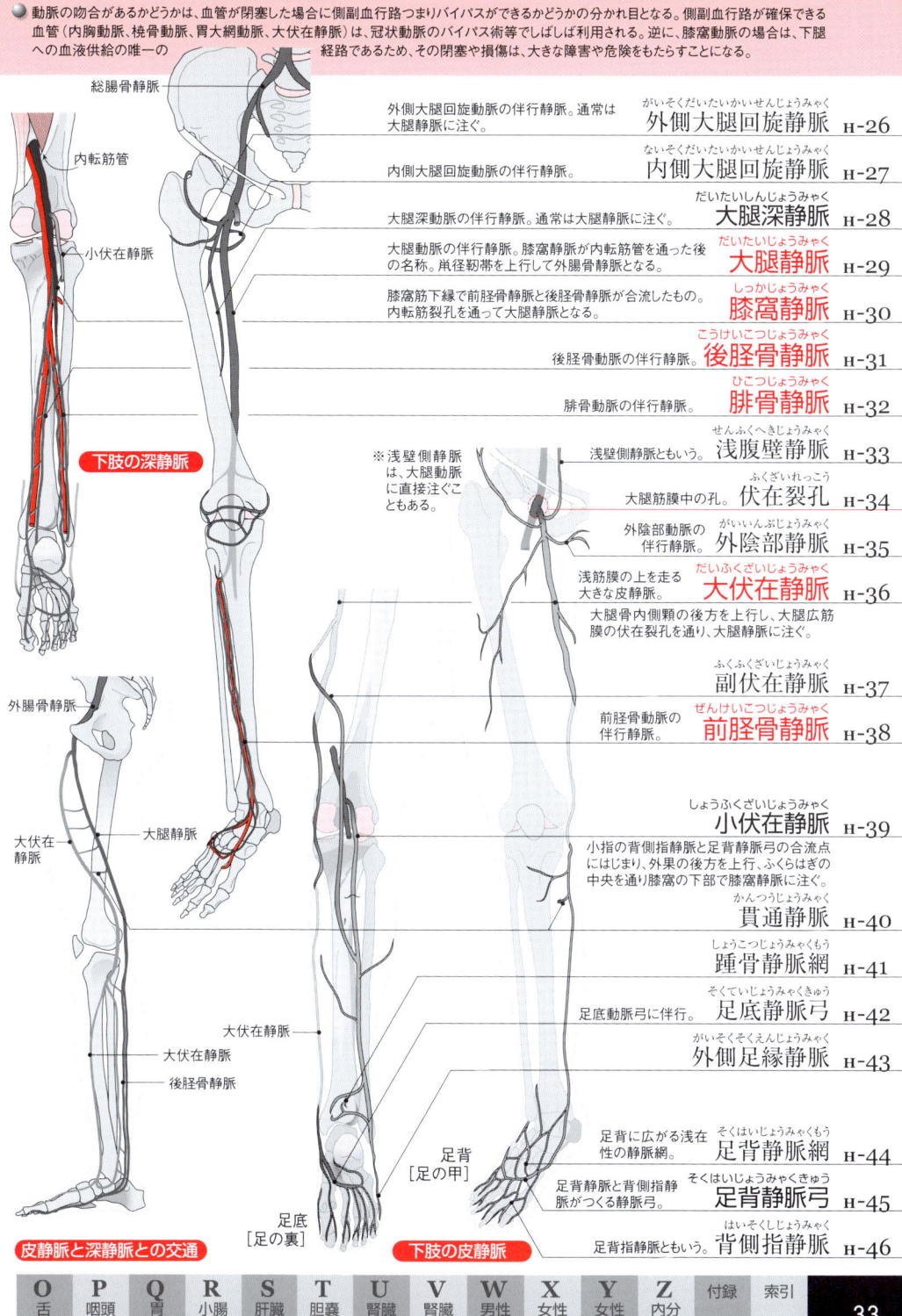

● 動脈の吻合があるかどうかは、血管が閉塞した場合に側副血行路つまりバイパスができるかどうかの分かれ目となる。側副血行路が確保できる血管（内胸動脈、橈骨動脈、胃大網動脈、大伏在静脈）は、冠状動脈のバイパス術等でしばしば利用される。逆に、膝窩動脈の場合は、下腿への血液供給の唯一の経路であるため、その閉塞や損傷は、大きな障害や危険をもたらすことになる。

ラベル	説明	名称	番号
	外側大腿回旋動脈の伴行静脈。通常は大腿静脈に注ぐ。	がいそくだいたいかいせんじょうみゃく 外側大腿回旋静脈	H-26
	内側大腿回旋動脈の伴行静脈。	ないそくだいたいかいせんじょうみゃく 内側大腿回旋静脈	H-27
	大腿深動脈の伴行静脈。通常は大腿静脈に注ぐ。	だいたいしんじょうみゃく 大腿深静脈	H-28
	大腿動脈の伴行静脈。膝窩静脈が内転筋管を通った後の名称。鼡径靭帯を上行して外腸骨静脈となる。	だいたいじょうみゃく 大腿静脈	H-29
	膝窩筋下縁で前脛骨静脈と後脛骨静脈が合流したもの。内転筋裂孔を通って大腿静脈となる。	しっかじょうみゃく 膝窩静脈	H-30
	後脛骨動脈の伴行静脈。	こうけいこつじょうみゃく 後脛骨静脈	H-31
	腓骨動脈の伴行静脈。	ひこつじょうみゃく 腓骨静脈	H-32
※浅壁側静脈は、大腿静脈に直接注ぐこともある。	浅壁側静脈ともいう。	せんふくへきじょうみゃく 浅腹壁静脈	H-33
	大腿筋膜中の孔。	ふくざいれっこう 伏在裂孔	H-34
	外陰部動脈の伴行静脈。	がいいんぶじょうみゃく 外陰部静脈	H-35
	浅筋膜の上を走る大きな皮静脈。	だいふくざいじょうみゃく 大伏在静脈	H-36
	大腿骨内側顆の後方を上行し、大腿広筋膜の伏在裂孔を通り、大腿静脈に注ぐ。	ふくふくざいじょうみゃく 副伏在静脈	H-37
	前脛骨動脈の伴行静脈。	ぜんけいこつじょうみゃく 前脛骨静脈	H-38
	小指の背側指静脈と足背静脈弓の合流点にはじまり、外果の後方を上行、ふくらはぎの中央を通り膝窩の下部で膝窩静脈に注ぐ。	しょうふくざいじょうみゃく 小伏在静脈	H-39
		かんつうじょうみゃく 貫通静脈	H-40
		しょうこつじょうみゃくもう 踵骨静脈網	H-41
	足底動脈弓に伴行。	そくていじょうみゃくきゅう 足底静脈弓	H-42
		がいそくそくえんじょうみゃく 外側足縁静脈	H-43
	足背に広がる浅在性の静脈網。	そくはいじょうみゃくもう 足背静脈網	H-44
	足背静脈網と背側指静脈がつくる静脈弓。	そくはいじょうみゃくきゅう 足背静脈弓	H-45
	足背指静脈ともいう。	はいそくしじょうみゃく 背側指静脈	H-46

下肢の深静脈
- 総腸骨静脈
- 内転筋管
- 小伏在静脈

皮静脈と深静脈との交通
- 外腸骨静脈
- 大伏在静脈
- 大腿静脈
- 大伏在静脈
- 後脛骨静脈

下肢の皮静脈
- 足背［足の甲］
- 足底［足の裏］

O	P	Q	R	S	T	U	V	W	X	Y	Z	付録	索引
舌 口峡	咽頭 食道	胃 十二指腸	小腸 大腸	肝臓	胆嚢 膵臓	腎臓 膀胱	腎臓 微細構造	男性 生殖器	女性 生殖器1	女性 生殖器2	内分泌器		

H Arteries & Veins of Lower Limb

H-1	イリオランバ アータリ *iliolumbar artery*◆	
H-2	ラテラル セイクラル アータリ *lateral sacral artery*◆	
H-3	スーピアリア グルーティーアル アータリ *superior gluteal artery*◆	
H-4	アンビリカル アータリ *umbilical artery*	
H-5	インフィアリア ヴェサイカル アータリ *inferior vesical artery*◆	
H-6	コロウナ モーティス *corona mortis*◆	
H-7	オブテュレイタ アータリ *obturator artery*◆	
H-8	ミドル レクタル アータリ *middle rectal artery*	
H-9	インターナル ピューデンダル アータリ *internal pudendal artery*◆	
H-10	インフィアリア グルーティーアル アータリ *inferior gluteal artery*	
H-11	ミーディアル サーカムフレックス フェモラル アータリ *medial circumflex femoral artery*	
H-12	ラテラル サーカムフレックス フェモラル アータリ *lateral circumflex femoral artery*	
H-13	ディープ アータリ オヴ サイ *deep artery of thigh*	
H-14	フェモラル アータリ *femoral artery*	
H-15	ポプリティーアル アータリ *popliteal artery*	
H-16	ディセンディング ジェニキュラ アータリ *descending genicular artery*	
H-17	ジェニキュラ アナストモウスィス *genicular anastomosis*◆	
H-18	フィビュラ アータリ ペロウニーアル(ペロウニアル) *fibular artery / peroneal~*◆	
H-19	ポスティアリア ティビアル アータリ *posterior tibial artery*	
H-20	アンティアリア ティビアル アータリ *anterior tibial artery*	
H-21	ドーセイリス ピーディス アータリ *dorsalis pedis artery*	
H-22	アーキュエイト アータリ オヴ フット *arcuate artery of foot*	
H-23	ミーディアル プランタ アータリ *medial plantar artery*	
H-24	ラテラル プランタ アータリ *lateral plantar artery*	
H-25	ディープ プランタ アーチ *deep plantar arch*	

◆**iliolumbar artery** 腸腰動脈 ラテン語 ilium イーリアム「腸骨」+ lumbus ルムブス「腰」から。

◆**lateral sacral artery** 外側仙骨動脈 ラテン語 os sacrum オス サクルム「神聖な骨」=「仙骨」に由来。⇒「骨単」p.60。

◆**superior gluteal artery** 上殿動脈 ギリシャ語 γλουτός グルートス「尻、殿部」に由来する。

◆**inferior vesical artery** 下膀胱動脈 ラテン語 vesica ウェースィーカ「袋、嚢、膀胱」に由来。viceral ヴィセラル「内臓の」も同根語である。

◆**corona mortis** 死冠 ラテン語 corona コロウナ「花環、冠、王冠」から。mortis は、ラテン語 mors モルス「死」の属格である。裂孔靱帯のすぐ外側をいわば「冠状に」走行しているため、大腿部の手術(鼠径ヘルニア等)の際に傷つけて大出血を起こすと致命的となる。死冠は10〜15%の割合で存在する。ちなみに、mortis からは、英語 mortality モータリティ「死亡率」や、mortal モータル「死ぬ

静脈瘤と天然痘といろいろ
VARIUS「多形の」

下腿の静脈が拡張・蛇行し、太く浮き出ているものを「下肢静脈瘤」という(大伏在静脈や小伏在静脈に多い)。静脈瘤と訳される英語 varix ヴァリクスや varicosis ヴァリコウスィス(静脈怒脹とも訳される)は、印欧祖語 *ver-「でこぼこした斑点」に由来。英語 variola ヴァライオラ「痘瘡、天然痘」や、(ラテン語形容詞 varius ヴァリウス「雑多な、多形の」を経て)英語 various ヴェアリアス「色々な、種々の」も派生した。

静脈瘤ができていても、他に症状のない場合もあるが、多くの下肢静脈瘤では、足のむくみ、だるさ、痛みといった症状が併発する。静脈瘤が下肢に生じやすいのは、下肢の皮静脈は走行が長く、重力に逆らって上に向かうこと(立ち仕事を長時間する人に多い)や、下肢から戻る静脈が骨盤内臓に圧迫されやすいこと(妊娠中の女性に多い)による。静脈には、「深部静脈」と表在性の「皮静脈」があるが、これらは互いに「吻合静脈」で連絡している。多くの静脈瘤は、皮静脈の弁の機能が低下するために生じる(深静脈の閉塞等他にも色々な理由から生じ得る)。本来皮静脈から深静脈へ血液が行くところを、深静脈からも皮静脈に逆流することによって、静脈が拡張してしまう。症状が重い場合は、弾力ストッキングや弾性包帯を用いる方法や、皮静脈を結紮したり引き抜く手術を行なうこともある。

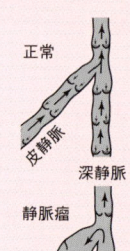

● deep vein of thigh 大腿深動脈は、profunda femoris vein プロファンダ フェモリス ヴェインや、deep femoral veinとも呼ばれる。profundaは「深在の」という意味のラテン語 profundusの女性形。このprofundaやprofundusは、血管に限らず深いところにある神経、筋に対して用いられる。英語の profound プロファウンド「深い」も同起源。これと対比する語はラテン語superficialis、英語superficial。

運命にある、命にかかわる」が派生した。memento mori「メメント モリ：死を想え」（人は必ず死ぬ存在であることを忘れるな）という有名な句の mori も、動詞 morior「死ぬ」の不定法現在である。

◆ **obturator artery** 閉鎖動脈 ラテン語 opturo オプトゥーロー「閉鎖する、閉じる、詰める」から。

◆ **internal pudendal artery** 内陰部動脈 ラテン語 pudendus プデンドゥス「恥ずかしい、恥ずべき」から「陰部の」という意味が派生した。英語の pudency ピューデンスィ「はにかみ」も同根語である。

◆ **genicular anastomosis** 膝周囲動脈網 articular vascular network of knee、rete articulare genus ともいう。

◆ **fibular artery, peroneal artery** 腓骨動脈 ラテン語 fibula フィーブラ「留め金、ピン」から。別称の peroneal は、ギリシャ語 περόνη ペロネー「留金」に由来。「腓骨筋」を表わす場合はperoneal ではなく、peroneus ペロウニアスを用いる（peroneus longus「長腓骨筋」等）。

◆ **great saphenous vein, long saphenous vein** 大伏在静脈 静脈の名称には上肢の静脈で扱った「橈側皮静脈、尺側皮静脈」のように瀉血に由来する名称がしばしば見られる。この大伏在静脈も、瀉血のためとしては（特に近位では）、明瞭に浮き出ておらず「潜伏」しているために命名された。saphenous「伏在の」は、アラビア語の al-safen「潜伏」に由来するという。⇒「肉単」p.86も参照。

静脈が動脈に伴行するのはなぜ？

静脈の血圧は低く、心臓より上にある頭部の静脈は重力の助けによって心臓に還流するのが容易だが、心臓より下にある体幹や下肢の静脈は重力に逆行しなければならない。そのための機構の一つが左のコラムで取り上げた「静脈の弁」。さらに、動脈に寄り添って伴行静脈が走行しているため、動脈が拍動する度に静脈も圧迫され、弁の作用もあって血流が心臓に向かう。

さらに、下肢の深動脈が筋肉によって取り囲まれているために、筋収縮による圧迫が「筋ポンプ」の役割を果している。最近よく聞かれる economy class syndrome イコノミ クラス スィンドロウム「エコノミークラス症候群」は、航空機やバスの狭い座席に長時間座り続けることによって、筋ポンプが働かず下肢に静脈血がうっ血し、静脈血栓症を生じさせ、着陸後に席を立つ際に血栓が移動し、肺塞栓等を生じさせるというもの。

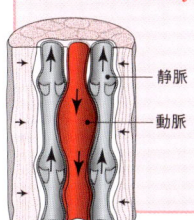

静脈
動脈

ラテラル サーカムフレックス フェモラル ヴェイン
lateral circumflex femoral vein H-26

ミーディアル サーカムフレックス フェモラル ヴェイン
medial circumflex femoral vein H-27

ディープ ヴェイン オヴ サイ
deep vein of thigh H-28

フェモラル ヴェイン
femoral vein H-29

ポプリティーアル ヴェイン
popliteal vein H-30

ポスティアリア ティビアル ヴェイン
posterior tibial vein H-31

フィビュラ ヴェイン ペロウニーアル（ペロウニアル）
fibular vein / peroneal ~ H-32

スーパーフィシャル エピギャストリック ヴェイン
superficial epigastric vein H-33

サフィーナス オウプニング
saphenous opening H-34

イクスターナル ピューデンダル ヴェイン
external pudendal vein H-35

グレイト サフィーナス ヴェイン ロング
great saphenous vein / long ~ H-36

アクセサリ サフィーナス ヴェイン
accessory saphenous vein H-37

アンティアリア ティビアル ヴェイン
anterior tibial vein H-38

スモール サフィーナス ヴェイン ショート
small saphenous vein / short ~ H-39

パーフォレイティング ヴェイン
perforating vein H-40

キャルケイニアル アナストモウスィス
calcaneal anastomosis H-41

プランタ ヴィーナス アーチ
plantar venous arch H-42

ラテラル マージナル ヴェイン
lateral marginal vein H-43

ドーサル ヴィーナス ネットワーク オヴ フット
dorsal venous network of foot H-44

ドーサル ヴィーナス アーチ オヴ フット
dorsal venous arch of foot H-45

ドーサル ディジタル ヴェイン
dorsal digital vein H-46

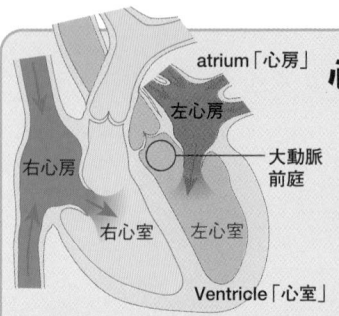

心房と女房、エチオピア人とアトリエ
ATRIUM「広間、居間、中庭」

「心房」と訳されている atrium は、ラテン語の atrium アートリウム「広間、中庭」に由来する。アトリウムへは家中のどの部屋にも通じており、入口から入った客人が歓待される応接間の役目もした。そこで、大血管からの血液が最初に通される腔所を atrium「心房」（英語で、エイトリアム、アートリアム）と称した。心房がアトリウムなら、心室はさしずめペリステュリウム「列柱廊」。アトリウムは生活の中心の場だが、より広いペリステュリウムは噴水のある中庭があり、薬草も植えられ、憩いの場であった。

日本語の心房の「房」も「部屋」の意。ちなみに、「女房」の「房」も元は、平安時代に身分の高い女官に与えられた自分用の部屋を指した。やがてその女官そのものを指すようになり（似た例に「局（つぼね）」がある）、安土・桃山時代の頃から一般の人々が、妻のことを女房と呼ぶようになった。

さて、atrium の起源に関しては諸説ある。一説によれば、竈（かまど）のある台所がアトリウムに通じていたために部屋がすすで黒くなった。そこで、ラテン語 ater アーテル「黒い、汚れた」からアトリウムという名が生まれたというもの。ater は、ギリシャ語 αἴθω アイトー「燃える」に由来。Ethiopian イースィオウピアン「エチオピア人」も「黒く、日焼けしている顔」という同根語である。

一方、アトリウムの屋根の中央には、明かり取りの天窓があったので、「空が晴れた、明るい」を意味するギリシア語 αἴθρος アイトロスが由来となったとする説がある。このアイトロスから英語 ether「エーテル」（元は「天空を満たす精気」の意）も派生した。実は、空が「燃える（アイトー）」ように輝いてた状態を、「晴れる（アイトロス）」と言ったので、どちらにしても同じ語源に行き着く。今日、アトリウムといえば、ホテルのロビーやマンションのエントランスに設けられた中庭のことで、しばしば、ガラス屋根などで自然光が入るように設計されている。

それにしても、アトリウムに「暗い」と「明るい」の二つの語源説があるというのは興味深い。実際人の心というものも、その持ち方一つで暗くもなれば、明るくもなる。

ちなみに、atelier アテリエ「アトリエ、工房、画房」と、atriumとではLとRが違う。本来、木材が積まれた工場・造船所だが（古フランス語 astellier「古い木材の山」）、後に画家・彫刻家の工房の意味も生じた。

※atriumには、この建築様式をはじめた古代エトルリアの町 Atria にちなむ説もある。

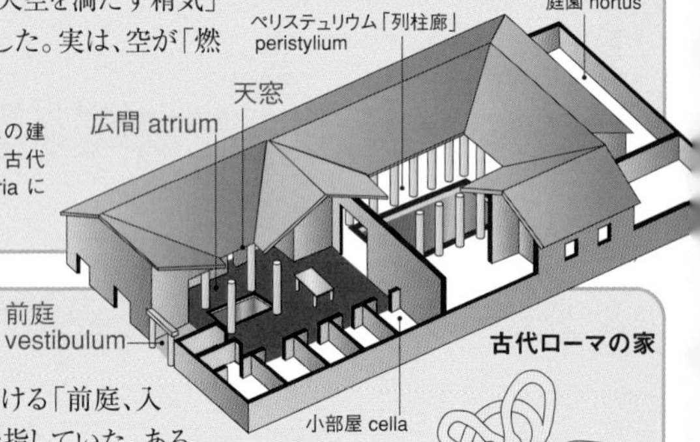

VESTIBULE「前庭、入口」

「前庭」と訳されている英語の vestibule は、解剖学では管や嚢へ通じる入口の前にある空隙に使われている。単独では内耳の「前庭」を指す。前庭は蝸牛や（三）半規管という奥の部屋に通じている。他にも「鼻前庭、口腔前庭、網嚢前庭、腟前庭」や、左心室の上前部で、大動脈弁の手前の「大動脈前庭」がある。

元となったvestibulumは、ローマの邸宅における「前庭、入口、玄関」を指していた。ある説では、外から家に入るとき、ここに外衣（ラテン語 vestis ウェスティス「衣」）をかけたことに由来するという。vestisから、英語 vest ヴェスト「ベスト、袖なしの服」も派生した。

他にも、ローマ神話の竈（かまど）の神 Vesta ウェスタ（英語で Vesta ヴェスタ）と関係する説もある。

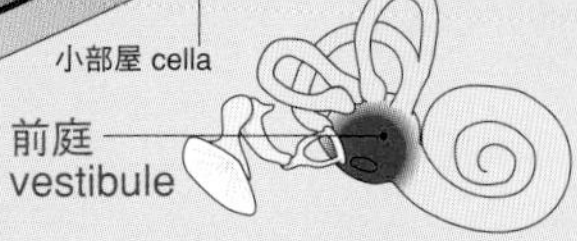

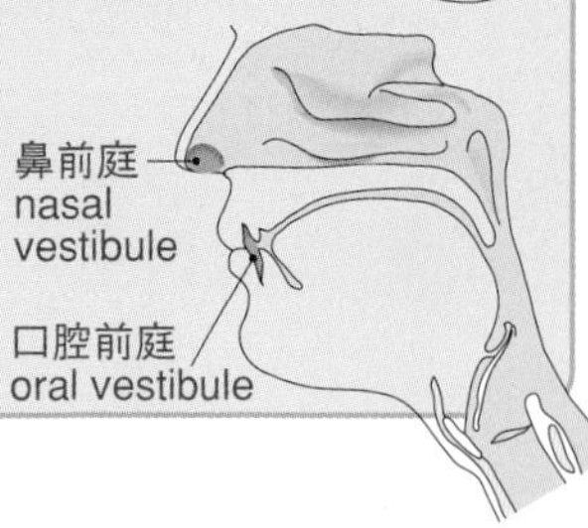

— Chapter 3 —

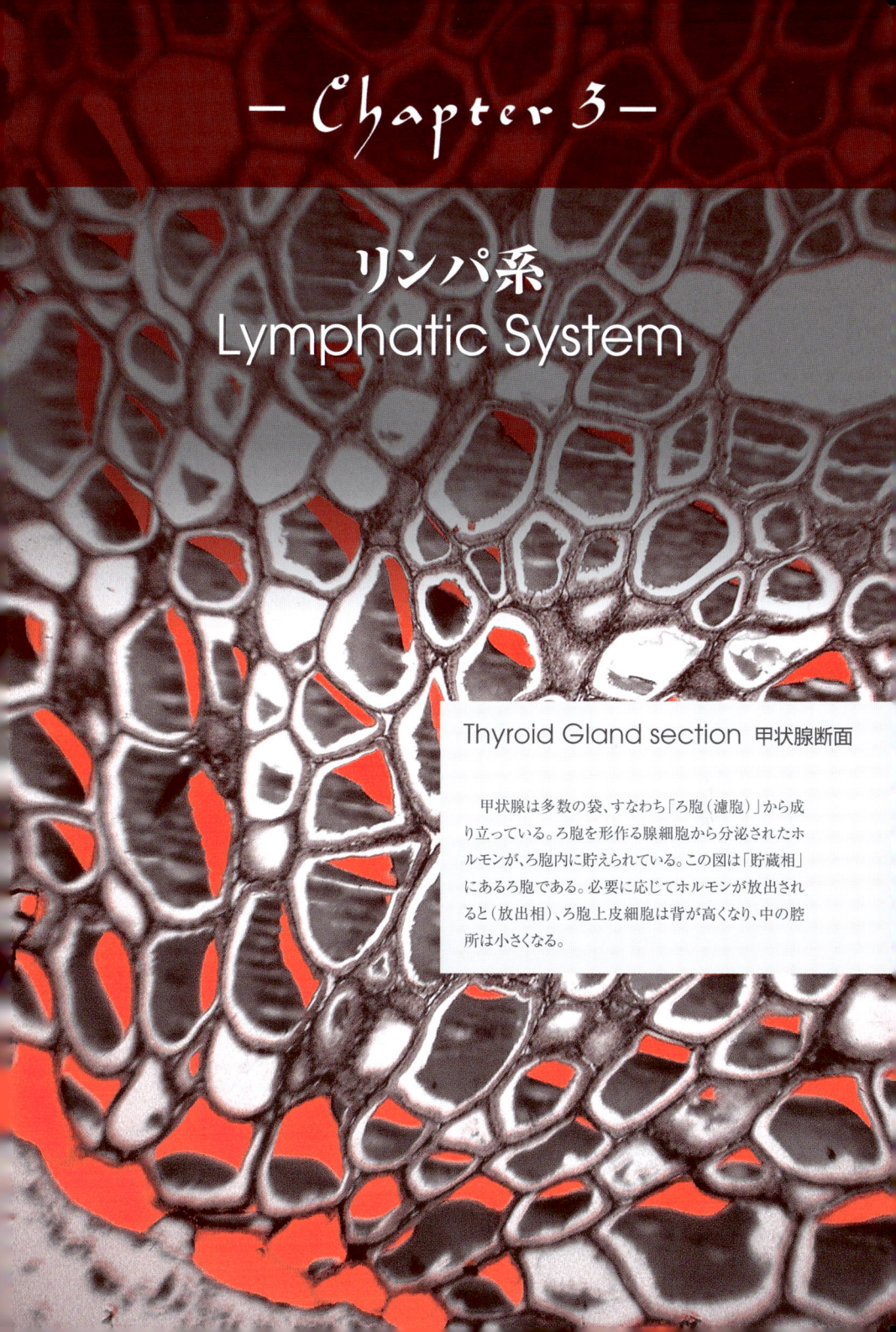

リンパ系
Lymphatic System

Thyroid Gland section　甲状腺断面

　甲状腺は多数の袋、すなわち「ろ胞（濾胞）」から成り立っている。ろ胞を形作る腺細胞から分泌されたホルモンが、ろ胞内に貯えられている。この図は「貯蔵相」にあるろ胞である。必要に応じてホルモンが放出されると（放出相）、ろ胞上皮細胞は背が高くなり、中の腔所は小さくなる。

I リンパ性器官

● 細動脈や毛細血管から漏れ出た液体成分は、90%は細静脈で再吸収され、残り10%（一日約2〜4リットル）はリンパ管に回収される。リンパ管に集められたリンパは、最後には左右の鎖骨下静脈に戻される。

- I-1 **一次(性)リンパ(性)器官**　哺乳類では、一次性リンパ性器官は胸腺と骨髄、また胎児期の肝臓を指す。鳥類では、ファブリキウス嚢も含む。
- I-2 **骨髄**　長骨の骨端の海綿質は赤色骨髄で満たされており血球を生産している（それに対して骨幹は脂肪化の進んだ黄色骨髄で満たされている）。
- I-3 **胸腺**　小児の胸腺は非常に発達し、思春期に最大（約30〜40g）になるが、成人になると退縮してゆく。免疫における上位の制御器官。骨髄で産まれたリンパ球前駆細胞が、ここで増殖・分化してT細胞となる。
- I-4 **皮質**　T細胞が詰まっている。正常な自己組織に感受性のあるT細胞は自己死する。
- I-5 **髄質**　T細胞は分化の過程で皮質から髄質に移動する。機能不明なハッサル小体がここにある。
- I-6 **小葉**　胸腺は、左右の葉からなるが、それらの葉はさらに、直径約2mmの小葉に分けられる。

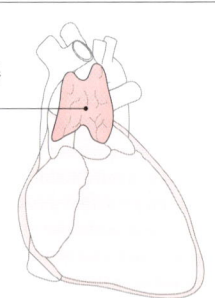

胸腺断面

- I-7 **二次(性)リンパ(性)器官**　咽頭扁桃、口蓋扁桃等のリンパ上皮性器官（p.67を参照）、バイエル板等の腸管関連リンパ組織、またリンパ節や脾臓がこれに含まれる。
- I-8 **リンパ／リンパ液**　血漿に成分は似ており、やや薄い黄色。血漿と比べるとタンパク質の量が少ない。
- I-9 **リンパ管**　末梢から「毛細リンパ管」、「集合リンパ管」、「リンパ本幹」というように集まるにつれて太くなる。途中、いくつもリンパ節をもつ。
- I-10 **輸入リンパ管**　リンパ節に入るものを「輸入リンパ管」、出るものを「輸出リンパ管」という。
- I-11 **リンパ節**
- I-12 **皮質**
- I-13 **皮質小節**　ここにはB細胞が多数存在する。
- I-14 **傍皮質**　ここにはT細胞が多数存在する。
- I-15 **髄質**　ここには、マクロファージや他のリンパ球が多数存在する。
- I-16 **輸出リンパ管**
- I-17 **リンパ管弁**
- I-18 **髄洞**
- I-19 **中間洞**
- I-20 **梁柱**
- I-21 **辺縁洞／周縁洞**
- I-22 **被膜**

一次性リンパ性器官は、「一次性リンパ器官、一次リンパ性器官、一次リンパ器官、第一次リンパ性器官」と色々と訳されているのだが、どれも同じ英語のprimary lymphoid organ の訳語である（何と一貫性のないことか）。リンパ性の「性」と付くのは、英語でlymphoid リンフォイド が、lymph に eidos「〜のような」という接尾辞を付けたものであることを表現している。それに対して lymph の単純な形容詞形は lymphatic リンファティックである。
　この一次性リンパ性器官とは、他のリンパ器官がまだ発達していない段階で、免疫の中心的機能を果していることから名付けられた。

リンパ節には、リンパ球と呼ばれる白血球が多数含まれている。動脈・静脈を流れる循環と比べると、リンパ系の流れはきわめてゆるやか。そのゆるやかな流れの随所にあるリンパ節は、身体に侵入してきた細菌やウィルスに対して免疫応答を行ない、感染と戦うために適した場となっている。

● 胸腺は、ヒトやマウスでは実際に胸部に存在するが、ブタやモルモットは頚部にあるので「頚腺」と呼ぶかというとそうではなく、やはり「胸腺」である（英語の thymus には「胸」の意味はないので問題とならない）。胸腺は元は左右の第3咽頭嚢で発生するが、ヒトのように胸部の縦隔まで移動するとは限らず種によって下降する位置が異なる（ヒツジやウシは頚部から胸部にかけて、コウモリは頚部と胸部に分離して存在）。

脾臓の赤脾髄は、老化した赤血球の処理所。その鉄分を再利用できるように貯蔵もしている。脾臓は血液・血小板の貯蔵所で、全血小板数の約1/3が脾臓にある。脾臓は打撲によって破裂しやすい臓器。	脾臓（ひぞう）	I-23
脾臓への動脈や静脈、神経やリンパ管の出入り口。	脾門（ひもん）	I-24
中心動脈周辺の、主にリンパ球とマクロファージからなるリンパ組織。	白脾髄（はくひずい）	I-25
血液に満たされた脾洞と脾索からなる。赤血球が豊富なため肉眼的に赤褐色。	赤脾髄（せきひずい）	I-26
脾臓を平滑筋を含んだ線維性被膜が赤脾髄に入り込んだもので、脾臓を構造的に支えている。	脾柱（ひちゅう）	I-27
特殊な洞様毛細血管。脾洞壁に多数存在するマクロファージが老化赤血球を貪食している。	脾洞（ひどう）	I-28
ビルロート索（ビロード索）ともいう。脾洞を仕切っており、脾実質をなす。	脾索（ひさく）	I-29
赤脾髄内で枝分かれする動脈。	筆毛動脈（ひつもうどうみゃく）	I-30

両側左側症（bilateral left-sideness・左相同）とは、本来左右が対にならない臓器が左右に発生する症候群。複数脾臓が存在する多脾症（polysplenia）がよく起り、その際は左右心房とも左心房の形態を取る心臓の奇形が伴うことが多い。
無脾症（asplenia）は、脾臓が欠損するもので、左右心房とも右心房の形態をとる心臓の奇形が伴うことがしばしば見られる。

	頚リンパ本幹（けい）	I-31
	右リンパ本幹／右胸管（う(みぎ)・ほんかん・うきょうかん）	I-32
左腕頭静脈の起始部。左静脈角ともいう。鎖骨下静脈と内頚静脈の合流点。胸管がここに注ぐ。	胸管弓（きょうかんきゅう）	I-33
	気管支縦隔リンパ本幹（きかんしじゅうかくほんかん）	I-34
	鎖骨下リンパ本幹（さこつかほんかん）	I-35
	腋窩リンパ節（えきかせつ）	I-36
	肋間リンパ管（ろっかん）	I-37
長さ40cm、直径2〜3mm。リンパ管としては最も太い。	胸管（きょうかん）	I-38
胸管の下端部がふくらんだもの。第1・2腰椎前側に位置する。	乳ビ槽（にゅうびそう）	I-39

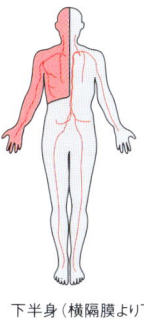

下半身（横隔膜より下）のリンパの流れは、すべて胸管に注がれて、左鎖骨下静脈に戻される（灰色の部分）。
右リンパ本幹へ流入するリンパ（ピンク色の部分）は、右鎖骨下静脈へ注ぐ。

腹部内臓および下肢からのリンパがここに集められる。胸管下端が膨大せず、乳ビ槽が見い出されないこともある。		
	集合リンパ小節／パイエル板（しゅうごう・しょうせつ・ばん）	I-40
集合リンパろ胞ともいう。多数のリンパ小節が不規則な長円板状に集合したもの。主に回腸で見い出される。		
腸管や他の臓器からのリンパを集めた本幹だが、成人ではその存在が明確ではないといわれる。	腸リンパ本幹（ちょうほんかん）	I-41
	腰リンパ本幹（ようほんかん）	I-42
	鼠径リンパ節（そけいせつ）	I-43
大腿筋膜より下層にある「深鼠径リンパ節」と、さらに浅層にある「浅鼠径リンパ節」とがある。		

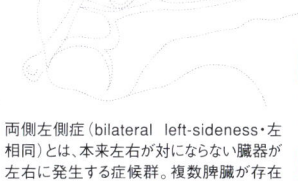

リンパ節は全身に約300〜800個存在するという。

O	P	Q	R	S	T	U	V	W	X	Y	Z	付録	索引
舌口峡	咽頭食道	胃十二指腸	小腸大腸	肝臓	胆嚢膵臓	腎臓膀胱	腎臓微細構造	男性生殖器	女性生殖器1	女性生殖器2	内分泌器		

I Lymphoid Organs

> リンパは以前は**淋巴**という、音を写した漢字で表記されていたが、今ではカタカナ表記が一般的である。

I-1 プライマリ リンフォイド オーガンズ
primary lymphoid organs

I-2 ボウン マロウ　　メダラ（メデューラ）
bone marrow / medulla♦

I-3 サイマス
thymus

I-4 コーテックス
cortex♦

I-5 メダラ（メデューラ）
medulla♦

I-6 ロウビュール
lobule

I-7 セコンダリ リンフォイド オーガンズ
secondary lymphoid organs

I-8 リンフ
lymph♦

I-9 リンファティック ヴェスル
lymphatic vessel

I-10 アファレント リンファティック
afferent lymphatic

I-11 リンフ ノウド
lymph node

I-12 コーテックス
cortex

I-13 リンフォイド ノジュール
lymphoid nodule

I-14 パラコーテックス ディープ コーテックス
paracortex / deep cortex

I-15 メダラ（メデューラ）
medulla

I-16 エファレント リンファティック
efferent lymphatic

I-17 リンファティック ヴァルヴュール
lymphatic valvule
　vas efferens ヴァス エファレンスともいう。

I-18 メダラリ（メデューラリ） サイナス
medullary sinus

I-19 インターミーディイット サイナス
intermediate sinus

I-20 トラベキュラ
trabecula

I-21 マージナル サイナス　ペリフォリキュラ
marginal sinus / perifollicular ~

I-22 キャプスュール
capsule

◆**marrow 骨髄** 古英語 merg「骨髄」から。ちなみに、marshmallow マーシュマロウ「マシュマロ」の mallow は、アオイ属の総称で、骨髄 marrow マロウとは無関係（LとRが違う）。昔は marsh マーシュ「沼、湿地」に生える marsh mallow「ウスベニタチアオイ・薄紅立葵」の根を原料にマシュマロを作った（今は卵白と砂糖で作る）。

◆**cortex 皮質** ラテン語 cortex コルテクス「樹皮」に由来。英語の cork コーク「コルク、コルク栓」も同根語。

◆**medulla 髄質** ラテン語 medulla メドゥッラ「（草や木の）髄、中心部分」から。この medulla は medius メディウス「中間の」に由来しており、解剖学では「腎臓髄質、骨髄」等、器官の中心部の構造に用いられている。16世紀、ヴェサリウスはこの語を脊髄を指すのに使ったが、18世紀になって、脊髄全体ではなく medulla oblongata メダラ オブロンガータ「延髄」に限局して用いられるようになった。

リンパと妖精と幼生、睡蓮と水仙
NYMPHE「水の精」

　リンパを意味する英語 lymph リンフ は、[f] の発音をphと、[i] の発音をyと綴っていることから、一見ギリシャ語由来に思える。ところが実は、ラテン語 limpa リンパ（または lumpa）「澄んだ水」に由来すると推定されている（limpa の直接の子孫は英語の limpid リンピッド「澄んだ、透明な」。母音が y ではなく i であることに注目）。とはいえ、νύμφη ニュンフェー「清水（特に湧き出る泉からの）、妖精、水の精、嫁、乙女」というギリシャ語が語源と勘違いした学者達により、ギリシャ語風に i→y、p→ph へ、**ラテン語の綴りを変えてしまった**（limpa → lympha）。かくして、リンパとニンフは間接的だが言語学的に繋がりがある（このような早とちり言語学者達による綴りの改悪例は枚挙に暇がない）。

　ちなみに、ギリシャ語のニュンフェーから派生した nymph ニンフ「妖精」は、トンボ等の幼生の「ヤゴ」という意味もある。また、睡蓮（スイレン属）の学名も Nymphaea ニュンファエアである。ちなみに、英語で「小陰唇」のことを nympha ニンファ と呼ぶのは、尿道口の近く（水の流れ近く？）だからではないかという人がいる。これに関連して、医学用語で「女子色情（症）」のことを、nymphomania ニンフォメイニア と呼んでいる。

　ギリシャ神話では、妖精のニンフたちから求愛されたのに、全てすげなくしりぞけた美少年ナルキッソス（彼自身も河の神とニンフの子）は、泉に映った自分に恋し、ついには死して narcissus ナースィサス「水仙」になったと。この話から、narcissism ナースィスィズム「ナルシシズム（ナルシシズム）、自己愛」という語が生まれた。

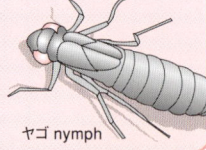

ヤゴ nymph

リンパ小節は、空腸では solitary lymphoid nodules「孤立リンパ小節」として存在している。Solitary ソリタリ は、「孤立した、単独の」の意味で、トランプ独り遊びの「ソリティア」も類語。外部と接触し微生物が侵入しやすい消化管や呼吸路、尿生殖路全体には、リンパ組織が多数存在しており、「粘膜付属リンパ組織 mucosa-associated lymphoid tissue」、略してMALTと総称されている。

◆**chyle cistern 乳ビ槽** 乳ビは、漢字で書くと乳糜。糜は「おかゆ」の意(それで、「米」の字が中に含まれる)。ただれることを指す「糜爛(びらん)」の「び」にも使われている。「乳ビ」とは、腸壁から吸収された脂肪の小粒(カイロミクロン)のため牛乳のように白濁したリンパのこと。英語の chyle カイル「乳ビ」は、ギリシャ語 χυλός キューロス「汁、果汁」から派生している。別のギリシャ語 χυμός キューモスもキューロスと同じ起源 χέω ケオー「注ぐ」に由来し、ギリシャ語では共に似た意味で使われていた(キューモスがやや自然に近い果汁、キューロスが煎じた汁や、加工したものを指していたとも思われる)。キューモスの派生語 chyme カイムは、「糜粥(びじゅく)」、つまり部分的に消化された半流動体の塊を指している。したがって、chyme と chyle は、消化管に吸収される前と後のものであって、解剖学では明確に区別されている。

◆**aggregated lymphoid nodules 集合リンパ小節、Peyer patches パイエル板** aggregate アグリゲイトは「凝集、集合する」の意。nodule ノジュールは、node ノウド「節、結節」に指小辞 -ule がついたもの。パイエルJohann Peyer (1653-1712)はスイスの解剖学者。patch パッチとは、服の「継ぎはぎ、パッチワークの布切れ」、転じて「不規則な斑点、不規則な形の畑」のこと。パイエル板を、継ぎはぎしてできた不規則な形にたとえたものである。

筆毛動脈とペニシリン、ペンシル
PENICILLUS「絵筆」

筆毛動脈は、ラテン語 penicillus ペーニキッルス「絵筆、刷毛」(penisペーニス「尾、陰茎」の縮小詞)に由来。筆毛動脈が多数の枝に分かれ、断面が絵筆のように見えるため。中性形の *Penicillium* は、アオカビ属を表わしているが、これは分生子柄が筆先のように見えるため。また、アオカビから発見された抗生物質は、penicillin ペニスィリン「ペニシリン」と名付けられた(ペニシリンは菌類の細胞壁合成を阻害するため、ヒトを含む細胞壁のない真核生物には毒性は低い)。さらに、penicillus → pincel (古フランス語)→pencel (中英語)を経て、pencil ペンスィル「鉛筆、ペンシル」となった(これには別の説もあるが)。ちなみに、pen ペンは、ラテン語 penna ペンナ「羽」に由来しているので、pencil とは直接の語源的つながりはない。面白いことに、この pen につられて、pincel の i が e に変わったと考えられている。かくして、「尾」は日常文具から医学、解剖学へと広がっている。言葉の広がりはまさに筆舌に尽くしがたい。

アオカビ

スプリーン
spleen I-23

スプレニック ハイラム
splenic hilum I-24

ホワイト パルプ
white pulp I-25

レッド パルプ
red pulp I-26

スプレニック トラベキュラ
splenic trabecula I-27

スプレニック サイナス
splenic sinus I-28

スプレニック コード
splenic cord I-29

複数形は、penicilli ペニスィラス
ペニスィライ。 *penicillus* ◆ I-30

ジャギュラ リンファティック トランク
jugular (lymphatic) trunk I-31

ライト リンファティック ダクト トランク
right lymphatic duct/trunk I-32

アーチ オヴ ソラスィック ダクト
arch of thoracic duct I-33

ブロンコメディアスティナル リンファティック トランク
bronchomediastinal (lymphatic) trunk I-34

サブクレイヴィアン リンファティック トランク
subclavian (lymphatic) trunk I-35

アクスィラリ リンフ ノウズ
axillary lymph nodes I-36

インターコスタル リンファティック トランク
intercostal (lymphatic) trunk I-37

ソラスィック ダクト
thoracic duct I-38

カイル スィスターン スィスターナ カイリ
chyle cistern/cisterna chyli ◆ I-39

※chyli は、chyleの属格、「乳ビの〜」の意。

アグリゲイティッド リンフォイド ノジュールズ
aggregated lymphoid nodules ◆ I-40

※Peyer patches パイアー パッチィズ「パイエル板」や、Peyer gland「パイエル腺」ともいう。

インテスティナル リンファティック トランク
intestinal (lymphatic) trunk I-41

ランバ リンファティック トランク
lumbar (lymphatic) trunk I-42

イングィナル リンフ ノウズ
inguinal lymph nodes I-43

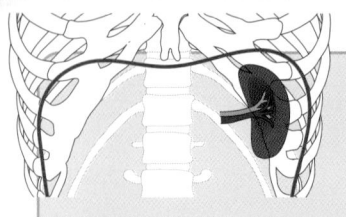

脾臓と内臓、頭板状筋と湿布 SPLE-「内臓」

脾臓と訳されている **spleen** スプリーンは、ギリシャ語の σπλήν スプレーン「脾臓」に由来する。ラテン語では、語頭の子音がなくなって lien リエーン（英語の発音 lien ライエン）になった。

このスプレーンは、ギリシャ語 σπλάγχνον スプランクノン「内臓」とも類縁関係にある。この語から splanchnology スプランクノロジ「内臓学」や、splanchnopleura（もしくは 〜pleure）スプランクノプルーラ「臓側板」が派生した。古代ギリシャ人は、「はらわたが揺り動かされるほどの感情、心の内奥から沸き起こる感情」という意味で、スプランクノンの派生語が「あわれむ、あわれみ」を意味するようになった（まさに「断腸の思い」である）。

ところで、チャセンシダ科は学名で *Asplenium* といい、この仲間を総称して spleenwort スプリーンワートという。ある種のチャセンシダが、脾臓の病気に有効だと古くから考えられていたためである。このシダは湿布の成分に加えられ、包帯で巻かれた。ゆえにラテン語で、「包帯、湿布」を splenium という。

splenium of corpus callosum「脳梁膨大」の「膨大」とは、ちょうど脳梁が包帯を巻いて膨らんだかのように後部が膨らんでいる状態をたとえたもの。また、後頚部の splenius capitis「頭板状筋」や、splenius cervicis「頚板状筋」の splenius は、ラテン語で「帯状、板状」という意味だが（splenium と関係する）、これは頭・頚板状筋が平らで幅広く、帯状・板状というだけでなく、頚を包帯のように包んでいるためとも考えられている。

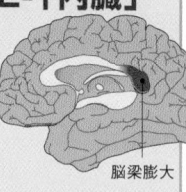

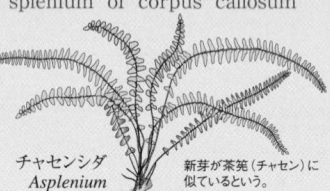

胸腺とタイム（立麝香草）との関係は？

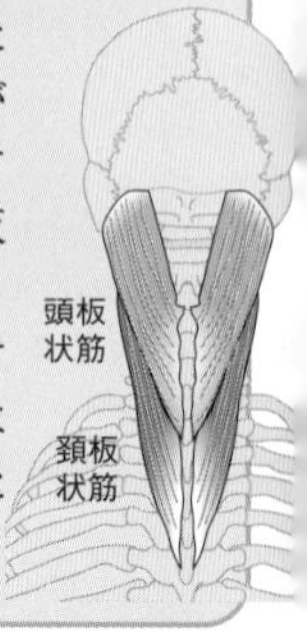

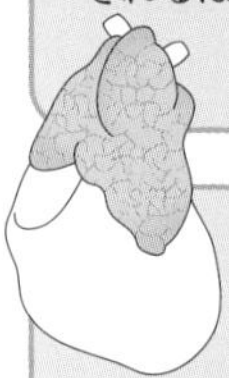

胸腺 **thymus** サイマスという語の起源には諸説あるが、その一つは、ギリシャ語 θύμον テュモン「（ハーブの）タイム」に由来するというもの。タイムはシソ科の常緑小低木で、和名を「タチジャコウソウ（立麝香草）」という。

胸腺とタイムがどのように関係するかについて、日本の文献やサイトの多くは、ハーブの Thyme タイムの香りが、胸腺を焼いた時の香りに似ているからだと説明している。テュモンそのものはギリシャ語の「煙を立ち上らせる、香を焚く」という動詞に由来するが、これはタイムが強い芳香を持つことに関係する。ゆえにヨーロッパの肉・魚料理には幅広く使われている（したがって time タイム「時間」とは、なんのつながりもない）。

ちなみに、フランス料理で子牛の胸腺料理は ris de veau「リ・ド・ヴォー」だが、ris とは「縮帆部（たたんだ帆）」のことで、胸腺の形をたたんだ帆に例えたもの。

ところが、多くの英文の医学語源辞典は、似ているのは「香り」ではなく「形」だという。しかし、タイムのどこが胸腺に似ているのか？

ある辞書は、タイムの房（ふさ）、あるものは葉、別のものは花に似ているという。さらには、胸腺の表面の凹凸がタイムの蕾に似るともいわれる。どれも本当ならば、タイムはどこもかしこも胸腺のような草？しかし、一般的なタイムの品種は、どこをどう見ても胸腺には見えない…。もっとも胸腺の形は個体差が大きいので、タイムのような胸腺をした人もいるのかもしれない。

他の説としては、胸腺が心臓近くにあるため、胸腺が「（立ち上る）感情、激情」（ギリシャ語 θύμος テュモス）の座とみなされたとする説もある。

免疫機構を知り得なかった古代に、この胸腺の機能は理解できなくても致し方のない事である。

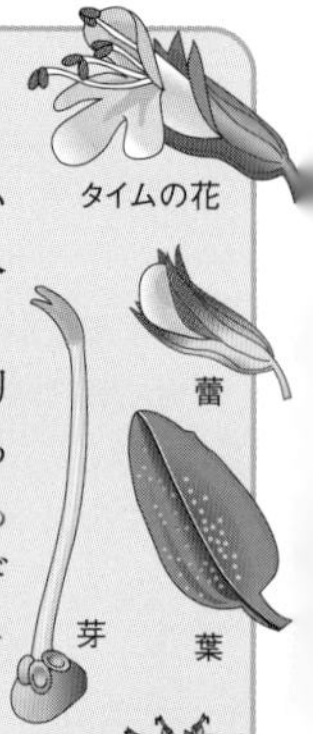

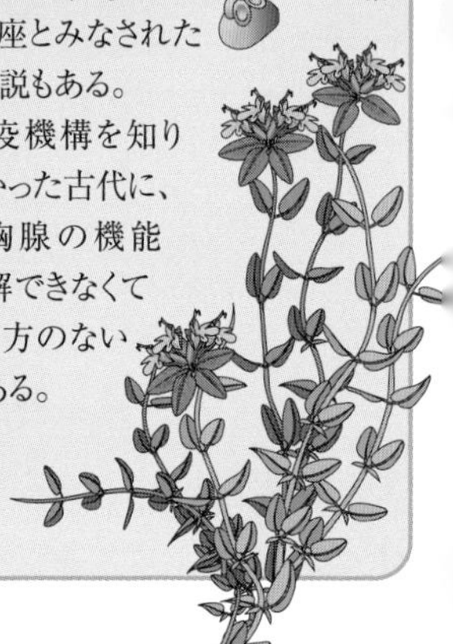

― Chapter 4 ―

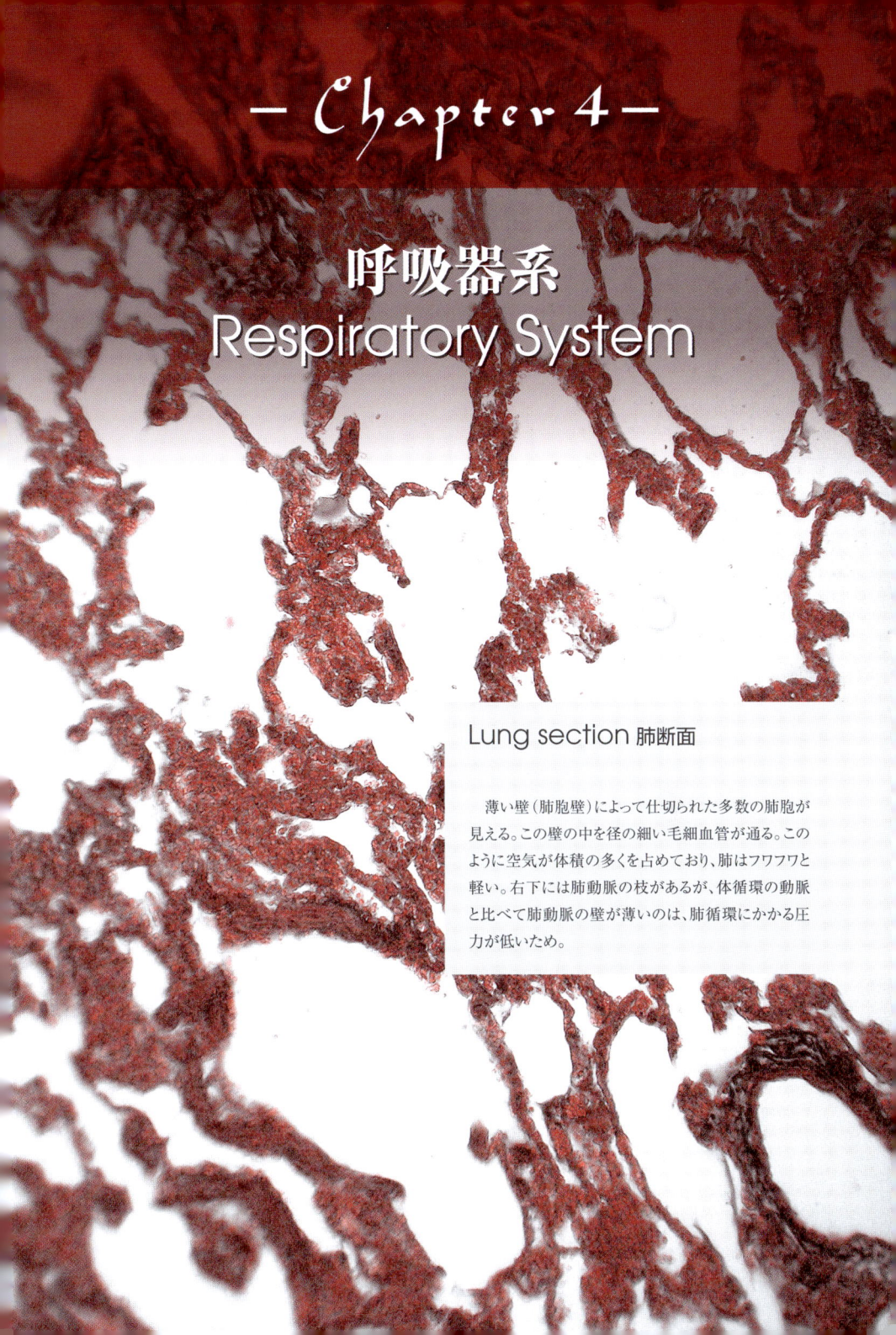

呼吸器系
Respiratory System

Lung section 肺断面

薄い壁（肺胞壁）によって仕切られた多数の肺胞が見える。この壁の中を径の細い毛細血管が通る。このように空気が体積の多くを占めており、肺はフワフワと軽い。右下には肺動脈の枝があるが、体循環の動脈と比べて肺動脈の壁が薄いのは、肺循環にかかる圧力が低いため。

J 鼻、鼻腔、副鼻腔

● ここでは、鼻について示す。

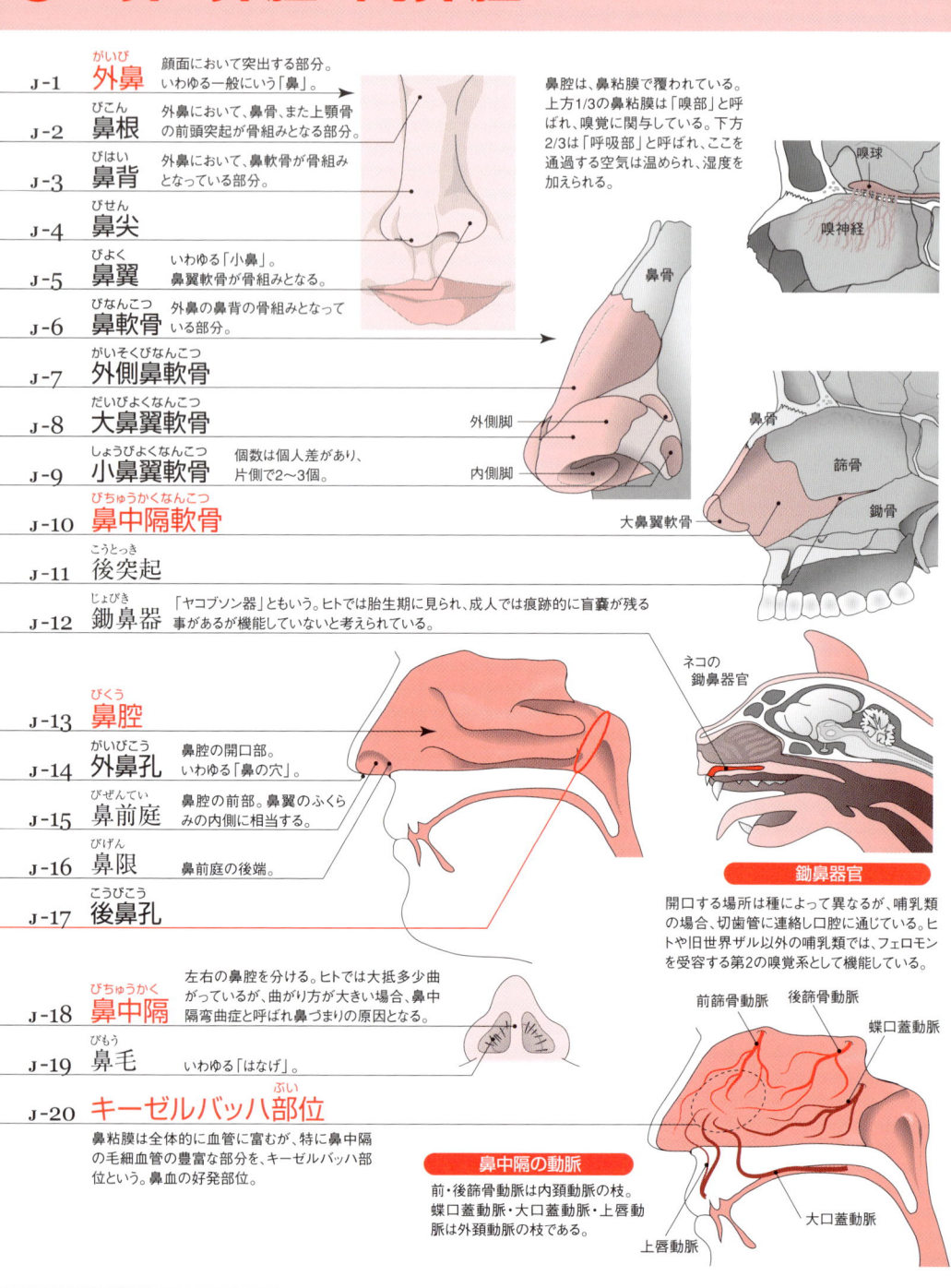

J-1	**外鼻**（がいび）	顔面において突出する部分。いわゆる一般にいう「鼻」。	
J-2	鼻根（びこん）	外鼻において、鼻骨、また上顎骨の前頭突起が骨組みとなる部分。	
J-3	鼻背（びはい）	外鼻において、軟骨が骨組みとなっている部分。	
J-4	鼻尖（びせん）		
J-5	鼻翼（びよく）	いわゆる「小鼻」。鼻翼軟骨が骨組みとなる。	
J-6	鼻軟骨（びなんこつ）	外鼻の鼻背の骨組みとなっている部分。	
J-7	外側鼻軟骨（がいそくびなんこつ）		
J-8	大鼻翼軟骨（だいびよくなんこつ）		
J-9	小鼻翼軟骨（しょうびよくなんこつ）	個数は個人差があり、片側で2〜3個。	
J-10	**鼻中隔軟骨**（びちゅうかくなんこつ）		
J-11	後突起（こうとっき）		
J-12	鋤鼻器（じょびき）	「ヤコブソン器」ともいう。ヒトでは胎生期に見られ、成人では痕跡的に盲嚢が残る事があるが機能していないと考えられている。	
J-13	**鼻腔**（びくう）		
J-14	外鼻孔（がいびこう）	鼻腔の開口部。いわゆる「鼻の穴」。	
J-15	鼻前庭（びぜんてい）	鼻腔の前部。鼻翼のふくらみの内側に相当する。	
J-16	鼻限（びげん）	鼻前庭の後端。	
J-17	後鼻孔（こうびこう）		
J-18	**鼻中隔**（びちゅうかく）	左右の鼻腔を分ける。ヒトでは大抵多少曲がっているが、曲がり方が大きい場合、鼻中隔弯曲症と呼ばれ鼻づまりの原因となる。	
J-19	鼻毛（びもう）	いわゆる「はなげ」。	
J-20	**キーゼルバッハ部位**（ぶい）		

鼻腔は、鼻粘膜で覆われている。上方1/3の鼻粘膜は「嗅部」と呼ばれ、嗅覚に関与している。下方2/3は「呼吸部」と呼ばれ、ここを通過する空気は温められ、湿度を加えられる。

鋤鼻器官

開口する場所は種によって異なるが、哺乳類の場合、切歯管に連絡し口腔に通じている。ヒトや旧世界ザル以外の哺乳類では、フェロモンを受容する第2の嗅覚系として機能している。

鼻中隔の動脈

前・後篩骨動脈は内頚動脈の枝。蝶口蓋動脈・大口蓋動脈・上唇動脈は外頚動脈の枝である。

鼻粘膜は全体的に血管に富むが、特に鼻中隔の毛細血管の豊富な部分を、キーゼルバッハ部位という。鼻血の好発部位。

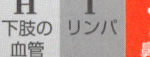

● 副鼻腔の粘膜が、細菌やウイルスの感染や、花粉症等のアレルギーによって炎症を起こし、鼻腔への排出口が閉ざされ膿（うみ）や粘液が排出されず、副鼻腔にたまったものが副鼻腔炎（いわゆる蓄膿症）である。薬の投与や、洗浄、ネブライザー治療（霧状の薬を直接、鼻の粘膜に散布する）や、それでも改善が見られない時に、内視鏡下での手術やより根本的な手術が行なわれる。

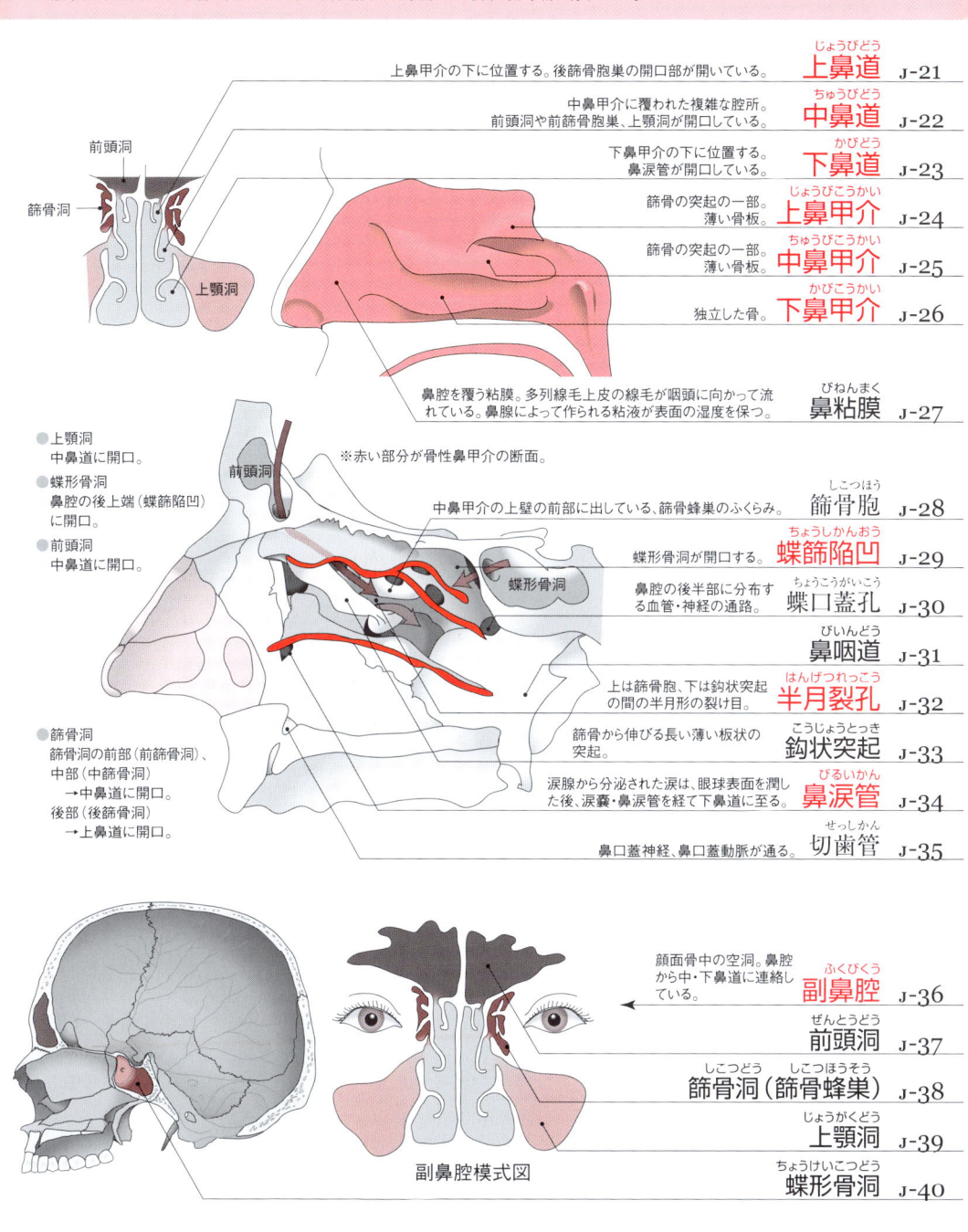

名称	説明	読み	記号
上鼻道	上鼻甲介の下に位置する。後篩骨胞巣の開口部が開いている。	じょうびどう	J-21
中鼻道	中鼻甲介に覆われた複雑な腔所。前頭洞や前篩骨胞巣、上顎洞が開口している。	ちゅうびどう	J-22
下鼻道	下鼻甲介の下に位置する。鼻涙管が開口している。	かびどう	J-23
上鼻甲介	篩骨の突起の一部。薄い骨板。	じょうびこうかい	J-24
中鼻甲介	篩骨の突起の一部。薄い骨板。	ちゅうびこうかい	J-25
下鼻甲介	独立した骨。	かびこうかい	J-26
鼻粘膜	鼻腔を覆う粘膜。多列線毛上皮の線毛が咽頭に向かって流れている。鼻腺によって作られる粘液が表面の湿度を保つ。	びねんまく	J-27
篩骨胞	中鼻甲介の上壁の前部に出ている、篩骨蜂巣のふくらみ。	しこつほう	J-28
蝶篩陥凹	蝶形骨洞が開口する。	ちょうしかんおう	J-29
蝶口蓋孔	鼻腔の後半部に分布する血管・神経の通路。	ちょうこうがいこう	J-30
鼻咽道		びいんどう	J-31
半月裂孔	上は篩骨胞、下は鉤状突起の間の半月形の裂け目。	はんげつれっこう	J-32
鉤状突起	篩骨から伸びる長い薄い板状の突起。	こうじょうとっき	J-33
鼻涙管	涙腺から分泌された涙は、眼球表面を潤した後、涙嚢・鼻涙管を経て下鼻道に至る。	びるいかん	J-34
切歯管	鼻口蓋神経、鼻口蓋動脈が通る。	せっしかん	J-35
副鼻腔	顔面骨中の空洞。鼻腔から中・下鼻道に連絡している。	ふくびくう	J-36
前頭洞		ぜんとうどう	J-37
篩骨洞（篩骨蜂巣）		しこつどう（しこつほうそう）	J-38
上顎洞		じょうがくどう	J-39
蝶形骨洞		ちょうけいこつどう	J-40

● 上顎洞
中鼻道に開口。
● 蝶形骨洞
鼻腔の後上端（蝶篩陥凹）に開口。
● 前頭洞
中鼻道に開口。

※赤い部分が骨性鼻甲介の断面。

● 篩骨洞
篩骨洞の前部（前篩骨洞）、中部（中篩骨洞）
　→中鼻道に開口。
後部（後篩骨洞）
　→上鼻道に開口。

副鼻腔模式図

J Nose, Nasal Cavity, Paranasal Sinuses

- J-1 イクスターナル ノウズ **external nose**
- J-2 ルート オヴ ノウズ **root of nose**
- J-3 ドーサム オヴ ノウズ **dorsum of nose**
- J-4 エイペックス ティップ オヴ ノウズ **apex / tip of nose**◆
- J-5 エイラ オヴ ノウズ **ala of nose**◆
- J-6 ネイザル カーティリジズ **nasal cartilages**◆
- J-7 ラテラル ネイザル カーティリッジ **lateral nasal cartilage**
- J-8 メイジャ エイラ カーティリッジ **major alar cartilage**
- J-9 マイナ エイラ カーティリッジ **minor alar cartilage**
- J-10 セプタル ネイザル カーティリッジ **septal nasal cartilage**
- J-11 ポスティアリア プロセス **posterior process**
- J-12 ヴォウマロネイザル オーガン **vomeronasal organ**◆
- J-13 ネイザル キャヴィティ **nasal cavity**
- J-14 ナリス ノストゥリル **naris / nostril**◆
- J-15 ネイザル ヴェスティビュール **nasal vestibule**
- J-16 ライメン ネイザイ（ネイサイ） **limen nasi**◆
- J-17 コウアナ ポスティアリア ネイザル アパチャー **choana**◆ **(posterior nasal apertures)**
  ※複数形は choanae コウアニー
- J-18 ネイザル セプタム **nasal septum**
- J-19 ネイザル ヘア **nasal hair**
- J-20 キーゼルバック エアリア **Kiesselbach area**◆

◆**tip of nose 鼻尖** tip「先端」は、ゲルマン語の*tupp-「上端」に由来し、英語 top「トップ」とも同根語である。tip の別の意味である「軽く触れる」も、「何かの先端に軽く触れる」に由来するともいう。「チップ、心づけ」という意味の tip も、「触れる→手渡す」という意味から派生したという説もある（別説もある）。

◆**ala of nose 鼻翼** ala は、ラテン語 ala アーラ「翼」から。このalaは、解剖学では様々な翼状のものに用いられている（蝶形骨大翼、腸骨翼、鶏冠翼等々）。ちなみに、建築用語の aisle アイル「側廊、通路」も、やはり翼に由来している。

◆**nasal cartilages 鼻軟骨** ラテン語の cartilago カルティラーゴー「軟骨」から。

◆**vomeronasal organ 鋤鼻器** vomero- は、その形状が鋤（すき）の刃の形に似ている鋤骨（じょこつ）の造語形。ラテン語 vomer ウォーメル「鋤（すき）の刃」に由来する。これは、比較解剖学を得意とした解剖学者・生理学者で軍医のヤコブソン Ludwig L. Jacobson (1783-1843) の発見による。また、鼻中隔軟骨と鋤骨の間にある鋤鼻軟骨の最初の記述者。これはヤコブソン軟骨とも呼ばれている。

◆**naris, nostril 外鼻孔** narisは単数形なので、二つの鼻の穴を指す場合は、複数形 nares ナリーズ、ネアリーズが使われる。nasusは、鼻全体を指すが、narisは「鼻の穴」だけを指している。

◆**limen nasi 鼻限** ラテン語 limen リーメンとは、元々「敷居、戸口」

ゾウの鼻は上唇？

　鼻の長い生き物といえばゾウであるが、正確にはあの長い鼻は、鼻と上唇が伸びたもので骨はなく、極度に発達した口角挙筋（犬歯筋）から構成されているという。その鼻は、長く太いため、nose ノウズ「鼻」という言葉は用いられず、「樹木、幹」と同じ trunk トランクが使われている。日本語の場合、ヒトの鼻も動物の鼻もすべて「鼻」だが、英語では犬や猫、牛や馬の鼻は muzzle マズルである。これは、ラテン語のmusum ムースム「動物の口」に由来しており、口から鼻に意味が変わってしまった。英語のmuzzle は、動物の口にはめる「轡（くつわ）、口輪」も意味する。たしかに、轡は動物の口にはめていると同時に鼻にもはめてしまうことになる。しかし豚の突き出た鼻に対しては、英語の snout スナウトという別な言葉が使用されている（昆虫の、鼻のように突き出た口吻も、snoutと呼ばれている）。ブタは地中にあるトリュフを採るために使われることからも分かるように、嗅覚が鋭い。ヒトがイヌやブタのように嗅覚が鋭くなり、ゾウのように器用に動かせたら、どんな日常生活が送れるのだろうか。

ゾウミジンコ
ゾウの鼻のように長く伸びているのは、鼻ではなく第一触覚である。

○ 鼻を意味する英語の nose ノウズ は、ラテン語 nasus ナースス「鼻」に由来。このラテン語の造語形 naso-「鼻の」から、このページで示している種々の用語が作られている。ただし、ローマ人は nasus を外鼻にのみ適用していたが、現代の医学用語では、外鼻だけでなく内鼻にも適用されている。

の意味で、「境界」や「限界線」を意味するようになった。他にも、limen insulae ライメン インスリー「島限」で使われている。英語の limit リミット「限界」とも語源的に関連がある。

◆ **choana** 後鼻孔 ギリシャ語 χοάνη コアネー「じょうご、ろうと」から。

◆ **Kiesselbach area** キーゼルバッハ部位 キーゼルバッハ叢ともいう。毛細血管が、まさに叢（くさむら）のように多く存在し、鼻出血が生じやすい。キーゼルバッハ Wilhelm Kiesselbach（1839-1902）は、ドイツの咽頭科医。

◆ **nasal mucosa, mucous membrane** 鼻粘膜 ラテン語 mucus ムークスは、「鼻水、粘液」の意。nasal mucosaではやはり「鼻水」という意味ではないか、と思うのも道理だが、この場合のmucosaは、membrana mucosa「粘液の膜」の省略形。語源は鼻水だが、体の中の粘液で覆われた膜全てに対して用いられている。英語では紛らわしいことに、mucosa ミューコウザ が「粘膜」、mucus ミューカスが「粘液」、mucous ミューカスが「粘液性の」（綴りも意味も違うのに発音が一緒）である。ちなみに、多糖類の mucin ミュースィン「ムチン」も mucus に由来し、粘液に実際含まれている。

スリル、ドリル、ノストリル
THYREL「穴」

外鼻孔と訳される **nostril** は、古英語 nosu「鼻」+thyrel（もしくはthyrl）「穴」に由来する。ちなみに、古英語 thyrel「穴」や、thyrlian「穴を開ける」から、「感情を貫く」→ thrill スリル「身震いする、ぞくぞくさせる、スリル」、また thriller スリラー「スリルを与えるもの、スリラー」が派生した（恐怖で鼻の穴も大きく開かれる？）。また、through スルー「〜を通って」も同根語である。さらには、英語 drill ドリル「穴を開ける、貫通する、ドリル」も、ゲルマン祖語にまでたどると同じ起源に行き着くとする説もある。

興味深いことに、ヒトの外鼻孔も最初は、頭部の表層が陥入してできたnasal pit「鼻窩（びか）」というくぼみが始まり。これが次第に深くなって、口腔の天井近くに達し、oronasal membrane「口鼻膜」が生じる。ついに貫通して口腔と通じ、primary choana「原始後鼻孔」ができあがるのである。

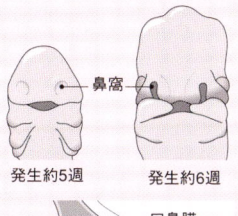

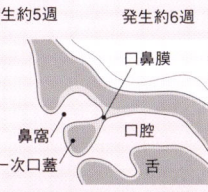

スーピアリア ネイザル ミエイタス superior nasal meatus	J-21
ミドル ネイザル ミエイタス middle nasal meatus	J-22
インフィアリア ネイザル ミエイタス inferior nasal meatus	J-23
スーピアリア ネイザル コンカ superior nasal concha	J-24
ミドル ネイザル コンカ middle nasal concha	J-25
インフィアリア ネイザル コンカ inferior nasal concha	J-26
ネイザル ミューコウザ ミューコス メンブレイン nasal mucosa / mucous membrane ◆	J-27
エスモイダル ブッラ（バッラ） *ethmoidal bulla*	J-28
スフィーノエスモイダル リセス sphenoethmoidal recess	J-29
スフィーノパラタイン フォレイメン *sphenopalatine foramen*	J-30
ネイゾファリンジーアル / ネイゾファリンジーアル ミータス nasopharyngeal meatus	J-31
セミルーナ ハイエイタス semilunar hiatus	J-32
アンスィネット プロセス uncinate process	J-33
ネイゾラクリマル ダクト nasolacrimal duct	J-34
インサイスィヴ ダクト *incisive duct*	J-35
パラネイザル サイナスィーズ paranasal sinuses	J-36
フロンタル サイナス frontal sinus	J-37
エスモイダル サイナスィーズ セルズ ethmoidal sinuses / 〜 cells	J-38
マクスィラリ サイナス maxillary sinus	J-39
スフィーノイダル サイナス sphenoidal sinus	J-40

K 喉頭

喉頭は気道の一部で、咽頭と気管の間の部分。発声と呼吸を行なう。喉頭は軟骨の骨格に種々の靱帯や筋が複雑に組み合わさっている。特に披裂軟骨は後筋・横筋・内筋・側筋により複雑な回旋運動をし、発声の調整を行なっている。喉頭の軟骨に関しては「骨単」p.107を、喉頭筋に関しては「肉単」p.15を参照。

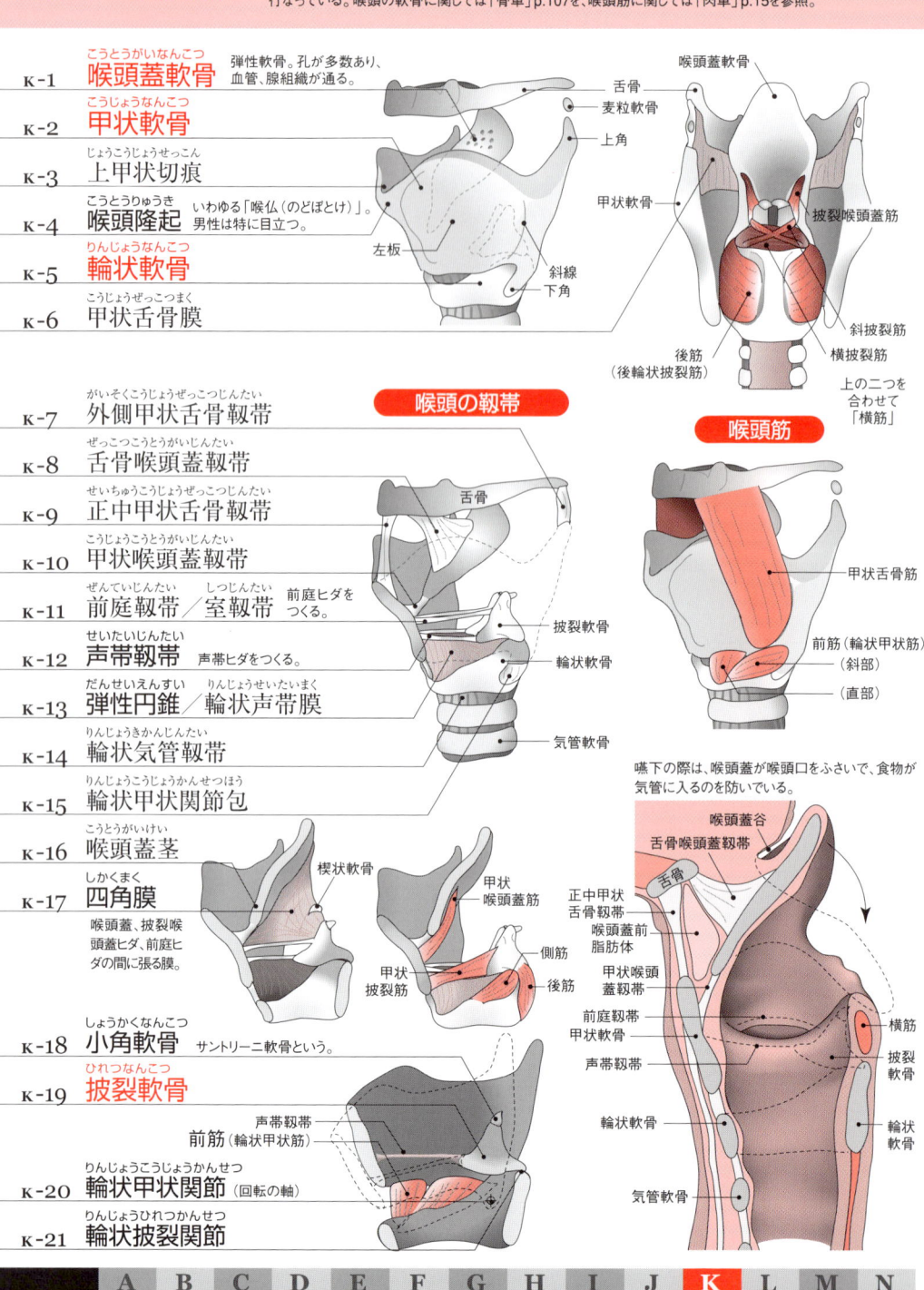

- K-1 喉頭蓋軟骨（こうとうがいなんこつ）　弾性軟骨。孔が多数あり、血管、腺組織が通る。
- K-2 甲状軟骨（こうじょうなんこつ）
- K-3 上甲状切痕（じょうこうじょうせっこん）
- K-4 喉頭隆起（こうとうりゅうき）　いわゆる「喉仏（のどぼとけ）」。男性は特に目立つ。
- K-5 輪状軟骨（りんじょうなんこつ）
- K-6 甲状舌骨膜（こうじょうぜっこつまく）
- K-7 外側甲状舌骨靱帯（がいそくこうじょうぜっこつじんたい）
- K-8 舌骨喉頭蓋靱帯（ぜっこつこうとうがいじんたい）
- K-9 正中甲状舌骨靱帯（せいちゅうこうじょうぜっこつじんたい）
- K-10 甲状喉頭蓋靱帯（こうじょうこうとうがいじんたい）
- K-11 前庭靱帯／室靱帯（ぜんていじんたい／しつじんたい）　前庭ヒダをつくる。
- K-12 声帯靱帯（せいたいじんたい）　声帯ヒダをつくる。
- K-13 弾性円錐／輪状声帯膜（だんせいえんすい／りんじょうせいたいまく）
- K-14 輪状気管靱帯（りんじょうきかんじんたい）
- K-15 輪状甲状関節包（りんじょうこうじょうかんせつほう）
- K-16 喉頭蓋茎（こうとうがいけい）
- K-17 四角膜（しかくまく）　喉頭蓋、披裂喉頭蓋ヒダ、前庭ヒダの間に張る膜。
- K-18 小角軟骨（しょうかくなんこつ）　サントリーニ軟骨という。
- K-19 披裂軟骨（ひれつなんこつ）
- K-20 輪状甲状関節（りんじょうこうじょうかんせつ）（回転の軸）
- K-21 輪状披裂関節（りんじょうひれつかんせつ）

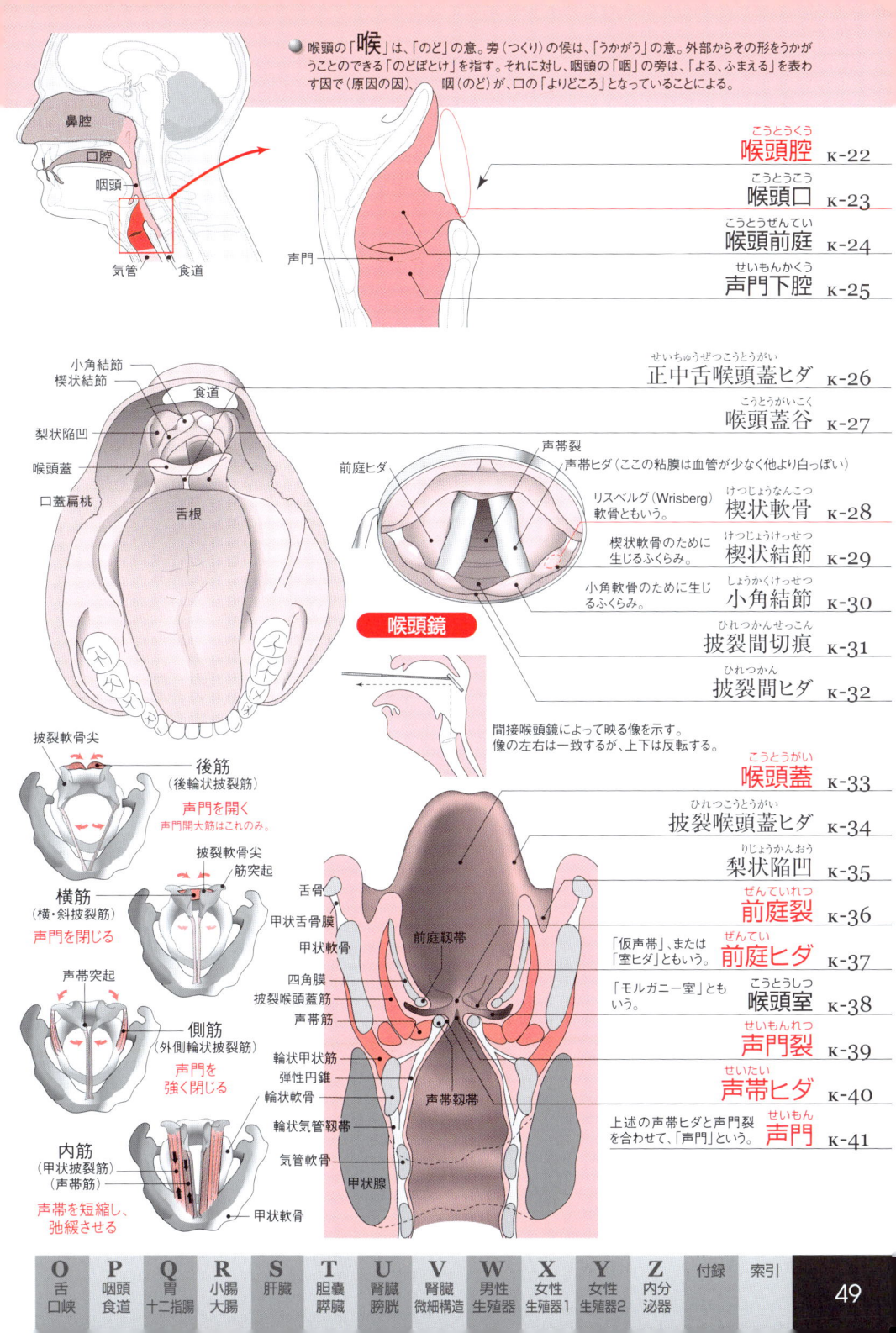

● 喉頭の「喉」は、「のど」の意。旁（つくり）の侯は、「うかがう」の意。外部からその形をうかがうことのできる「のどぼとけ」を指す。それに対し、咽頭の「咽」の旁は、「よる、ふまえる」を表わす因で（原因の因）、咽（のど）が、口の「よりどころ」となっていることによる。

鼻腔		
口腔		
咽頭		
気管 食道		

名称	よみ	番号
喉頭腔	こうとうくう	K-22
喉頭口	こうとうこう	K-23
喉頭前庭	こうとうぜんてい	K-24
声門下腔	せいもんかくう	K-25

声門

小角結節
楔状結節
食道
梨状陥凹
喉頭蓋
口蓋扁桃
舌根

声帯裂
前庭ヒダ
声帯ヒダ（ここの粘膜は血管が少なく他より白っぽい）

リスベルグ（Wrisberg）軟骨ともいう。 **楔状軟骨** けつじょうなんこつ K-28
楔状軟骨のために生じるふくらみ。 **楔状結節** けつじょうけっせつ K-29
小角軟骨のために生じるふくらみ。 **小角結節** しょうかくけっせつ K-30

喉頭鏡

披裂間切痕 ひれつかんせっこん K-31
披裂間ヒダ ひれつかん K-32

間接喉頭鏡によって映る像を示す。像の左右は一致するが、上下は反転する。

喉頭蓋 こうとうがい K-33
披裂喉頭蓋ヒダ ひれつこうとうがい K-34
梨状陥凹 りじょうかんおう K-35
前庭裂 ぜんていれつ K-36
「仮声帯」、または「室ヒダ」ともいう。 **前庭ヒダ** ぜんてい K-37
「モルガニー室」ともいう。 喉頭室 こうとうしつ K-38
声門裂 せいもんれつ K-39
声帯ヒダ せいたい K-40
上述の声帯ヒダと声門裂を合わせて、「声門」という。 **声門** せいもん K-41

披裂軟骨尖
後筋（後輪状披裂筋）
声門を開く
声門開大筋はこれのみ。

横筋（横・斜披裂筋）
披裂軟骨尖
筋突起
声門を閉じる

舌骨
甲状舌骨膜
甲状軟骨
四角膜
披裂喉頭蓋筋
声帯筋
輪状甲状筋
弾性円錐
輪状軟骨
輪状気管靱帯
気管軟骨
甲状腺

前庭靱帯
声帯靱帯

側筋（外側輪状披裂筋）
声帯突起
声門を強く閉じる

内筋（甲状披裂筋）（声帯筋）
声帯を短縮し、弛緩させる
甲状軟骨

49

K Larynx

Larynx ラリンクス「喉頭」と，pharynx ファリンクス「咽頭」とは，とても似ていて紛らわしい。実際，古代ギリシャ人はこの二つの語をあまり区別せずに「のど」という意味で用いていた。とはいえ，今日，この二つは厳密に使い分けられている。

- K-1 エピグロティック カーティリッジ epiglottic cartilage
- K-2 サイロイド カーティリッジ thyroid cartilage
- K-3 スーピアリア サイロイド カーティリッジ superior thyroid notch
- K-4 ラリンジーアル（ラリンジーアル） プロミネンス laryngeal prominence
- K-5 クライコイド カーティリッジ cricoid cartilage
- K-6 サイロハイオイド メンブレイン thyrohyoid membrane
- K-7 ラテラル サイロハイオイド リガメント lateral thyrohyoid ligament
- K-8 ハイオエピグロティック リガメント hyoepiglottic ligament
- K-9 ミーディアン サイロハイオイド リガメント median thyrohyoid ligament
- K-10 サイロエピグロティック リガメント thyroepiglottic ligament
- K-11 ヴェスティビュラ リガメント vestibular ligament
- K-12 ヴォウカル リガメント vocal ligament◆
- K-13 コウナス イラスティカス クライコヴォウカル メンブレイン conus elasticus / cricovocal membrane◆
- K-14 クライコトレイキーアル リガメント cricotracheal ligament
- K-15 キャプスュール オヴ クライコサイロイド ジョイント capsule of cricothyroid joint
- K-16 ストーク オヴ エピグロティス stalk of epiglottis◆
- K-17 クワドラングュラー メンブレイン quadrangular membrane
- K-18 コーニキュレイト カーティリッジ corniculate cartilage
- K-19 アライティーノイド カーティリッジ arytenoid cartilage◆
- K-20 クライコサイロイド ジョイント cricothyroid joint
- K-21 クライコアライティーノイド ジョイント cricoarytenoid joint

◆**larynx 喉頭** ギリシャ語 λάρυγξ **ラリュンクス**「喉頭」に由来する。laryngotomy ラリンゴトミ「喉頭切開」も類縁。英語の larynx の形容形は laryngeal ラリンジーアル だが，救急医療で使用する「ラリンゲアル・マスク（ラリンジアル・マスク）」（喉頭部にちょうどフィットする）といった語にも用いられている。

◆**vocal ligament 声帯靱帯** ラテン語 vox **ウォークス**「声」から。

◆**conus elasticus 弾性円錐，cricovocal membrane 輪状声帯膜** conus は，ギリシャ語の κῶνος **コーノス**「松かさ・松ぼっくり」→「円錐形」に由来。アイスクリームの円錐形の部分 cone **コウン**「コーン」も同根語である。elasticus は，「弾性の」を意味し，英語でも elastic **イラスティック**「伸縮性のある，弾力性のある」という意味の語が生じている。crico- は，ギリシャ語の κρίκος **クリコス**「指輪，輪」に由来。クリコスから，ラテン語 circus **キルクス** が派生。circulation **サーキュレイション**「流通，（血液の）循環」も派生語の一つ。

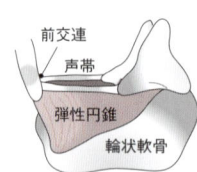

弾性円錐は声帯の前交連を頂点とし，輪状軟骨上端を底とした円錐形をしている。

◆**arytenoid cartilage 披裂軟骨** ギリシャ語 ἀρύταινα **アリュタイナ**「柄杓（ひしゃく），しゃもじ」に由来。

◆**stalk of epiglottis 喉頭蓋茎** stalk **ストーク** は，植物の「茎（くき），柄（え）」のこと（ゲルマン語に起源をもち，「取っ手」という意味も持っている）。喉頭蓋は「しゃもじ」のような形をしているが，喉頭蓋茎はちょうど取っ手の部分に相当する。英語 stalk には，動詞として「そっと歩く，獲物に忍び寄る」という意味もあるが，これはまったく異なる語源から派生している（印欧祖語 *ster-「盗む，奪う」）。この *ster- の派生語の中には，英語 steal **スティール**「盗む」，stealth **ステルス**「内緒，秘密，ステルス機」といった語も含まれている。また「stalk する人」は，stalker **ストーカー**「そっと忍び寄る者」である。実は，stalk には「闊歩する，大股で歩く」という「忍び歩き」とは正反対の意味もあるのだが，これは一説には，最初に挙げた「細長い茎」という言葉が影響して生じたという（長い足で大股に歩く？）。

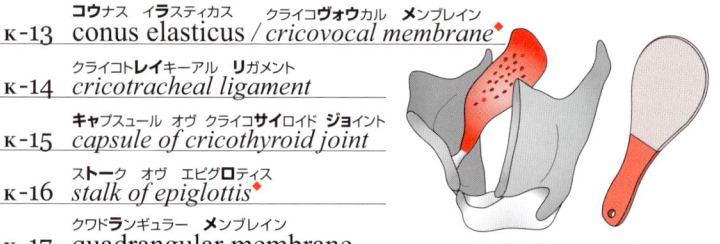

◆**epiglottic vallecula 喉頭蓋谷** ラテン語 valles **ウァッレース**「谷」に指小辞 -cula がついたもの。喉頭蓋谷は，舌と喉頭蓋との間にあってきわめて「小さい谷」となっている。英語の valley **ヴァリー**「谷」もラテン語 valles から生じた。

○ のどを意味する英語の throat スロウト は、印欧祖語の *(s)treu-「伸びたもの、ふくらんだもの」に由来する。つまり、のどは食べ物を飲み込むときに「ふくらむ」部分ということ。「のど」と訳される他の英語 gullet ガレットは、咽頭や食道について述べている。この gullet は、ラテン語の gula グラ「のど」に由来する。英語の glutton グラットゥン「大食家」もこの関連語の可能性がある。

◆ **piriform fossa 梨状陥凹** ラテン語 pirum ピルム「梨（なし）」に由来（英語 pear ペア「西洋梨」も類語）。梨状陥凹は魚の骨がよく引っ掛かるところ。間違っても pyriform fossa と綴ってはいけない。pyr-は、接頭辞「火、炎」なので「炎状陥凹」になってしまう。

◆ **rima vestibuli, false glottis 前庭裂** ラテン語 rima リーマ「裂け目、割れ目」から。解剖学では、裂け目に使われる（例：rima vulvae「陰裂」、rima palpebrarum「眼瞼裂」）。

◆ **vocal fold 声帯ヒダ** 多数の別称がある。plica vocalis プリカ ウォーカーリス（英語読みでは、プライカ ヴォウカリス。ラテン語で plica は「ヒダ」の意）、Ferrein cord「フェラン帯」（Ferrein は、声帯が発声にとって重要なことを明確にしたフランスの解剖学者）、labium vocal、chorda vocalis、vocal cord、vocal shelf（shelf は「棚」の意）等がある。

ラリンジーアル（ラリンジーアル） キャヴィティ *laryngeal cavity*	K-22
ラリンジーアル（ラリンジーアル） インレット *laryngeal inlet*	K-23
ラリンジーアル（ラリンジーアル） ヴェスティビュール *laryngeal vestibule*	K-24
インフラグロティック キャヴィティ *infraglottic cavity*	K-25
ミーディアン グロソエピグロテック フォウルド *median glossoepiglottic fold*	K-26
エピグロティック ヴァレキュラ *epiglottic vallecula* ◆	K-27
キューニイフォーム カーティリッジ *cuneiform cartilage*	K-28
キューニイフォーム テューバクル *cuneiform tubercle*	K-29
コーニキュレイト テューバクル *corniculate tubercle*	K-30
インテラリティーノイド ノッチ *interarytenoid notch*	K-31
インテラリティーノイド フォウルド *interarytenoid fold*	K-32
エピグロティス *epiglottis*	K-33
アリーエピグロティック フォウルド *aryepiglottic fold*	K-34
ピリフォーム フォッサ リセス *piriform fossa / ～ recess* ◆	K-35
ライマ ヴェスティビュライ フォールス グロティス *rima vestibuli / false glottis* ◆	K-36
ヴェスティビュラ フォウルド *vestibular fold*	K-37
ラリンジーアル（ラリンジーアル） ヴェントリクル *laryngeal ventricle*	K-38
ライマ グロティディス トゥルー グロティス *rima glottidis / true glottis*	K-39
ヴォウカル フォウルド *vocal fold* ◆	K-40
グロティス *glottis*	K-41

喉頭蓋は舌の上？
GLOSSA「舌」

　喉頭蓋を意味する epiglottis が、ギリシャ語γλῶσσα グローッサ「舌」（ないしは、グローッサのアッティカ方言、つまりアテネ地方の方言 γλῶττα グローッタ）に由来するからといって、「舌の上の蓋？」というような勘違いをしてはならない。ちょうど英語の tongue が「舌」と同時に「言葉、言語」を意味しているように、グローッタも舌だけでなく「言葉、言語」を意味していた。ここから、「言語の発声器官」という意味合いで γλωττίς グローッティス「声門」という言葉が生まれた。これに接頭辞 epi-「～の上」が付いてできたのが、声門の上にある「喉頭蓋」である。もっとも、アリストテレスは喉頭蓋を舌の一部と記している。

　こうして解剖学用語では、ギリシャ語のイオニア方言が「舌」を（例えば、glossal グロッサル「舌の」や、glosso-「舌」を意味する接頭辞）、アッティカ方言が「声門」を意味する（glottal グロッタル「声門の」）という変わった使い分けがなされているようにもみえる（例外もあるが）。ちなみに、グローッサからは、英語の glossary グロッサリ「用語集、語彙解説」という語が、グローッタからは、polyglot ポリグロット「多言語に通じた、多言語で書かれた、多言語話者、対訳書」等が派生している。

喉頭蓋は「舌の下」に、「声門の上」にある。食べ物を飲み込む際、喉頭が挙上し、喉頭蓋は喉頭の入口に蓋（ふた）をする。

L 気管、肺

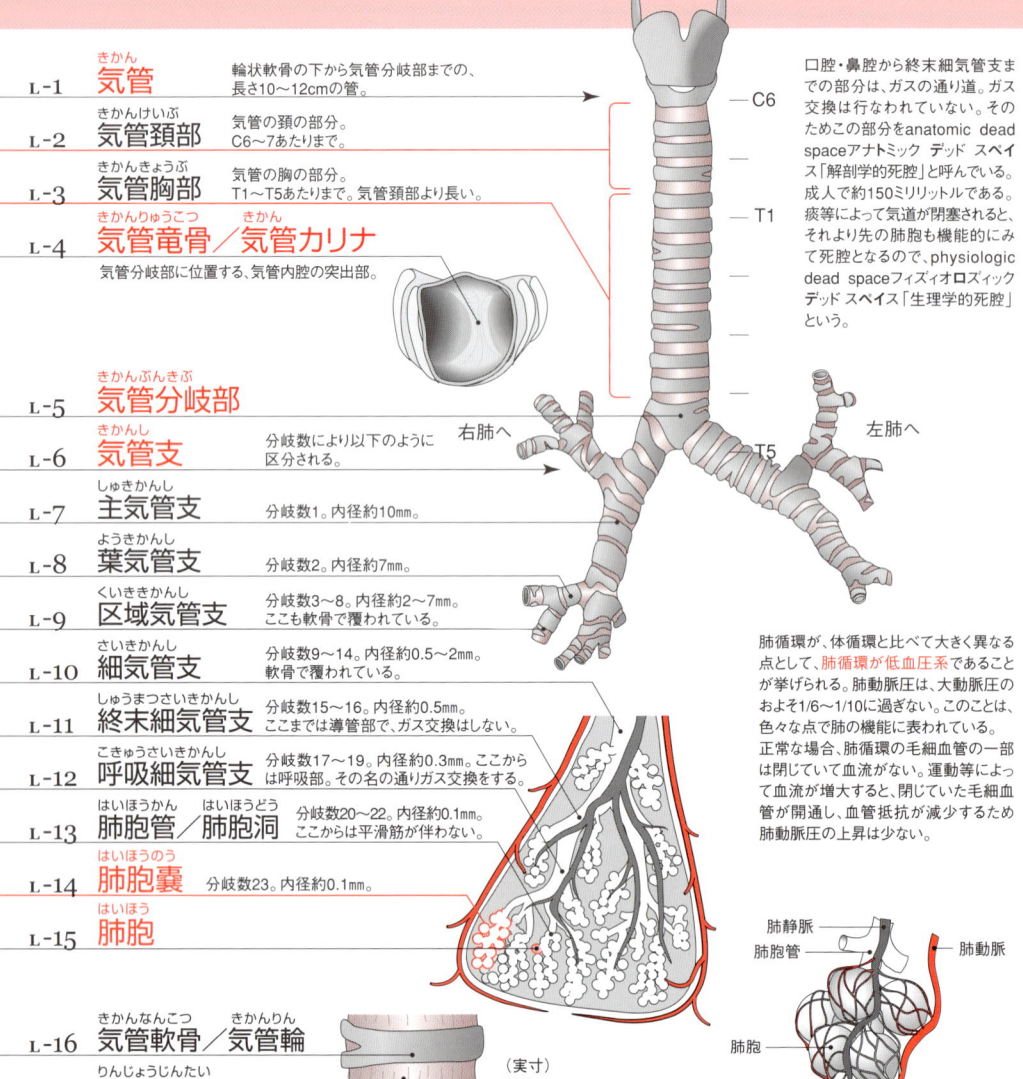

● ここでは、気管及び肺について示す。

	きかん	
L-1	気管	輪状軟骨の下から気管分岐部までの、長さ10～12cmの管。
L-2	気管頸部	気管の頸の部分。C6～7あたりまで。
L-3	気管胸部	気管の胸の部分。T1～T5あたりまで。気管頸部より長い。
L-4	気管竜骨／気管カリナ	気管分岐部に位置する、気管内腔の突出部。
L-5	気管分岐部	
L-6	気管支	分岐数により以下のように区分される。
L-7	主気管支	分岐数1。内径約10mm。
L-8	葉気管支	分岐数2。内径約7mm。
L-9	区域気管支	分岐数3～8。内径約2～7mm。ここも軟骨で覆われている。
L-10	細気管支	分岐数9～14。内径約0.5～2mm。軟骨で覆われている。
L-11	終末細気管支	分岐数15～16。内径約0.5mm。ここまでは導管部で、ガス交換はしない。
L-12	呼吸細気管支	分岐数17～19。内径約0.3mm。ここから呼吸部。その名の通りガス交換をする。
L-13	肺胞管／肺胞洞	分岐数20～22。内径約0.1mm。ここからは平滑筋が伴わない。
L-14	肺胞嚢	分岐数23。内径約0.1mm。
L-15	肺胞	
L-16	気管軟骨／気管輪	（実寸）径約2cm
L-17	輪状靭帯	
L-18	気管筋	平滑筋で、交感神経で拡張し、副交感神経で収縮する。
L-19	膜性壁	
L-20	粘膜	
L-21	粘膜下組織	

口腔・鼻腔から終末細気管支までの部分は、ガスの通り道。ガス交換は行なわれていない。そのためこの部分をanatomic dead spaceアナトミック デッド スペイス「解剖学的死腔」と呼んでいる。成人で約150ミリリットルである。痰等によって気道が閉塞されると、それより先の肺胞も機能的にみて死腔となるので、physiologic dead spaceフィジオロズィック デッド スペイス「生理学的死腔」という。

肺循環が、体循環と比べて大きく異なる点として、肺循環が低血圧系であることが挙げられる。肺動脈圧は、大動脈圧のおよそ1/6～1/10に過ぎない。このことは、色々な点で肺の機能に表われている。正常な肺では、肺循環の毛細血管の一部は閉じていて血流がない。運動等によって血流が増大すると、閉じていた毛細血管が開通し、血管抵抗が減少するため肺動脈圧の上昇は少ない。

肺静脈　肺胞管　肺動脈　肺胞　肺胞周囲毛細血管網

気管および気管支の粘膜は、多列線毛上皮からなり、主として線毛細胞と杯細胞からなる。線毛細胞には多数の線毛が波打つように動いており（線毛運動）、咽頭へと異物を移動させる。杯細胞は粘液を分泌して気管の乾燥を防ぎ、さらにその粘液で異物をからめて痰を形成する。

● 肺の重さは、片側で男性が約1,000g、女性は900g。肺胞は片側で約3億個、両方で6億個もある。体積は3リットル程度だが、数多くの肺胞の総表面積は約60㎡、およそテニスコートの広さにも達する。このような広い面積でガス交換を行なっている。

肺・前面

右肺と左肺で外見的に大きく異なる点には以下のものがある。
- 左肺は右肺より小さい（左肺には心臓が心切痕をつくっているため）。そのため、左気管支は右気管支より細い。
- 左肺は2葉だが、右肺は「中葉」もあるため、3葉に分かれている。

肺循環が低血圧系であるため、立位では、高い位置にある肺尖部は、肺胞内圧の方が動脈圧より高く、血流が流れにくく、血管は閉じやすい。それに対して肺底に近づけば近づく程、血流量が増して行く傾向がある。

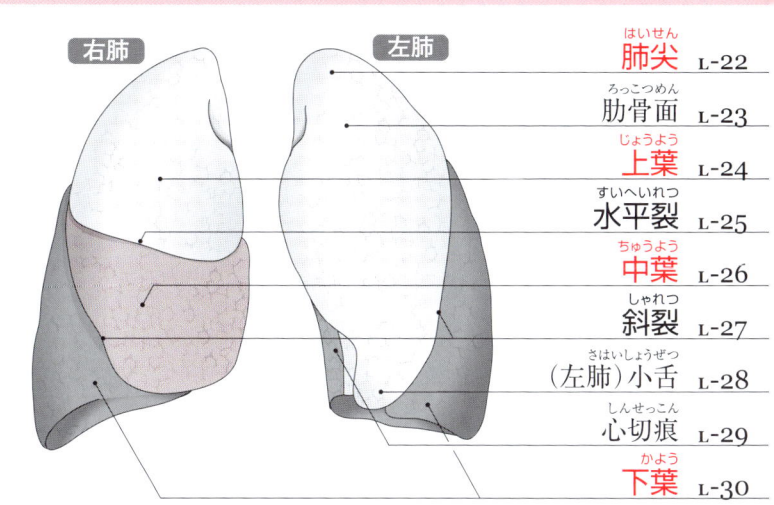

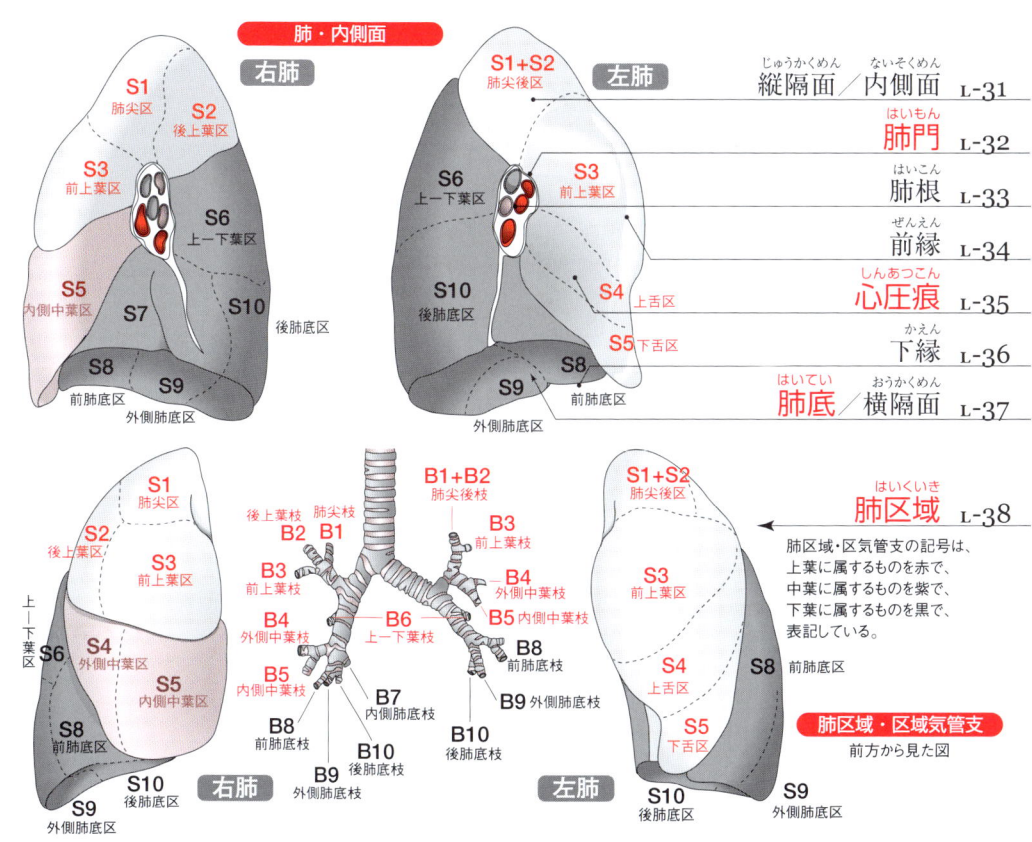

右肺 / 左肺

肺尖	はいせん	L-22
肋骨面	ろっこつめん	L-23
上葉	じょうよう	L-24
水平裂	すいへいれつ	L-25
中葉	ちゅうよう	L-26
斜裂	しゃれつ	L-27
（左肺）小舌	さはいしょうぜつ	L-28
心切痕	しんせつこん	L-29
下葉	かよう	L-30

肺・内側面

右肺
- S1 肺尖区
- S2 後上葉区
- S3 前上葉区
- S6 上-下葉区
- S5 内側中葉区
- S7
- S10
- S8 前肺底区
- S9 外側肺底区

左肺
- S1+S2 肺尖後区
- S6 上-下葉区
- S3 前上葉区
- S4 上舌区
- S5 下舌区
- S10 後肺底区
- S8
- S9 前肺底区
- 外側肺底区

縦隔面／内側面	じゅうかくめん／ないそくめん	L-31
肺門	はいもん	L-32
肺根	はいこん	L-33
前縁	ぜんえん	L-34
心圧痕	しんあつこん	L-35
下縁	かえん	L-36
肺底／横隔面	はいてい／おうかくめん	L-37

肺区域

右肺
- S1 肺尖区
- S2 後上葉区
- S3 前上葉区
- S4 外側中葉区
- S5 内側中葉区
- S6 上-下葉区
- S8 前肺底区
- S9 外側肺底区
- S10 後肺底区

気管支：
- B1+B2 肺尖後枝 / B1 肺尖枝 / B2 後上葉枝
- B3 前上葉枝
- B4 外側中葉枝 / B5 内側中葉枝
- B6 上-下葉枝
- B7 内側肺底枝
- B8 前肺底枝
- B9 外側肺底枝
- B10 後肺底枝

左肺
- S1+S2 肺尖後区
- S3 前上葉区
- S4 上舌区
- S5 下舌区
- S8 前肺底区
- S9 外側肺底区
- S10 後肺底区

肺区域 はいくいき L-38

肺区域・区画気管支の記号は、上葉に属するものを赤で、中葉に属するものを紫で、下葉に属するものを黒で、表記している。

肺区域・区域気管支
前方から見た図

L Trachea, Lung

● Airway エアウェイとは呼吸に際して空気が通過する部分、「気道」を意味するが、麻酔や蘇生において気道を確保するための器具も「エアウェイ」と呼ばれている。

	トラキーア（トレイキア）	
L-1	trachea♦	
L-2	サーヴィカル（サーヴァイカル） パート オヴ トラキーア cervical part of trachea	
L-3	ソラスィック パート オヴ トラキーア thoracic part of trachea	
L-4	カライナ オヴ トラキーア carina of trachea♦	
L-5	トレイキーアル バイファーケイション tracheal bifurcation♦	
L-6	ブロンカス　　　　　ブロンカイ bronchus,（複）bronchi♦	
L-7	メイン ステム ブロンカス main stem bronchus	
L-8	ロウバ ブロンカス lobar bronchus	
L-9	セグメンタル ブロンカス segmental bronchus	
L-10	ブロンキオウル bronchiole	
L-11	ターミナル ブロンキオウル terminal bronchiole	
L-12	レスピラトリ（レスパイラトリ） ブロンキオウル respiratory bronchiole	
L-13	アルヴィーオラ　ダクト　　　　サイナス alveolar duct／〜sinus	
L-14	アルヴィーオラ サック alveolar sac	
L-15	アルヴィーオラス alveolus	
L-16	トレイキーアル カーティリッジ　　　リング tracheal cartilage／〜ring	
L-17	アニュラ リガメンツ annular ligaments	
L-18	トレイキーアリス／トレイキーエイリス マッスル trachealis（muscle）	
L-19	メンブラナス ウォール オヴ トラキーア（トレイキア） membranous wall of trachea	
L-20	エンドミートリアム endometrium	
L-21	サブミューコウザ オヴ ブロンカス submucosa of bronchus	

◆**trachea** 気管 ギリシャ語 τραχύς トラーキュス「粗い、ざらざらした、ごつごつした」に由来する。結膜に「ブツブツ」が出来る角結膜炎を trachoma トラコウマ「トラコーマ、トラホーム」という。ちなみに、魚の鯵アジ（マアジ）の学名は、*Trachurus japonicus* だが、属名の*Trachurus* トラクルスは、アジ科の特徴である、尾（ギリシャ語で、οὐρά ウーラ）にかけて存在する硬い鱗からなる「稜鱗（りょうりん）」に由来している。

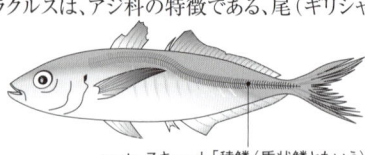

scute スキュート「稜鱗（盾状鱗ともいう）」

◆**tracheal bifurcation** 気管分岐部 ラテン語の接頭辞 bi-「2つ」+furca フルカ「二股のフォーク」から。英語の fork フォーク「熊手、農業用フォーク、食卓のフォーク」も、この同じラテン語 furca から生じた。

◆**bronchus** 気管支 bronchia（ブロンキア）ともいう。ギリシャ語

肺と軽さ、パン種とアクアラング
LEGWH-「軽い」

肺と訳されている英語は **lung** ラング。[ŋ]ングの音は母音を明確に伴わない鼻濁音なので、グとはっきり発音してはいけないが、ドイツ語では Lunge ルンゲ「肺」と母音付きで発音されている。さかのぼれば、印欧祖語 *legʷh-「軽い」に由来（この*legʷh-は、文献によって、*legʰo-、*lnggh-等まちまち。アスタリスク（*印）が付いた、推定形なので仕方のないことである）。肺は他の臓器と比べて非常に軽く、スポンジのような感触でフワワフしている。英語 lung の合成語には、Aqua-Lung「アクアラング」があるが、これは元々、探検家・海洋学者であるフランスのジャック・クストーが開発した潜水器具の商標名。ラテン語 aquaアクア「水」との合成語で、「水中の肺」の意（「水の肺」ではない）。ちなみに、スキューバダイビングのSCUBAは、Self-Contained Underwater Breathing Apparatus「自給自足型潜水用呼吸器」を略したもの。

印欧祖語 *legʷh-「軽い」に由来する別の英語には light ライト「軽い」がある（光の light は別起源）。また、この印欧祖語から派生したラテン語 levis レヴィス「軽い」からは、levity レヴィティ「軽率、軽薄、ふまじめ、移り気」や、leaven レヴン「パン種」が派生している。パン種（つまり、yeast「イースト菌」のこと）は、パン粉の固まりをふくらませて、「軽くする」ものである。

呼吸器疾患の治療にしばしば用いられる nebulizer「ネビュライザー、噴霧器」は、ラテン語の nebula ネブラ「霧、雲」に由来する。薬剤を霧状にして、気道に直接投与するもの。医学英語では、nebula ネビュラは、「噴霧剤、スプレー」や「角膜白濁」を意味するが、天文学では nebula は、「星雲」を表わす。

βρόγχος ブロンコス「喉（のど）、気管」に由来する。このブロンコスは、一説にはギリシャ語 βρέχω ブレコー「表面が湿っている、濡れている」に起源を持つという。確かに気管支の内面は常に湿っている。**細気管支**と訳されている **bronchiole** は、bronchusに、指小辞 -oleがついたものである。

◆**carina of trachea** 気管竜骨 ラテン語 carina カリーナ「竜骨、船」に由来。竜骨とは、船首から船尾を通る船の「背骨（keel キール）」のこと。carina は、鳥やモグラ等の胸筋の起始となる胸骨突起を指しても用いられている。鳥やモグラは非常に強力な胸筋を持っており、胸骨への付着部も広い面積が必要である。

◆**lingula（of left lung）（左肺）小舌** ラテン語 lingua リングア「舌」＋指小辞 -ula。単に lingula では「小脳小舌」を主に指している。解剖学では、lingula of mandible リンギュラ オヴ マンディブル「下顎小舌」、sphenoidal lingula スフィーノイダル リンギュラ「蝶形骨小舌」等、小さな舌状の突起に対して用いられている。

◆**segmentation of lungs** 肺区域 ラテン語 segmentum セグメントゥム「切断、切片」から。ラテン語動詞の seco セコー「切る、切り離す」に由来するので、英語 section セクション「切開、切断、切片」とも同根語である。segmentation は、発生学では「卵割（＝cleavage クリーヴィッジ）」を意味する。

古代の船の keel「竜骨」

モグラの胸骨突起

apex of lung L-22
costal surface L-23
superior lobe / upper ～ L-24
horizontal fissure ◆ L-25
middle lobe L-26
oblique fissure L-27
lingula (of left lung) ◆ L-28
cardiac notch L-29
inferior lobe / lower ～ L-30
mediastinal surface / medial ～ L-31
hilum of lung L-32
root of lung L-33
anterior border L-34
cardiac impression L-35
inferior border L-36
base of lung / diaphragmatic surface L-37
segmentation of lungs ◆ L-38

水平裂、核分裂　FISSURA「裂け目」

水平裂と訳されている **horizontal fissure** のfissureは、ラテン語 fissura フィッスーラ「裂け目、割れ目」に由来している。解剖学ではfissureは、sulcus ないしは groove「溝」よりも深い溝、裂け目を意味している。造語形の fissi- は「分裂、裂開」を意味する。英語のfission フィション「分裂、分体」も関連語である。ただし、細胞分裂はcell division セル ディヴィジョンが使われる。fissionは、物理学では「核分裂」を意味する。英語 fusion フュージョンもよく似ているが、意味は「融合、核融合」で正反対。この動詞形は、fuse フューズ「溶かす、融合させる」である（fuse「ヒューズ、導火線」が類語かどうかは定かでない）。くれぐれも、fissionとfusionを混同（confuse、原義「共に溶かす」）しないように。

肺胞と訳されている **alveolus** は、ラテン語 alveolus アルウェオルス「小さなくぼみ、穴、盆」に由来。「歯槽」をも指す。古代ローマのゲーム盤は駒となる石を置くための浅いくぼみが並んでいたため alveolus と呼ばれた。

歯槽

幽門とピロリ菌、パイロンとテルモピレー PYLO-「門」

幽門 pylorus は、ギリシャ語 πύλη ピューレー「門」+ οὖρος ウーロス「番人」に由来。胃から十二指腸へ行く食物の番人である。かつては、強い酸性の胃内に棲息できる菌はいないと思われていたのが、Helicobacter pylori ヘリコバクター パイローライ「ヘリコバクター ピロリ」の発見によって、その見方は覆された。これは胃内の尿素をアンモニアに分解し、周囲の酸を中和しているためである。胃潰瘍・十二指腸潰瘍の原因菌とみなされている。ところで、ピロリ菌は普通に訳せば「幽門らせん菌」、ないしは「幽門菌」。ピロリは pylorus の属格「ピロルスの、幽門の」という意味。通常、菌名は主格+「菌」なのに、ピロルス菌ではなく、属格のままピロリ菌である。例えば、Vibrio cholerae ヴィブリオウ コレリー「コレラ菌」は、コレリ菌とかコレラエ菌とは呼ばれない。ピロリ菌だけピロリのままなのは、かわいい響きのため？

さて、このピューレーからギリシャ語 πυλών ピューローン「古代エジプトの神殿の塔門をもつ入口」が派生。これが英語化し、pylon パイロンとなる。この塔門の、門という意味が薄れ、塔という意味が発展したため、pylon は、「吊り橋を支えている両端の塔、高圧電線の鉄塔、飛行機のエンジンをつる支柱」に用いられるようになった。

現代では、道路のあちらこちらに、エジプトの巨大な塔門とは比べ物にならないほど小型の「パイロン」が並んでいる。

ところで、ピューレーの付く地名といえば Thermopylae テルモピューライ（テルモピレー）がある。これは「熱の門」、つまり温泉の出る山と海にはさまれた狭い街道である。B.C.480、ペルシア戦争中、スパルタ王レオニダスが部下の精鋭300人を中心に約6,000人の兵を率いて、ここで数十万（ヘロドトスによれば200万）のペルシャの大軍を迎え撃ち、壮絶な死闘を繰り広げた戦場として有名である。

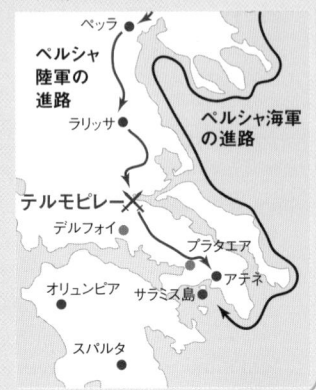

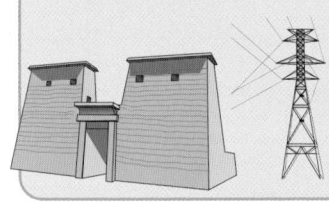

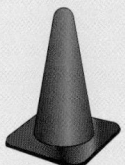

口蓋扁桃とアーモンドと床屋 TONCILLAE「扁桃」

「扁桃」と訳される tonsil は、ラテン語 tonsillae トーンスィッラエ「扁桃」（複数形）から。しかし、なぜか古代のラテン語では、単数形は、「地面に打たれた杭、特に船を停留させるための舫（もやい）」を意味した。この使い分けが生じた原因については不明である。

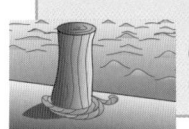

扁桃自体の由来にも諸説あり、例えば、口蓋扁桃が咽頭のヒダ（口蓋咽頭弓、口蓋舌弓）によってのどに繋ぎ留められているとする説や、ラテン語 toles トーレース「甲状腺腫」の指小辞とする説（口蓋扁桃炎を、甲状腺の腫れの小型版に例えた）がある。ちなみに、ラテン語で tonsor トーンソル「床屋、理髪師」や tonsura トーンスーラ「剃髪」が tonsil に似ているのは、単なる偶然の一致（？）。昔床屋が外科を兼ねていて、口蓋扁桃切除も施したのが語源という説はあまり受け入れられていない（もっとも、tondeo トンデオー「刈る、切る」との関連説も存在している）。

「小脳扁桃」は、tonsil が使われているが、大脳の「扁桃体」は違う語 amygdaloid body が用いられており、こちらはギリシャ語 ἀμύγδαλος アミュグダロス「アーモンド」に由来している。

日本語の「扁桃」は、アーモンドのこと。しかし、舌扁桃や咽頭扁桃は口蓋扁桃との関連で命名されただけなので、アーモンドの種に似てはいない。

小脳扁桃（⇒「脳単」p.55のコラム参照）

— Chapter 5 —

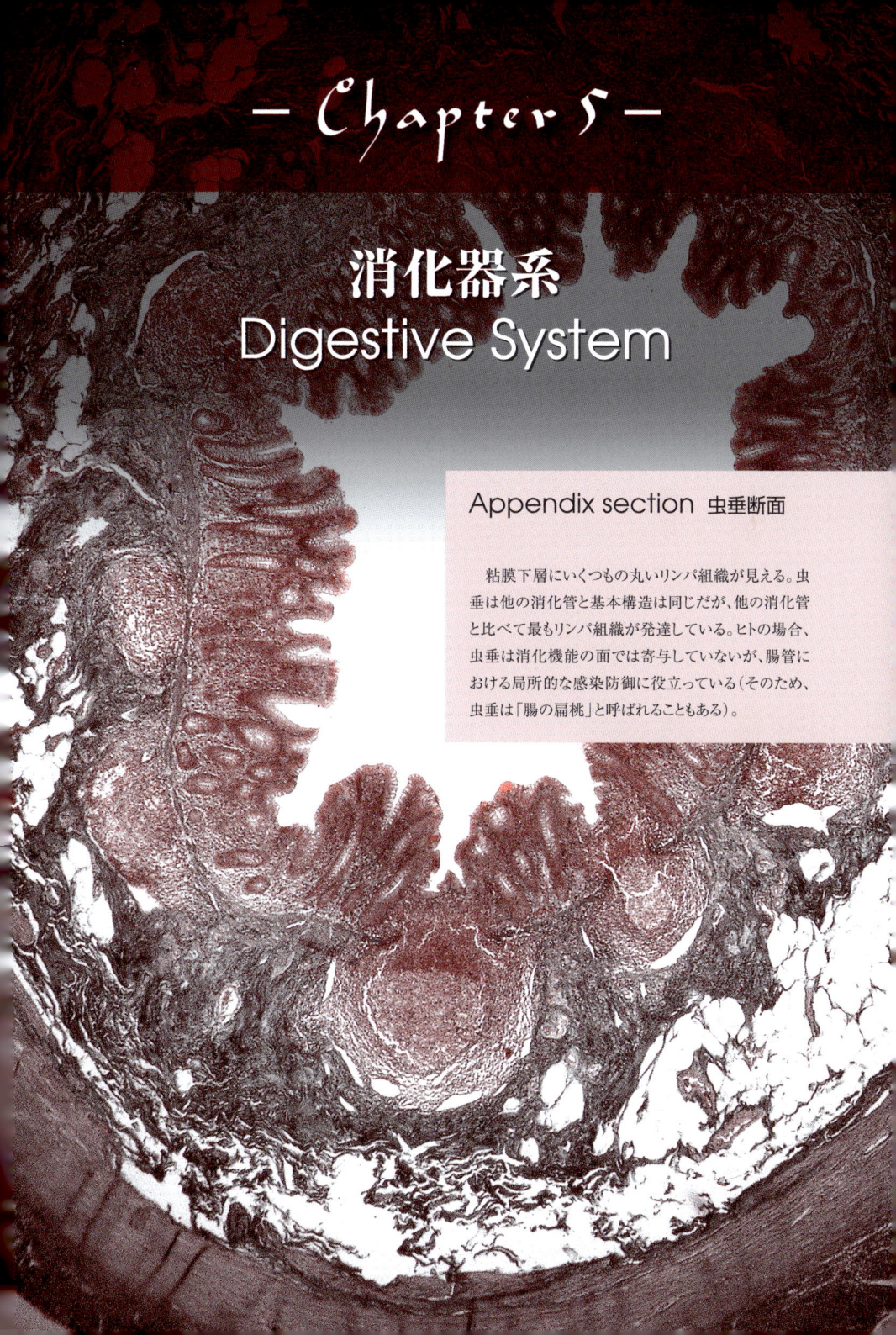

消化器系
Digestive System

Appendix section 虫垂断面

粘膜下層にいくつもの丸いリンパ組織が見える。虫垂は他の消化管と基本構造は同じだが、他の消化管と比べて最もリンパ組織が発達している。ヒトの場合、虫垂は消化機能の面では寄与していないが、腸管における局所的な感染防御に役立っている（そのため、虫垂は「腸の扁桃」と呼ばれることもある）。

M 口、口腔

● ここでは、口および口腔について示す。

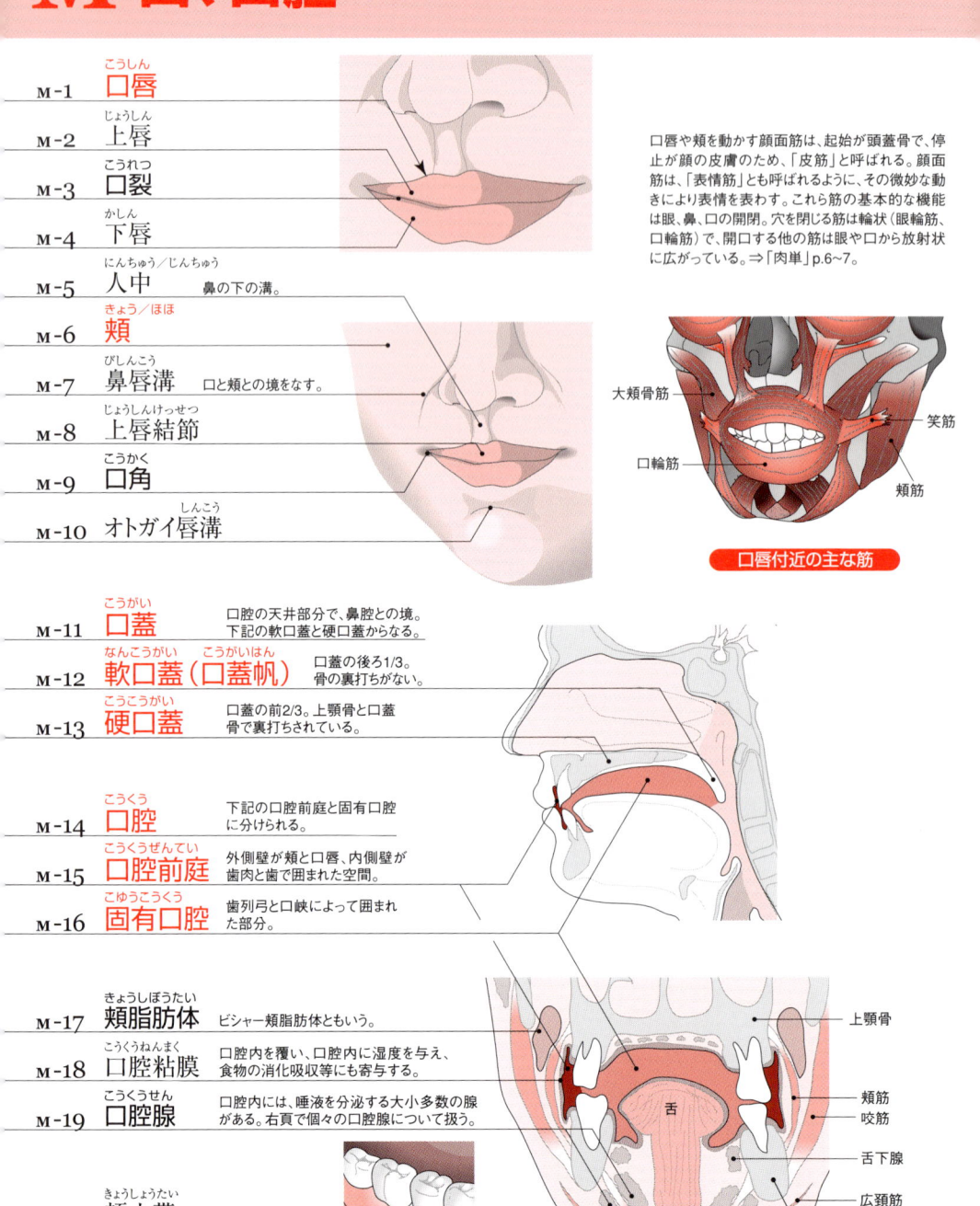

	こうしん	
M-1	口唇	
M-2	じょうしん 上唇	
M-3	こうれつ 口裂	
M-4	かしん 下唇	
M-5	にんちゅう／じんちゅう 人中	鼻の下の溝。
M-6	きょう／ほほ 頰	
M-7	びしんこう 鼻唇溝	口と頰との境をなす。
M-8	じょうしんけっせつ 上唇結節	
M-9	こうかく 口角	
M-10	しんこう オトガイ唇溝	

口唇や頰を動かす顔面筋は、起始が頭蓋骨で、停止が顔の皮膚のため、「皮筋」と呼ばれる。顔面筋は、「表情筋」とも呼ばれるように、その微妙な動きにより表情を表わす。これら筋の基本的な機能は眼、鼻、口の開閉。穴を閉じる筋は輪状（眼輪筋、口輪筋）で、開口する他の筋は眼や口から放射状に広がっている。⇒「肉単」p.6〜7。

大頰骨筋
笑筋
口輪筋
頰筋

口唇付近の主な筋

	こうがい	
M-11	口蓋	口腔の天井部分で、鼻腔との境。下記の軟口蓋と硬口蓋からなる。
M-12	なんこうがい こうがいはん 軟口蓋（口蓋帆）	口蓋の後ろ1/3。骨の裏打ちがない。
M-13	こうこうがい 硬口蓋	口蓋の前2/3。上顎骨と口蓋骨で裏打ちされている。
M-14	こうくう 口腔	下記の口腔前庭と固有口腔に分けられる。
M-15	こうくうぜんてい 口腔前庭	外側壁が頰と口唇、内側壁が歯肉と歯で囲まれた空間。
M-16	こゆうこうくう 固有口腔	歯列弓と口峡によって囲まれた部分。
M-17	きょうしぼうたい 頰脂肪体	ビシャー頰脂肪体ともいう。
M-18	こうくうねんまく 口腔粘膜	口腔内を覆い、口腔内に湿度を与え、食物の消化吸収等にも寄与する。
M-19	こうくうせん 口腔腺	口腔内には、唾液を分泌する大小多数の腺がある。右頁で個々の口腔腺について扱う。
M-20	きょうしょうたい 頰小帯	頰や唇の内側の粘膜と、歯肉との間にできることのある細いひだのような部分。

上顎骨
舌
頰筋
咬筋
舌下腺
広頸筋
顎二腹筋
下顎骨
顎舌骨筋
顎下腺

A	B	C	D	E	F	G	H	I	J	K	L	M	N
内臓概観	胸腔腹腔	心臓外観	心臓断面	血管血液	大動脈大静脈	上肢の血管	下肢の血管	リンパ	鼻腔	喉頭	気管肺	口、口腔	歯

58

● 唾液腺には、「粘液腺」と「漿液腺」、また両方を含む「混合腺」の腺がある。唾液はには消化作用だけでなく、味覚のもととなる物質を溶解して味覚を助ける働きや、抗菌作用、口腔内の洗浄作用等様々な働きがある。1日あたり1～1.5リットル分泌されるが、その9割は大唾液腺（耳下腺、顎下腺、舌下腺）から、残りは小唾液腺から分泌される。

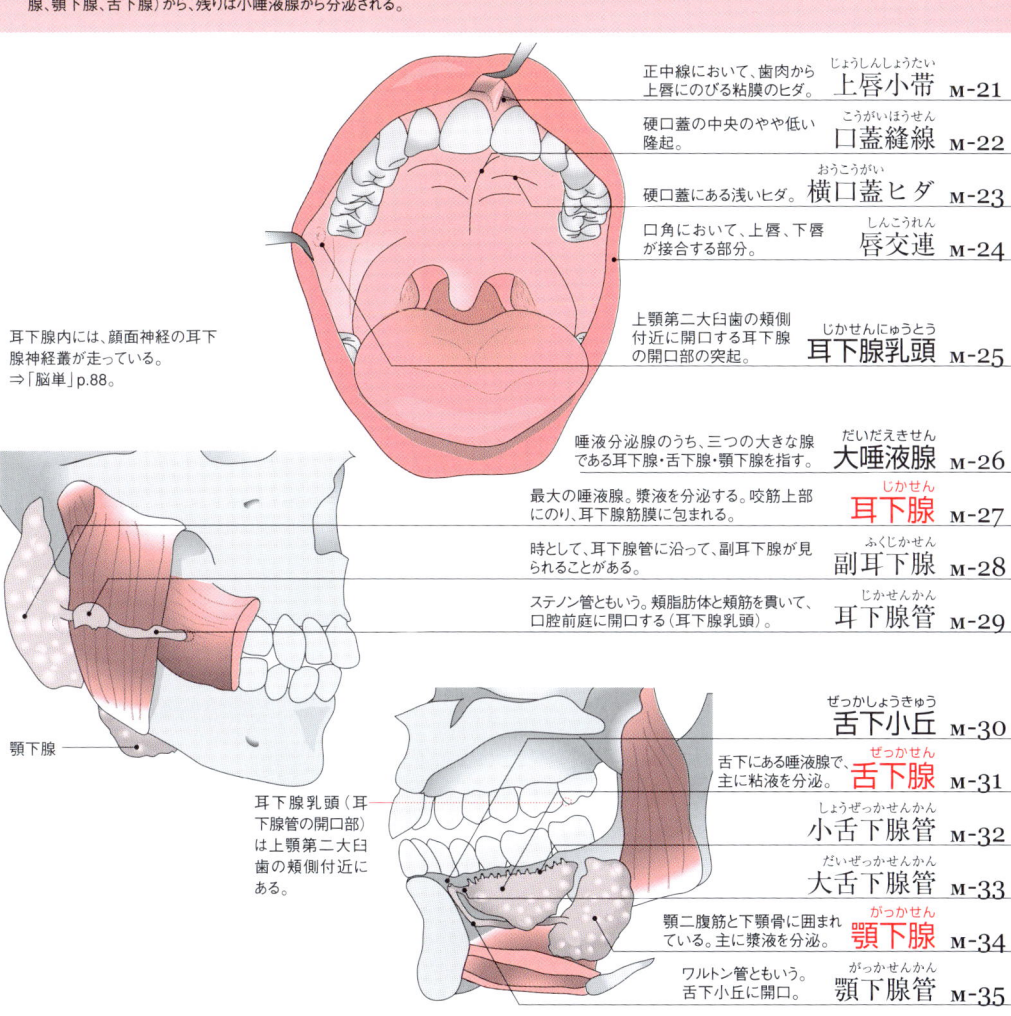

説明	名称	番号
正中線において、歯肉から上唇にのびる粘膜のヒダ。	上唇小帯（じょうしんしょうたい）	M-21
硬口蓋の中央のやや低い隆起。	口蓋縫線（こうがいほうせん）	M-22
硬口蓋にある浅いヒダ。	横口蓋ヒダ（おうこうがい）	M-23
口角において、上唇、下唇が接合する部分。	唇交連（しんこうれん）	M-24
上顎第二大臼歯の頬側付近に開口する耳下腺の開口部の突起。	耳下腺乳頭（じかせんにゅうとう）	M-25
唾液分泌腺のうち、三つの大きな腺である耳下腺・舌下腺・顎下腺を指す。	大唾液腺（だいだえきせん）	M-26
最大の唾液腺。漿液を分泌する。咬筋上部にのり、耳下腺筋膜に包まれる。	耳下腺（じかせん）	M-27
時として、耳下腺管に沿って、副耳下腺が見られることがある。	副耳下腺（ふくじかせん）	M-28
ステノン管ともいう。頬脂肪体と頬筋を貫いて、口腔前庭に開口する（耳下腺乳頭）。	耳下腺管（じかせんかん）	M-29
	舌下小丘（ぜっかしょうきゅう）	M-30
舌下にある唾液腺で、主に粘液を分泌。	舌下腺（ぜっかせん）	M-31
	小舌下腺管（しょうぜっかせんかん）	M-32
	大舌下腺管（だいぜっかせんかん）	M-33
顎二腹筋と下顎骨に囲まれている。主に漿液を分泌。	顎下腺（がっかせん）	M-34
ワルトン管ともいう。舌下小丘に開口。	顎下腺管（がっかせんかん）	M-35

耳下腺内には、顔面神経の耳下腺神経叢が走っている。
⇒「脳単」p.88。

耳下腺乳頭（耳下腺管の開口部）は上顎第二大臼歯の頬側付近にある。

顎下腺

小唾液腺

舌腺の中にはいくつかの種類がある。

● 前舌腺
ブランダン腺、ヌーン腺、ボアン腺と色々な別名がある。
舌尖下面にある混合腺。

● 後舌腺
舌根および舌の側縁後部にある粘液腺。

● エーブネル腺
（もしくはエブナー腺）
有郭乳頭を取り巻く溝の底、および葉状乳頭の乳頭間に開く漿液腺。

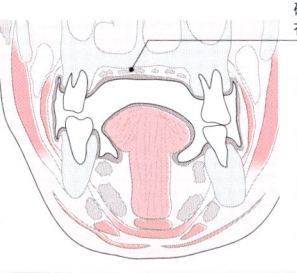

説明	名称	番号
口腔粘膜に多数存在し、直接口腔に唾液を分泌する。以下の種類がある。	小唾液腺（しょうだえきせん）	M-36
硬口蓋の粘膜下組織（後半部）に多数存在する粘液腺。	口蓋腺（こうがいせん）	M-37
口唇の粘膜下組織にある粘液腺。	口唇腺（こうしんせん）	M-38
頬の内側面の粘膜下組織にある粘液腺。	頬腺（きょうせん）	M-39
臼歯近くにある、4～5個の大きな頬腺。	臼歯腺（きゅうしせん）	M-40
舌の粘膜下組織にあるいくつかの種類の腺。	舌腺（ぜっせん）	M-41

M Mouth, Oral Cavity

M-1	リップ　レイビアム　　レイビア lip / labium◆, (複)labia	
M-2	アッパ　リップ upper lip	
M-3	オーラル　フィッシャ　オーラル　オウプニング oral fissure / oral opening◆	
M-4	ロウァ　リップ lower lip	
M-5	フィルトラム philtrum	
M-6	チーク cheek◆	
M-7	ネイゾレイビアル　サルカス nasolabial sulcus	
M-8	テューバクル　オヴ　アッパ　リップ tubercle of upper lip	
M-9	アングル　オヴ　マウス angle of mouth◆	
M-10	メントレイビアル　サルカス mentolabial sulcus	
M-11	パレット palate◆	
M-12	ソフト　パレット soft palate	
M-13	ハード　パレット hard palate	
M-14	オーラル　キャヴィティ oral cavity	
M-15	オーラル　ヴェスティビュール oral vestibule	
M-16	オーラル　キャヴィティ　プロパ oral cavity proper◆	
M-17	バッカル　ファット　パッド buccal fat pad	
M-18	ミューコス　メンブレイン　オヴ　マウス mucous membrane of mouth	
M-19	グランズ　オヴ　マウス glands of mouth	
M-20	バッカル　フレニュラム buccal frenulum◆	

◆**lip, labium** 口唇　英語 lip は、印欧祖語の *leb-「唇」に由来する。ラテン語の labium「唇」も、lip と同じ語源である。

◆**oral fissure, oral opening** 口裂　oral は、ラテン語 os オース「口」の形容詞形 oralis オーラーリス「口の」に由来。英語 orifice オリフィス「口、開口」（cardiac orifice「噴門口」）も同根語。

◆**cheek** 頬　古英語 ceoce「顎（あご）」に由来。後に、アゴの軟らかい部分である「頬（ほほ）」を指すようになる。英語の choke チョウク「窒息させる」も、ceoce から派生。頬を締め付けて窒息させるという意味。ちなみに、英語の throttle スロットル「窒息させる」は、throat スロウト「のど」に由来。のどを締め付けて窒息させるという、choke と同じ発想の語である。throttle には、「内燃機関の絞り弁、スロットル」という意味も、後代に生じた。

◆**angle of mouth** 口角　口角の角は「隅（すみ）」の意味である。angle には「曲がった部分、角度、角、角ばった部分」も意味する。

◆**palate** 口蓋　palate は、ラテン語 palatum パラートゥム「口蓋」に由来する。ちなみに、pallet パレット「へら、こて、荷台、（画家の使う）パレット」は発音は同じだが、語源的関係はない。

◆**oral cavity proper** 固有口腔　proper oral cavity という語順ではいけないのかというと、そういう訳でもない。とはいえ、proper を「厳

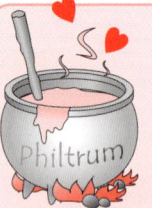

人中と媚薬、哲学と好塩基球
PHIL-「好き」

人中とは、鼻の下、唇の上にあるくぼみ、溝のことだが、なぜこれが「人の中央」と呼ばれているのかは興味深い。元朝末期～明朝初期の学者である陶宗儀（?～1369）により記された、エッセイ集ともいうべき「輟耕録（てっこうろく）」の中では、人中が人の中心たる理由を、人中より上は、眼耳鼻はみな二つの穴だが、これより下の口や尿道、肛門は単一の穴が開いているからだと説明している。

それに対し、**philtrum**「人中」は、ギリシャ語 φίλτρον フィルトロン「媚薬、惚れ薬」に由来。今日でも、英語で philter (philtre) フィルタは、「媚薬、惚れ薬、恋の呪文」を意味している。フィルトロンは、ギリシャ語動詞の φιλέω フィレオー「好む、愛する」に、接尾辞 -tron「道具、装置」が付いたもの。φιλο-「好き」＋ σοφός ソフォス「知識のある、賢い」→philosophy「哲学」（知識への愛）や、base ベイス「塩基」＋φιλ→basophil ベイソフィル「好塩基球」等、多くの派生語がある。

媚薬と人中の関係には諸説ある。昔は人中に媚薬を塗ったからという説（キスをした時相手に薬を飲ませる？）、媚薬を入れる小瓶が人中の形に似ているという説、または古代ギリシャ人が人中を異性を魅了する部分とみなしたという説もある。とはいえ、現代人の異性を相手に鼻の下をいくら伸ばしても、魅力的には映らないようである。

● 英語の mouth マウス「口」は、印欧祖語の *men-「突き出る」に由来。つまり、口は顔の中で「突き出た」部分（かなり口を尖らせないと、突き出ないが）。実は、mentolabial sulcus「オトガイ唇溝」の中の mento-「オトガイ」が、ラテン語 mentum メントゥム「オトガイ、アゴの先」の造語形で、*men-に由来。アゴ先が顔から突き出ているという方が納得できる。ちなみに、mountain「山」も*men-に由来している。

密な意味での」というニュアンスで用いる場合は、ラテン語の cavitas oris propia という語順のように、proper が修飾する名詞の後ろに付く方が一般的。

◆ **buccal frenulum 頬小帯**　ラテン語 bucca ブッカ「頬」から。ちなみに bucca はスペイン語で boca ボーカ「口」になったが、子音が減り (cc→c)、示す位置までずれている。

◆ **transverse palatine fold, palatine ruga 横口蓋ヒダ**　rugaの複数形は、rugae ルージー。ラテン語 ruga ルーガ「シワ」に由来し、シワの部分を指す解剖学用語として用いられている。

◆ **major salivary glands 大唾液腺**　ラテン語 saliva サリーウァ「唾液」に由来（saliva サライヴァ「唾液」も類語）。

◆ **parotid gland 耳下腺**　parotidは、ギリシャ語の接頭辞 παρα- パラ「かたわらに」＋ οὖς ウース「耳」（属格ὠτός オートス）→「耳のかたわらに」ある、耳下腺のこと。発音は同じだが、r を二つにして parroted と綴ると「オウム (parrot) のように物まねを繰り返す」という動詞の過去形になってしまうので要注意。

腺と亀頭、クルミとドングリ
GLANS「ドングリ」

　腺と訳されている英語の **gland** は、ラテン語 glans グラーンス「ドングリ、堅果」に指小辞 -ula が付いた glandula「小さなドングリ」に由来（フランス語を経由しているうちに語尾が消失したが）。ギリシャ語でドングリを意味する語 ἀδήν アデーンが、小さなドングリ型の「リンパ節」も意味したのを、ラテン語が倣ったと思われる。しかし、リンパ節は何かを分泌する「腺」ではないことが後に判明。今ではリンパ節には用いず、他の分泌腺に gland が用いられている。とはいえ今日でも、「リンパ腺」という呼び方が一般には広まっている。アデーンに由来する adeno- は、「リンパ節の」ではなく、「腺の」という意味（核酸のアデニンも「腺」から最初に単離された）。

　ところで、日本語の「腺」という字は、江戸後期の蘭医、宇田川玄真の作った、いわゆる「国字」の一つ。分泌物が泉のごとく湧くからという見方が広まっているが、「肉＋線」と解釈し、訓を「すじ」とする辞典もある（腺の実体とは異なるが）。

　医学用語では、ラテン語 glans は、陰茎（ないしは陰核）の先端部の「亀頭」をも示す。日本語で「亀の頭」になぞらえているのとは、語源的につながりがない。

　ちなみに、学名で *Juglans* ユーグラーンス「クルミ属」は、ローマの主神ユピテル Jovus（英語 Jupiter ジュピター）と glans との造語。クルミが神々の食物とみなされたとも、堅果の主神、ナッツの王様だとみなされたとも言われる。

フレニュラム オヴ アッパ リップ
frenulum of upper lip M-21

パラタイン レイフィー
palatine raphe M-22

トランスヴァース パラタイン フォウルド　パラタイン ルーガ
transverse palatine fold / palatine ruga ◆M-23

コミッシャ オヴ リップス
commissure of lips M-24

もしくは、papilla of parotid gland
パピラ オヴ パロティッド ダクト
papilla of parotid duct M-25

salivatoryともいう。
メイジャ サリヴァリ グランズ
major salivary glands ◆M-26

パロティッド グランド
parotid gland ◆M-27

アクセサリー パロティッド グランド
accessory parotid gland M-28

パロティッド ダクト
parotid duct M-29

※caruncleについては p.111参照
[karánkl / kérə-]
サブリンガル カランクル（キャランクル）
sublingual caruncle M-30

サブリンガル グランド
sublingual gland M-31

マイナ サブリンガル ダクト
minor sublingual duct M-32

メイジャ サブリンガル ダクト
major sublingual duct M-33

サブマンディビュラ グランド
submandibular gland M-34

サブマンディビュラ ダクト
submandibular duct M-35

マイナ サリヴァリ グランズ
minor salivary glands M-36

パラタイン グランド
palatine gland M-37

レイビアル グランド
labial gland M-38

バッカル グランド
buccal gland M-39

モウラ グランド
molar gland M-40

リングアル グランド
lingual gland M-41

N 歯

「歯」の旧字は「齒」。甲骨文字では、象形で表わされ、後に「食物を口にくわえ止める」の意味の「止」が付いて「歯」となる（「止」は「並ぶ」の意という説明もある）。「齢（とし、よわい）」に「歯」があるのは、歯が等間隔に並ぶことから、等間隔に刻まれる「年齢」を表わしたとも、歯が齢と共に生え、齢と共に抜け落ちるためともいわれる。

N-1	歯冠（しかん）	エナメル質に覆われた白い部分。「解剖歯冠」ともいう。
N-2	歯頸（しけい）	歯冠・歯根間のわずかにくびれた部分。
N-3	歯根（しこん）	セメント質に覆われたやや黄色い部分。「解剖歯根」という。
N-4	臨床歯冠（りんしょうしかん）	歯肉から露出した部分。
N-5	臨床歯根（りんしょうしこん）	歯肉内に埋った部分。
N-6	歯髄（しずい）	結合組織からなり、血管と神経が通る。象牙質との境界に、象牙芽細胞が並ぶ。う歯が進行して歯痛が消えるのは、この神経が死ぬため。
N-7	エナメル質	ヒトで最も硬い物質（96%がリン酸カルシウム等の無機質からなる）。半透明で光沢がある。外胚葉のエナメル上皮から分化。
N-8	象牙質（ぞうげしつ）	象牙細管という管が走り、象牙芽細胞の突起が中にある。この突起への刺激が歯痛をもたらす。
N-9	歯冠腔／髄室（しかんくう／ずいしつ）	歯髄腔のうち、歯冠の部分。切歯ではイチョウ形、臼歯では立方体の形をする。
N-10	歯肉／歯齦（しにく／しぎん）	表面は粘膜上皮で覆われた線維組織。歯頸部を取り巻く。
N-11	歯肉溝（しにくこう）	歯と歯肉の溝（0.5～2mm程度）。ここにプラーク（石灰化したものは歯石）がたまったままでいると歯肉炎となり、歯周ポケットが形成される。
N-12	歯根膜（しこんまく）	ここには自由神経終末があり、歯にかかる圧力を感知する。歯根膜・セメント質、歯肉等の歯の固定に関わる組織を「歯周組織」という。
N-13	セメント質（しつ）	歯根を覆う骨様組織（約60%が無機質）。膠原線維によって歯根を歯根膜に固定する。
N-14	歯根管／根管（しこんかん／こんかん）	歯根の中央を貫通するが、途中で分岐し歯根管が2本以上になったり、網状に側枝を広げることもある。
N-15	歯根尖／根尖（しこんせん／こんせん）	
N-16	切縁（せつえん）	
N-17	歯帯（したい）	単に「帯」ともいう。前歯において、左右の辺縁稜を結ぶ隆起。
N-18	歯頸線（しけいせん）	
N-19	歯根尖孔／根尖孔（しこんせんこう／こんせんこう）	
N-20	歯冠結節／咬頭（しかんけっせつ／こうとう）	
N-21	辺縁隆線（へんえんりゅうせん）	辺縁稜ともいう。
N-22	咬合（こうごう）	上下歯列が咬み合ったときの、切縁または咬合面間の接触、またその位置関係。

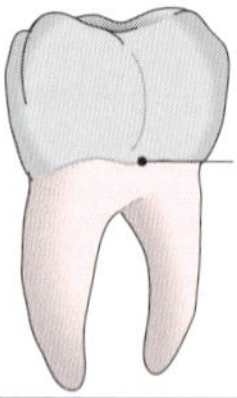

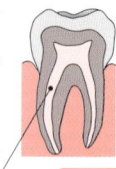

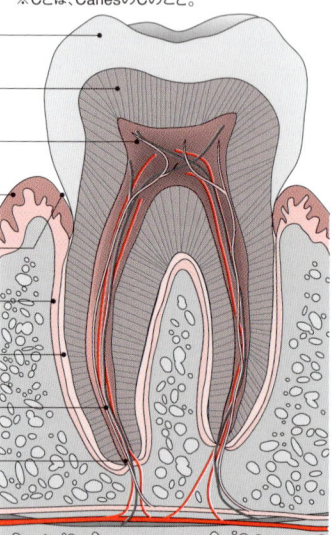

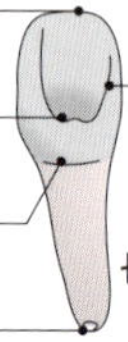

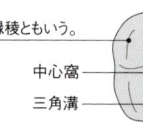

歯頸線

歯髄で満たされた空洞は、cavity of pulp 歯髄腔（しずいくう）という。
そのうち、歯冠部分の歯髄腔は、「歯冠腔」または「髄室」、歯根の部分は「歯根管」という。

う歯の進行度

C0…エナメル質表面が溶け始める（要観察歯）。
C1…エナメル質に穴が開く（まだ余り痛みはない）。
C2…象牙質まで進行（冷たいものでしみる）。
C3…歯髄まで進行（急性の時は強烈に痛む。慢性に進行した時は、歯痛がなくなる）。
C4…歯冠が崩壊し歯根だけになった状態。
※Cとは、CariesのCのこと。

歯の各部の名称

辺縁隆線
切歯 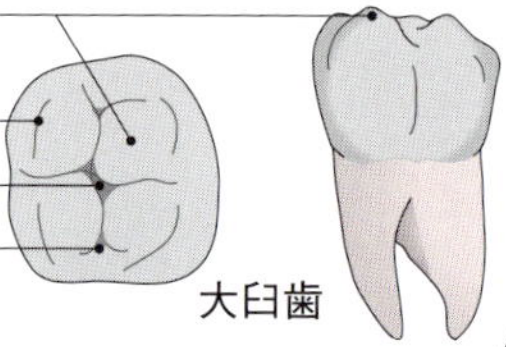
中心窩
三角溝
大臼歯

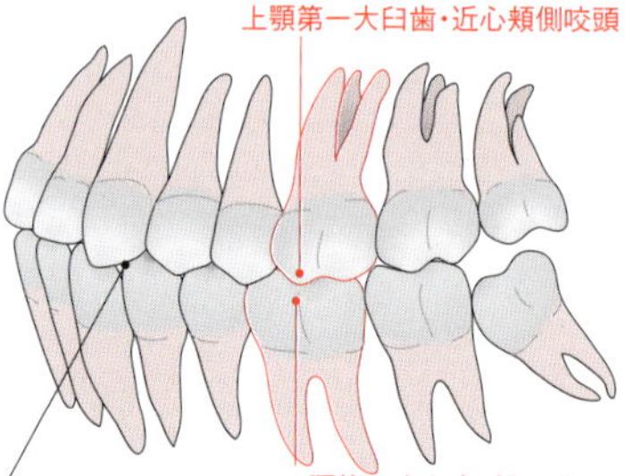

上顎第一大臼歯・近心頬側咬頭
下顎第一大臼歯・頬面溝

上顎第一大臼歯・近心頬側咬頭と、下顎第一大臼歯・頬面溝が一致している状態が、正常な大臼歯関係、つまり咬合位置で、「アングルI級」と呼ばれる。上顎の咬頭が下顎の頬面溝より前に位置する場合、「アングルII級」（上顎前突・出っ歯）で、後ろの時は「アングルIII級」（下顎前突・受け口）と呼ばれる。

● 虫歯は、正式には「齲蝕（うしょく）」、虫歯の歯は「齲歯（うし）」という（難しいため「う歯」とも表記）。齲の旁は「禹（く）」で、虫の形をかたどった象形。齲歯は本来の読みは「くし」で、「うし」は実は慣用読み（禹を兎「うさぎ・う」と勘違いしたため?）。「齲」という字自体が虫歯を表わしている。英語で虫歯は dental caries デンタル ケアリーズ（sで終わるが単数形。⇒p.137）、また cavity キャヴィティ「穴、齲窩」ともいう。

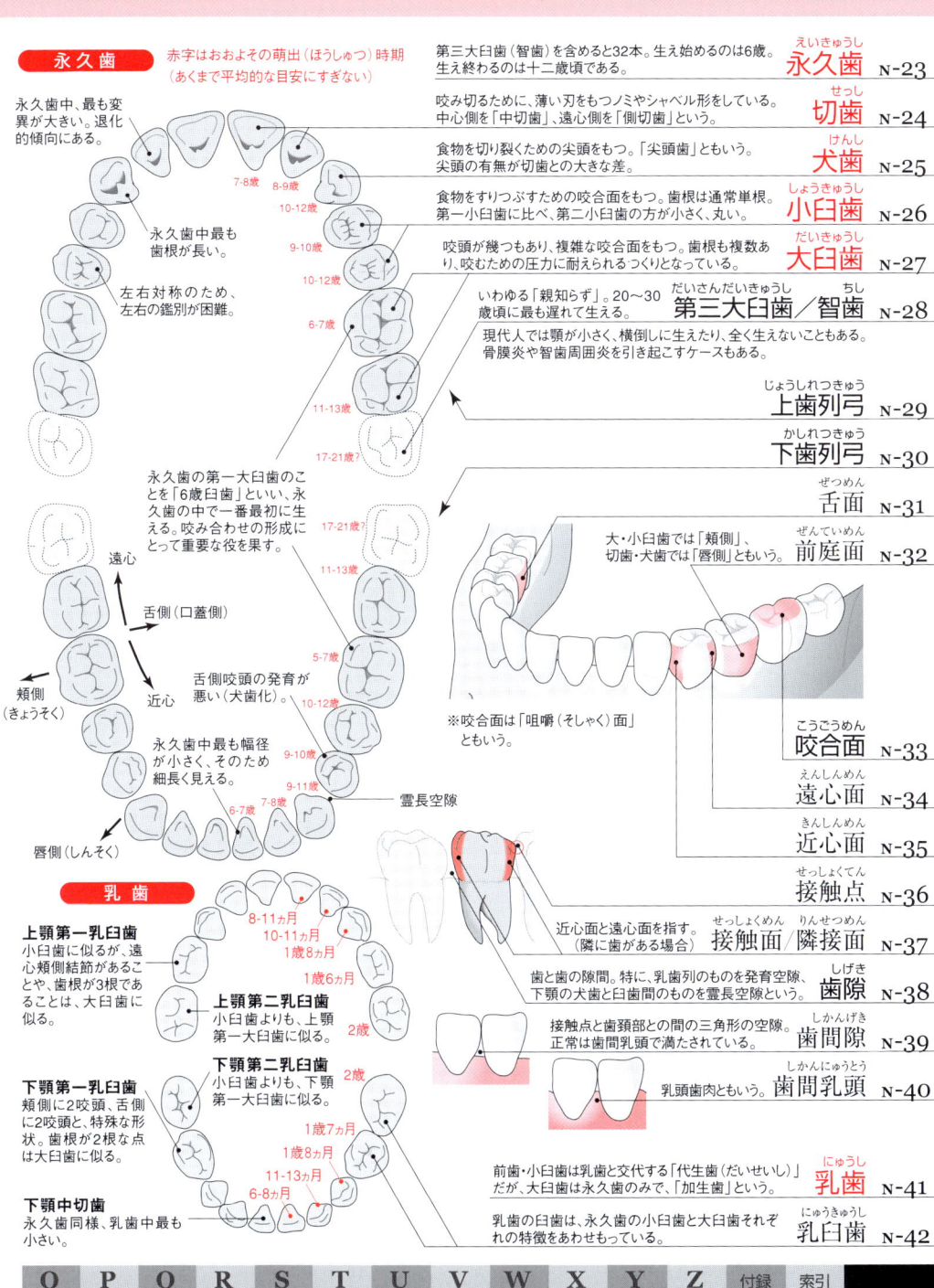

永久歯

赤字はおおよその萌出（ほうしゅつ）時期
（あくまで平均的な目安にすぎない）

用語	説明	N番号
永久歯（えいきゅうし）	第三大臼歯（智歯）を含めると32本。生え始めるのは6歳。生え終わるのは十二歳頃である。	N-23
切歯（せっし）	咬み切るために、薄い刃をもつノミやシャベル形をしている。中心側を「中切歯」、遠心側を「側切歯」という。	N-24
犬歯（けんし）	食物を切り裂くための尖頭をもつ。「尖頭歯」ともいう。尖頭の有無が切歯との大きな差。	N-25
小臼歯（しょうきゅうし）	食物をすりつぶすための咬合面をもつ。歯根は通常単根。第一小臼歯に比べ、第二小臼歯の方が小さく、丸い。	N-26
大臼歯（だいきゅうし）	咬頭が幾つもあり、複雑な咬合面をもつ。歯根も複数あり、咬むための圧力に耐えられるつくりとなっている。	N-27
第三大臼歯／智歯（だいさんだいきゅうし／ちし）	いわゆる「親知らず」。20〜30歳で生えるのが最も遅れて生える。現代人では顎が小さく、横倒しに生えたり、全く生えないこともある。骨膜炎や智歯周囲炎を引き起こすケースもある。	N-28
上歯列弓（じょうしれつきゅう）		N-29
下歯列弓（かしれつきゅう）		N-30
舌面（ぜつめん）		N-31
前庭面（ぜんていめん）	大・小臼歯では「頰側」、切歯・犬歯では「唇側」ともいう。	N-32
咬合面（こうごうめん）	※咬合面は「咀嚼（そしゃく）面」ともいう。	N-33
遠心面（えんしんめん）		N-34
近心面（きんしんめん）		N-35
接触点（せっしょくてん）		N-36
接触面／隣接面（せっしょくめん／りんせつめん）	近心面と遠心面を指す。（隣に歯がある場合）	N-37
歯隙（しげき）	歯と歯の隙間。特に、乳歯列のものを発育空隙、下顎の犬歯と臼歯間のものを霊長空隙という。	N-38
歯間隙（しかんげき）	接触点と歯頸部との間の三角形の空隙。正常は歯間乳頭で満たされている。	N-39
歯間乳頭（しかんにゅうとう）	乳頭歯肉ともいう。	N-40
乳歯（にゅうし）	前歯・小臼歯は乳歯と交代する「代生歯（だいせいし）」だが、大臼歯は永久歯のみで、「加生歯」という。	N-41
乳臼歯（にゅうきゅうし）	乳歯の臼歯は、永久歯の小臼歯と大臼歯それぞれの特徴をあわせもっている。	N-42

永久歯中、最も変異が大きい。退化的傾向にある。

7-8歳　8-9歳

10-12歳

永久歯中最も歯根が長い。

9-10歳

10-12歳

左右対称のため、左右の鑑別が困難。

6-7歳

11-13歳

17-21歳

17-21歳?

11-13歳

遠心

舌側（口蓋側）

5-7歳

近心

舌側咬頭の発育が悪い（犬歯化）。

10-12歳

頰側（きょうそく）

永久歯中最も幅径が小さく、そのため細長く見える。

9-10歳

9-11歳

6-7歳　7-8歳

霊長空隙

唇側（しんそく）

乳歯

上顎第一乳臼歯
小臼歯に似るが、遠心頰側結節があることや、歯根が3根であることは、大臼歯に似る。

8-11ヵ月
10-11ヵ月
1歳8ヵ月

上顎第二乳臼歯
小臼歯よりも、上顎第一大臼歯に似る。

1歳6ヵ月

2歳

下顎第二乳臼歯
小臼歯よりも、下顎第一大臼歯に似る。

2歳

下顎第一乳臼歯
頰側に2咬頭、舌側に2咬頭と、特殊な形状。歯根が2根な点は大臼歯に似る。

1歳7ヵ月
1歳8ヵ月
11-13ヵ月

下顎中切歯
永久歯同様、乳歯中最も小さい。

6-8ヵ月

N Tooth

● 英語で tooth トゥース（複数形は、teeth ティース）は、さかのぼると印欧祖語の *dent- に起源を有する。そして、ラテン語の dens デーンスも、ギリシャ語の ὀδούς オドゥースも、形は多少違えども全て同じ由来を持っている。

- N-1　crown of tooth◆ (クラウン オヴ トゥース)
- N-2　neck / cervix of tooth (ネック / サーヴィクス トゥース)
- N-3　root of tooth (ルート オヴ トゥース)
- N-4　clinical crown of tooth (クリニカル クラウン オヴ トゥース)
- N-5　clinical root of tooth (クリニカル ルート オヴ トゥース)
- N-6　dental pulp◆ (デンタル パルプ)
- N-7　enamel (イナメル)
- N-8　dentine◆ (デンティーン)
- N-9　pulp cavity of crown (パルプ キャヴィティ オヴ クラウン)
- N-10　gingiva / gum◆ (ジンジヴァ / ガム)
- N-11　gingival sulcus / ～ groove (ジンジヴァル サルカス / グルーヴ)
- N-12　periodontium◆ (ペリオドンシアム)
- N-13　cement◆ (セメント)
- N-14　root canal of tooth / pulp canal (ルート カナル オヴ トゥース / パルプ カナル)
- N-15　root apex of tooth (ルート エイペックス オヴ トゥース)
- N-16　incisal margin of tooth (インサイザル マージン オヴ トゥース)
- N-17　cingulum of tooth (スィンギュラム オヴ トゥース)
- N-18　cervical line (サーヴィカル ライン)
- N-19　apical foramen of tooth (アピカル フォレイメン オヴ トゥース)
- N-20　tubercle of tooth / cuspid (テューバクル オヴ トゥース / カスピッド)
- N-21　marginal ridge of tooth (マージナル リッジ オヴ トゥース)
- N-22　dental articulation / (gliding) occlusion (デンタル アーティキュレイション / グラインディング オクルージョン)

◆**crown of tooth 歯冠**　crownは、英語で「冠」の意。ラテン語 corona コローナ「冠」に由来。歯冠はちょうど歯の頭に載った冠のような部分。

◆**dental pulp 歯髄**　ラテン語 pulpa プルパ「果肉、肉、草木の髄」に由来。「軟らかい、どろどろしたもの」という意味から、木材を砕いてどろどろにした紙の原料の「パルプ」も表わす。

◆**dentine ゾウゲ質**　ラテン語 dens デーンス「歯」に由来。単体のdens は、「歯」という意味だけでなく、軸椎の dens「歯突起」をも意味する。ゾウゲ質が歯の主要な部分をなしているという意味から名付けられた（よって英語には「象牙・ゾウゲ」という意味は含まれていない）。この densから dental デンタル「歯の、歯科の、歯音」や、dentist デンティスト「歯科医」などが派生している。

◆**gingiva, gum　歯肉、歯齦**　ラテン語 gingiva ギンギーウァ「歯肉、はぐき」に由来。英語の gum「歯肉」は、どこに由来しているのか明確には知られていないが、直接には古英語 goma「口蓋」から生じたと考えられている。「ゴム、ガム」の意味の gum は、全く異なる起源を持つ語で、古エジプト語 kemai が、ラテン語 gummi グッミ「樹脂」を経た語（ゴムという発音はオランダ語のもの）。余談だが、グミキャンディの「グミ」も後者の gumからきたもので、果実が食用になる茱萸（ぐみ）とは語源的には関係がない。

◆**periodontium 歯根膜**　ギリシャ語接頭辞 peri- ペリ「周りの」＋ ὀδούς オドゥース「歯」に由来。歯を骨に固定するために役立っている「歯の周囲」にある膜。

◆**cement セメント質**　ラテン語 caementum カエメントゥム「石切り場の石、野外に放置された石、壁石」に由来（次項目のcaedo「切る」の派生語）。ここから、「石のかけら、砕かれて粉になった石」を意味し、石灰と混ぜた「セメント」が生まれた。後に cement は、「つなぐもの」という含みから「固い友情の絆」という意味も生じた。セメント質は、まさに歯と歯槽とを固く結び付けるものである。

◆**incisor (tooth) 切歯**　ラテン語 caedo カエドー「切る、打つ、殺す」に、接頭辞 in-「中に」が付いたもの（p.120の「帝王切開」のコラムも参照）。英語 incisive インサイスィヴ「鋭敏な、辛らつな、痛烈な」や、scissors スィザーズ「はさみ」、incisura インサイスーラ「切痕」も incisor の類語である。

◆**canine (tooth) 犬歯**　canine は、「犬のような、イヌ科の、犬歯の」という意味。ラテン語 canis カニス「イヌ」に由来。星座の Canis Major ケイニス メ

口腔には数百種の微生物が存在。その一つ、ミュータンス連鎖球菌 *Streptococcus mutans*（英語で ストレプトコッカス ミュータンズ）は、1924年にクラークが齲蝕部から単離したが、齲蝕の主要な原因菌との説が認められるには40年近くも要した。mutansは、ラテン語 muto ムートー「動かす、変わる」から、低いpHでは丸い球状から桿状に変わることに由来。mutant ミュータント「変異体」も同根語。

- イジャー「大犬座」、Canis Minor ケイニス マイナー「子犬座」は、ラテン語そのものに由来。
- ◆premolar (tooth) 小臼歯 ラテン語接頭辞 pre-「前に」+molar「大臼歯」。大臼歯の前の歯の意。
- ◆molar (tooth) 大臼歯 ラテン語 molaris モラーリス「臼の」から。英語の mill ミル「臼」も類語である。
- ◆third molar tooth 第三大臼歯, wisdom tooth 智歯 英語の wisdom ウィズダムとは「知恵」の意。智恵がついた頃、つまり大人になってから生えることに由来している（20歳前後でやっと智恵が付くのか）。「親知らず」という名称は、「親が知らぬ間に生える」という意味から（「親が亡くなる位の年齢で生えるので、親が知らない」というわけではない）。
- ◆diastema 歯隙 ギリシャ語 διάστημα ディアステーマ「離れて立つこと、間隔、隙間」から。デンプン「分解」酵素である diastase ダイアステイス「ジアスターゼ」（主に、α-およびβ-アミラーゼを含む）も関連語の一つである。
- ◆deciduous teeth 乳歯 ラテン語接頭辞 de-「離れて」+ cado カドー「落ちる」から。植物学では、deciduousは「落葉性の」と訳される。英語 decay ディケイ「腐る、朽ちる」も同根語。

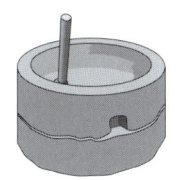

エナメル質とモルト、メルトダウン
SMALT「とける」

エナメル質と訳される enamel は、ゲルマン祖語 *smalt「とける」に由来。*smalt→古フランス語 esmail→amail に、en（〜の中に）が付いたもの。英語 smelt スメルト「金属を溶融する」や、さらに頭の子音が消失した melt メルト「溶解する、溶融する」も類語である。加えて、ビールの原料となる malt モルト（モールト）「麦芽、モルト、（ドイツ語で）マルツ」も同根語。モルトは大麦を「発芽させて、やわらかく」したものを乾燥させてつくる。

エナメルとは、金属やガラスの器、陶器の表面に、透明もしくは不透明なガラス質を「溶融させて」焼き付けたもの。日本語では、焼き付ける素材によって「琺瑯（ほうろう）」や「七宝（しっぽう）」、「釉（ゆう）」と訳される。琺瑯のナベやポットは、鉄にガラス質を焼き付けたもの。一方、「エナメル塗料」は、ワニスや顔料を混合した塗料で、光沢が釉薬（ゆうやく・うわぐすり）に似ている。

歯のエナメル質も、かつては「琺瑯質（ほうろうしつ）」と呼ばれていた。象牙質の表面を覆い、歯に光沢を与えている点がよく似ている。

琺瑯のポット

パーマネント ティース	
permanent teeth	N-23
インサイザ トゥース	
incisor (tooth)◆	N-24
ケイナイン トゥース	
canine (tooth)◆	N-25
プリモウラ トゥース	
premolar (tooth)◆	N-26
モウラ トゥース	
molar (tooth)◆	N-27
サード モウラ トゥース　　ウィズダム トゥース	
third molar tooth / wisdom tooth◆	N-28
マクスィラリ デンタル アーケイド　アッパ	
maxillary dental arcade / upper 〜	N-29
マンディビュラ デンタル アーケイド　ロウア	
mandibular dental arcade / lower 〜	N-30
リングァル サーフェス	
lingual surface	N-31
ヴェスティビュラ サーフェス	
vestibular surface	N-32
エナメルシューズ	
オクルーザル サーフェス	
occlusal surface	N-33
ディスタル サーフェス	
distal surface	N-34
プロクスィマル サーフェス　ミーズィアル	
proximal surface / mesial 〜	N-35
インタープロクスィマル ポイント	
interproximal point	N-36
インタープロクスィマル サーフェス アプロクスィマル	
interproximal surface / approximal 〜	N-37
ダイアスティーマ	
diastema◆	N-38
ジンジヴァル スペイス	
gingival space	N-39
ジンジヴァル パピラ　インターデンタル	
gingival papilla / interdental 〜	N-40
ディスィデュアス ティース	
※milk tooth ともいう。deciduous teeth◆	N-41
ディスィデュアス モウラ ティース	
deciduous molar teeth	N-42

O	P	Q	R	S	T	U	V	W	X	Y	Z	付録	索引
舌口腔	咽頭食道	胃十二指腸	小腸大腸	肝臓	胆嚢膵臓	腎臓膀胱	腎臓微細構造	男性生殖器	女性生殖器1	女性生殖器2	内分泌器		

O 舌、口峡

● 舌の筋に関しては「肉単」p.14も参照。舌根、舌体の境目に関しては、資料によって定義は異なるが（分界溝の前後で分けるもの、軟口蓋・硬口蓋に接するかで分けるもの、外見的に大まかに分けるもの等）、特に分界溝の前後で区分する場合、「溝前部、溝後部」ともいう。

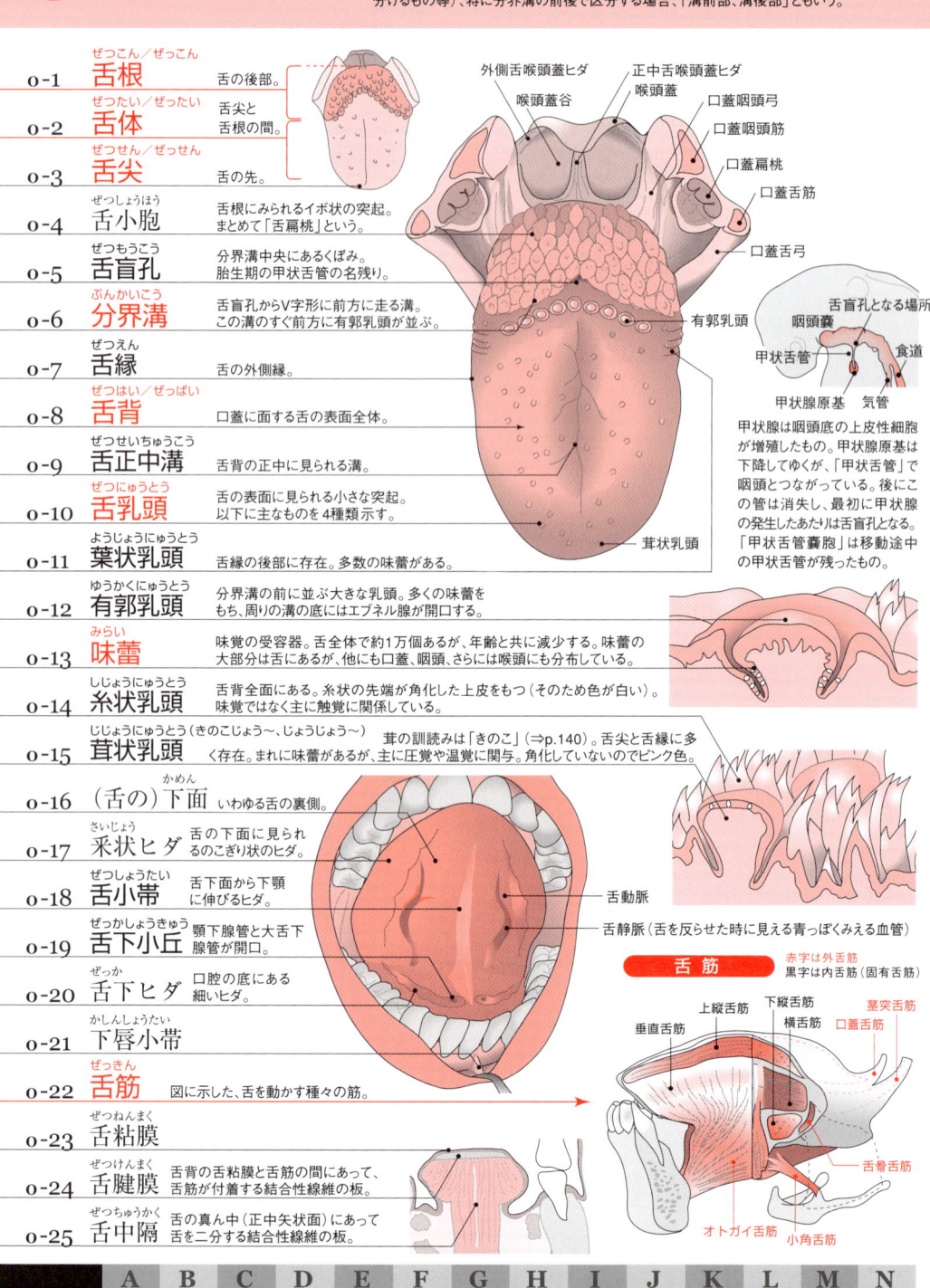

O-1	ぜっこん／ぜつこん **舌根**	舌の後部。	
O-2	ぜったい／ぜつたい **舌体**	舌尖と舌根の間。	
O-3	ぜっせん／ぜつせん **舌尖**	舌の先。	
O-4	ぜつしょうほう 舌小胞	舌根にみられるイボ状の突起。まとめて「舌扁桃」という。	
O-5	ぜつもうこう 舌盲孔	分界溝中央にあるくぼみ。胎生期の甲状舌管の名残り。	
O-6	ぶんかいこう **分界溝**	舌盲孔からV字形に前方に走る溝。この溝のすぐ前方に有郭乳頭が並ぶ。	
O-7	ぜつえん 舌縁	舌の外側縁。	
O-8	ぜつはい／ぜっぱい **舌背**	口蓋に面する舌の表面全体。	
O-9	ぜつせいちゅうこう 舌正中溝	舌背の正中に見られる溝。	
O-10	ぜつにゅうとう 舌乳頭	舌の表面に見られる小さな突起。以下に主なものを4種類示す。	
O-11	ようじょうにゅうとう 葉状乳頭	舌縁の後部に存在。多数の味蕾がある。	
O-12	ゆうかくにゅうとう 有郭乳頭	分界溝の前に並ぶ大きな乳頭。多くの味蕾をもち、周りの溝の底にはエブネル腺が開口する。	
O-13	みらい **味蕾**	味覚の受容器。舌全体で約1万個あるが、年齢と共に減少する。味蕾の大部分は舌にあるが、他にも口蓋、咽頭、さらには喉頭にも分布している。	
O-14	しじょうにゅうとう 糸状乳頭	舌背全面にある。糸状の先端が角化した上皮をもつ（そのため色が白い）。味覚ではなく主に触覚に関係している。	
O-15	じじょうにゅうとう 茸状乳頭	（きのこじょう〜、じょうじょう〜） 茸の訓読みは「きのこ」（⇒p.140）。舌尖と舌縁に多く存在。まれに味蕾があるが、主に圧覚や温覚に関与。角化していないのでピンク色。	
O-16	かめん （舌の）下面	いわゆる舌の裏側。	
O-17	さいじょう 采状ヒダ	舌の下面に見られるのこぎり状のヒダ。	
O-18	ぜつしょうたい 舌小帯	舌下面から下顎に伸びるヒダ。	
O-19	ぜつかしょうきゅう 舌下小丘	顎下腺管と大舌下腺管が開口。	
O-20	ぜっか 舌下ヒダ	口腔の底にある細いヒダ。	
O-21	かしんしょうたい 下唇小帯		
O-22	ぜっきん **舌筋**	図に示した、舌を動かす種々の筋。	
O-23	ぜつねんまく 舌粘膜		
O-24	ぜつけんまく 舌腱膜	舌背の舌粘膜と舌筋の間にあって、舌筋が付着する結合性線維の板。	
O-25	ぜつちゅうかく 舌中隔	舌の真ん中（正中矢状面）にあって舌を二分する結合性線維の板。	

甲状腺は咽頭底の上皮性細胞が増殖したもの。甲状腺原基は下降してゆくが、「甲状舌管」で咽頭とつながっている。後にこの管は消失し、最初に甲状腺の発生したあたりは舌盲孔となる。「甲状舌管嚢胞」は移動途中の甲状舌管が残ったもの。

外側舌喉頭蓋ヒダ／正中舌喉頭蓋ヒダ／喉頭蓋谷／喉頭蓋／口蓋咽頭弓／口蓋咽頭筋／口蓋扁桃／口蓋舌筋／口蓋舌弓／有郭乳頭／茸状乳頭

舌盲孔となる場所／咽頭嚢／甲状舌管／食道／甲状腺原基／気管

舌動脈／舌静脈（舌を反らせた時に見える青っぽくみえる血管）

舌筋 赤字は外舌筋　黒字は内舌筋（固有舌筋）

上縦舌筋／下縦舌筋／茎突舌筋／横舌筋／口蓋舌筋／垂直舌筋／舌骨舌筋／オトガイ舌筋／小角舌筋

| | A 内臓概観 | B 胸腔腹腔 | C 心臓外観 | D 心臓断面 | E 血管血液 | F 大動脈大静脈 | G 上肢の血管 | H 下肢の血管 | I リンパ | J 鼻腔鼻腔 | K 喉頭 | L 気管肺 | M 口腔 | N 歯 |

舌は、一般には「した」だが、解剖学的・医学的には「ぜつ」と読む。「舌」と、無声音の子音［k-,s-,t-等］で始まる語とが合成語を造る場合は、「つ」→ 促音便（そくおんびん）の「っ」に変わる場合がある。例えば、舌体［zetsutai］→（仮想的に［zetstai］）→［zettai］。もっとも、続く語が有声音の子音［g-,z-,d-等］や母音で始まる場合は促音便化はしない（舌縁「ぜつえん」や舌癌「ぜつがん」にはならない）。

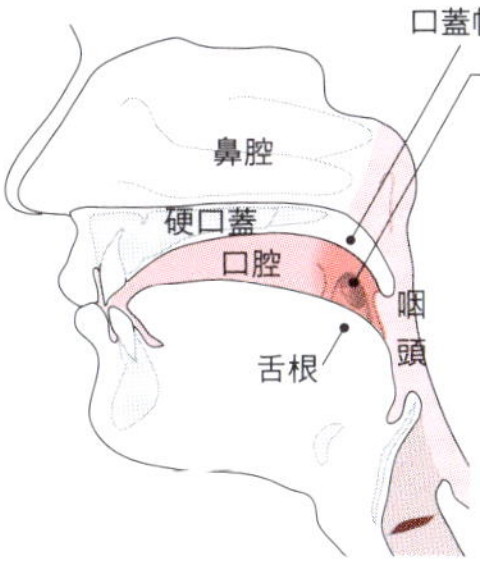

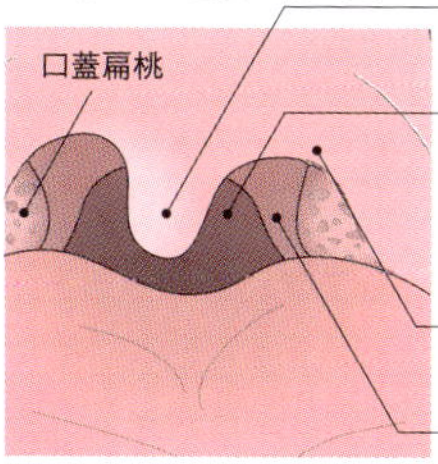

用語	説明	読み	記号
口峡	口蓋帆と舌根の間に囲まれた狭い空間。口腔と咽頭の境の部分にあたる。	こうきょう	o-26
口蓋垂	「口蓋に垂れ下がるもの」の意。俗にいう「のどびこ、のどちんこ」。睡眠時の呼吸に伴って口蓋垂や軟口蓋がふるえると、「鼾（いびき・英語で snore スノー）」が生じる。	こうがいすい	o-27
口峡峡部	口峡において、特に口蓋咽頭弓・口蓋舌弓によって狭められた部分。	こうきょうきょうぶ	o-28
口蓋舌弓	口蓋弓のうち前のもの。中にある口蓋舌筋が収縮すると口蓋舌弓は狭められる。	こうがいぜっきゅう	o-29
口蓋咽頭弓	口蓋弓のうち後ろのもの。中にある口蓋咽頭筋が収縮すると、口蓋咽頭弓は狭められる。	こうがいいんとうきゅう	o-30

ワルダイエルはどんな人？

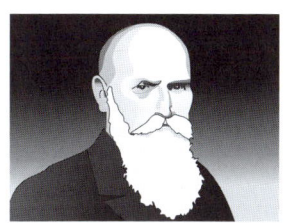

ドイツの解剖学者・病理学者のワルダイエル Heinrich G. von Waldeyer-Hartz（1837-1921）は、ゲッティンゲン大学時代、数学と自然科学の道を目指していたが、解剖学者ヘンレの講義を聞いた影響で解剖学に進路を変えた。ワルダイエルは初期ガンの研究に取り組み、それまで腫瘍組織から分泌される何らかの液体によって離れた臓器に転移すると考えられていたのに対して、細胞自体が移動して腫瘍が転移するという説を最初に唱えた（またガンが上皮細胞由来であることも明らかにした）。また、ヘマトキシリン染色の開発者であり、「染色体 Chromosome」の命名者（発見者ではない）。またニューロンという名称、また数々の発生学用語の名付け親でもある。そして、咽頭のリンパ組織の最初の記述者であり、後に彼の名を冠して呼ばれるようになった。実に幅広い分野を研究した研究者であると同時に、優れた教育者であった。

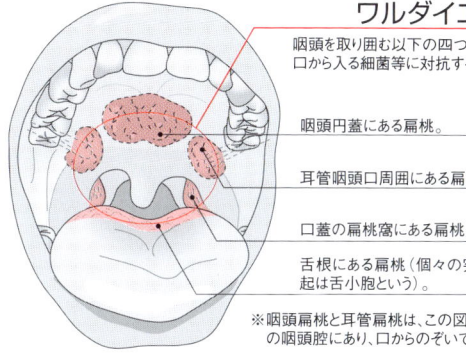

ワルダイエルの咽頭輪 o-31
咽頭を取り囲む以下の四つのリンパ性組織。口から入る細菌等に対抗する免疫防御を行う拠点。

用語	説明	読み	記号
咽頭扁桃	咽頭円蓋にある扁桃。	いんとうへんとう	o-32
耳管扁桃	耳管咽頭口周囲にある扁桃。	じかんへんとう	o-33
口蓋扁桃	口蓋の扁桃窩にある扁桃。	こうがいへんとう	o-34
舌扁桃	舌根にある扁桃（個々の突起は舌小胞という）。	ぜつへんとう	o-35

※咽頭扁桃と耳管扁桃は、この図では軟口蓋の向こう側の咽頭腔にあり、口からのぞいても直接は見えない。

口蓋扁桃の各部

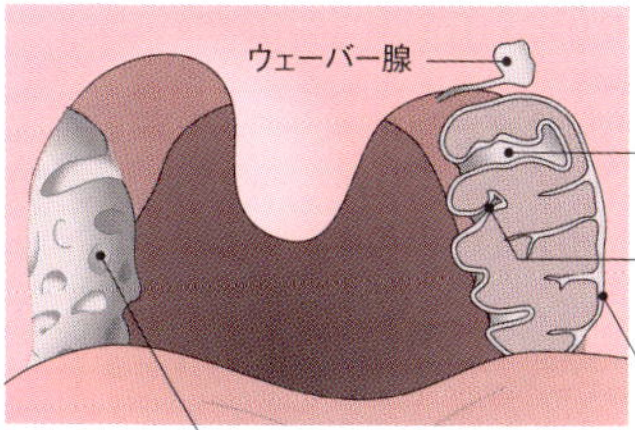

用語	説明	読み	記号
扁桃上窩	扁桃陰窩のうち最上部にある、特に広いくぼみ。	へんとうじょうか	o-36
（扁桃）陰窩	口蓋扁桃内へのくぼみ。	へんといんか	o-37
（扁桃）被膜	口蓋扁桃の被膜。	へんとうひまく	o-38
扁桃小窩	扁桃陰窩の開口部。	へんとうしょうか	o-39
半月ヒダ	口蓋舌弓と口蓋咽頭弓の間にある半月状のヒダ。扁桃窩の上の境。	はんげつ	o-40
三角ヒダ	口蓋舌弓からはじまる三角形のヒダ。扁桃窩の前の境となっている。	さんかく	o-41
扁桃窩	口蓋舌弓と口蓋咽頭弓、半月ヒダと三角ヒダによって囲まれているくぼみ。口蓋扁桃が入る。	へんとうか	o-42
口蓋筋	口蓋舌筋、口蓋帆張筋、口蓋帆挙筋、口蓋咽頭筋、口蓋垂筋の総称。個々の口蓋筋に関しては「肉単」p.14 も参照。	こうがいきん	o-43

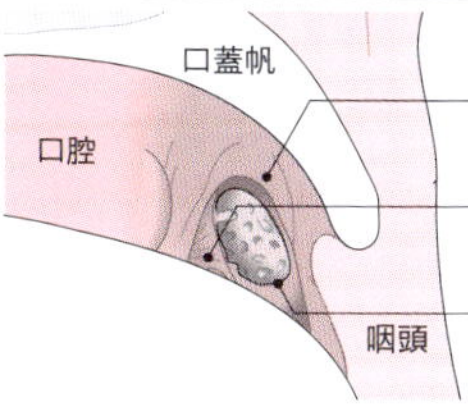

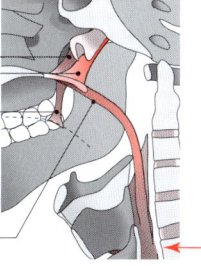

O   Tongue, Fauces

英語の tongue タン「舌」は、印欧祖語 *dnghwā-「舌」に由来。ラテン語の lingua リングア（英語の language ランゲッジの起源）も最初の子音が変化したものである。

o-1	ルート オヴ タン root of tongue
o-2	ボディ オヴ タン body of tongue
o-3	エイペックス オヴ タン　ティップ apex of tongue / tip ~
o-4	リンガル フォリクル◆ lingual follicle◆
o-5	フォレイメン スィーカム オヴ タン foramen cecum of tongue
o-6	ターミナル サルカス オヴ タン terminal sulcus of tongue
o-7	マージン オヴ タン margin of tongue
o-8	ドーサム オヴ タン dorsum of tongue◆
o-9	ミッドライン グルーヴ オヴ タン　ミーディアン サルカス midline groove of tongue / median sulcus ~
o-10	パピラ オヴ タン　リンガル パピラ papilla of tongue / lingual papilla
o-11	フォリエイト パピリー foliate papillae
o-12	ヴァレイト パピリー vallate papillae
o-13	テイスト バッド　ガスタトリ バルブ taste bud / gustatory bulb
o-14	フィリフォーム パピリー filiform papillae◆
o-15	ファンジフォーム パピリー fungiform papillae◆
o-16	インフィアリア サーフィス オヴ タン inferior surface of tongue
o-17	フィンブリエイティッド フォウルド fimbriated fold
o-18	フレニュラム オヴ タン frenulum of tongue
o-19	サブリンガル カランクル（キャランクル） sublingual caruncle
o-20	サブリンガル フォウルド sublingual fold
o-21	フレニュラム オヴ ロウア リップ frenulum of lower lip
o-22	マッスルズ オヴ タン muscles of tongue
o-23	ミューコス メンブレイン オヴ タン mucous membrane of tongue
o-24	リンガル アポニューロウスィス lingual aponeurosis
o-25	リンガル セプタム lingual septum

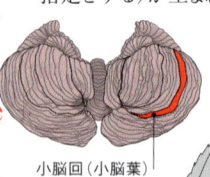

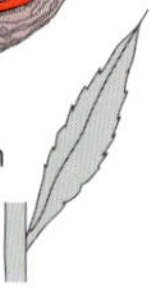

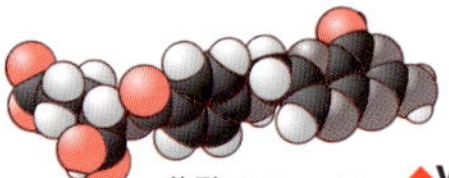

小脳回（小脳葉）cerebellar folium

papillaeは複数形 単数形は papilla パピラ

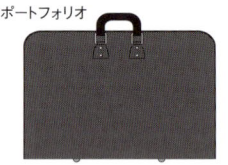

葉酸 folic acid

ポートフォリオ

爪郭 vallum unguis

きのこ

茸状乳頭

- **lingual follicle** 舌小胞　ラテン語 follis フォッリス「ふいご、革袋」に指小辞 -culus がついたもので、「小さな袋」。⇒p.116参照。

- **dorsum of tongue** 舌背　ラテン語 dorsum ドルスム「背」から。この語から、英語の endorse エンドース「裏書きする、保証する、是認する」（つまり、小切手や手形に裏書き・署名、受取人の指定をする）が生まれた。

- **foliate papilla** 葉状乳頭　foliateは、ラテン語 folium フォリウム「葉っぱ」から。小脳の、葉のように幅の狭い「小脳回（葉）」に用いられている。上に挙げた follicle「小胞、ろ胞」と混同しないように。小胞はLLで二重子音、葉はLが一つである。この folium の派生語には、英語 foliage フォウリイッジ「（集合的な意味での）葉、群葉」や、folic フォウリック「葉酸の」（最初にホウレンソウの葉から単離された）、portfolio ポートフォウリオ「ポートフォリオ、書類カバン、紙ばさみ」（port は p.85のコラムを参照。folioは、一枚の紙、葉［よう］の意）がある。

- **vallate papillae** 有郭乳頭　vallate は、ラテン語 vallum ウァッルム「土塁、防御柵、城郭、壁」に由来。有郭乳頭はまるで城郭に囲まれた城のように見える。皮膚のヒダでできた爪の壁である vallum unguis「爪郭（そうかく）」にも vallum が使われている。ちなみに、ラテン語 valles ウァッレース「谷」「丘（土塁、堡塁）に囲まれた場所」も vallum に由来している。英語の valley ヴァリ「谷」も派生語である。実は 英語の wall ウォール「壁」も関連語。valleyのように新しくラテン語から英語へ入った語の場合（初出は13世紀）はvの綴りはそのまま残っているが、wall のように古い時代に英語に入った語の場合（古英語）、v → w の変化が生じている。

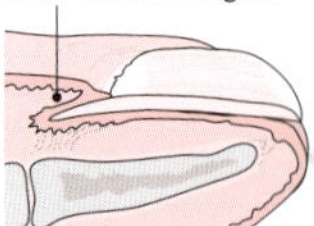

- **filiform papillae** 糸状乳頭　ラテン語 filum フィールム「糸、糸状のもの」に由来。英語の file ファイル「糸で綴じた書類、ファイル」も同根語。しかし、映画の film「フィルム」は語源が全く異なり、古英語 filmen「薄皮、膜、羊皮紙」に由来するという。

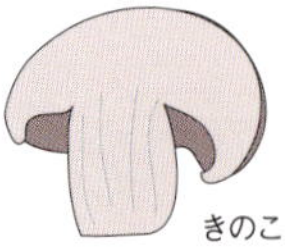

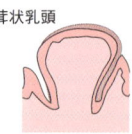

- **fungiform papillae** 茸状乳頭　ラテン語 fungus フンゲス「きのこ、菌」+form「形」。これは、ギリシャ語 σφόγγος スフォンゴス、ないしは σπόγγος スポンゴス

粘膜のヒダからなる frenulum of tongue「舌小帯」に使われる frenulum は、ラテン語 frenum フレーヌム「手綱、帯」に由来。舌小帯が短く、付着の位置が舌の先端部まで付いていて舌の動きが制限された状態を「舌小帯短縮症」ankyloglossia アンキログロッシア（もしくは tongue-tie）という。成長と共に自然に治る例がほとんどだが、重度の症例の場合、舌小帯切開 frenotomy フレノトミ がなされる。

「海綿」の語頭の子音が脱落したもの。つまり、「茸状乳頭」と「スポンジ（昔は海綿から作られた）」とは遠いが親戚の言葉である。

◆**sublingual caruncle** 舌下小丘 ラテン語 caro カーロー「肉」に由来し「小さな肉」の意。

◆**fauces** 口峡 英語の fauces フォースィーズ はラテン語複数形 fauces ファウケース「狭い通路」、転じて「咽頭や食道の狭い通り道」の借入語。常に複数形で、単数形は使われていない（おそらくラテン語の単数は faux であったのだろう）。fauces は、ラテン語では「コリント地峡」にも使われたため、isthmus of fauces「口峡峡部」は「地峡の地峡」になる。

◆**uvula of palate** 口蓋垂 ラテン語 uvula ウーウラ「小さいぶどうの房」に由来。この uvula は、uva ウーウァ「ぶどうの房」に指小辞がついたもの。しかし、口蓋垂をぶどうの房と呼ぶには小さすぎる。というのも、フランスの外科医ショリアック Guy de Chauliac（約1300-1368）が、異常に腫れ上がった口蓋垂を描写するのに用いたのが最初。後に、腫れていてもいなくても口蓋垂を指すために使われるようになった。

口峡峡部とコリント地峡
ISTHMUS「地峡」

口峡峡部の峡部と訳される isthmus はギリシャ語 Ἰσθμός イストモス「コリント地峡」に由来している。これはギリシャ本土とペロポネソス半島（アルカディア地方）をつなぐ、狭いところで幅わずか6kmの陸の通路。古代では、航海でエーゲ海とイオニア海を行き来する際、近道のためにこの地峡を、小さい船ならまるごと陸上輸送したという。1893年に、ようやくここに運河が作られた。現代の地理でも、isthmus は、スエズ地峡 Suez Isthmus、パナマ地峡 Panama Isthmus 等に見られる。ちなみに、古代ギリシャのオリンピックは、オリンピアだけでなく（デルフォイの）ピュティア、イストミア、ネメアの四カ所で開かれた。ちなみに、オリンピア競技祭の勝者にはオリーブの冠が与えられたが、ピュティア競技祭では月桂樹の冠、イストミア競技祭では松の葉の冠、ネメア競技祭では野性のセロリの冠が与えられた。

解剖学では、二つの大きな部分をつなぐ細いくびれた部分を指すためにも用いられている（aortic isthmus「大動脈峡部」、isthmus of cingulate gyrus「帯状回峡」等）。

フォースィーズ
fauces ◆ o-26

ユーヴュラ オヴ パレット
uvula of palate ◆ o-27

イスマス オヴ フォースィーズ オロファリンジーアル（オロファリンジーアル）イスマス
isthmus of fauces / oropharyngeal isthmus o-28

anterior pillar of fauces ともいう。

パラトグロッサル アーチ
palatoglossal arch o-29

パラトファリンジーアル アーチ
palatopharyngeal arch o-30

posterior pillar of fauces ともいう。

ヴァルダイアズ トンスィラ リング
Waldeyer's tonsillar ring o-31

ファリンジーアル トンスィル
pharyngeal tonsil o-32

テューバル トンスィル
tubal tonsil o-33

パラタイン トンスィル
palatine tonsil o-34

リングアル トンスィル
lingual tonsil o-35

faucial tonsil フォーシャル トンスィル ともいう。

スープラトンスィラ フォッサ
supratonsillar fossa o-36

トンスィラ クリプト
tonsillar crypt o-37

トンスィラ キャプスュール
tonsillar capsule o-38

トンスィラ ピット フォッシュラ
tonsillar pit / ~ fossula o-39

セミルーナ フォウルド
semilunar fold o-40

トライアンギュラ フォウルド
triangular fold o-41

トンスィラ サイナス フォッサ ベッド
tonsillar sinus / ~ fossa / ~ bed o-42

甲状腺峡部
isthmus of thyroid gland

口腔
咽頭
口峡峡部

マッスルズ オヴ ソフト パレット
muscles of soft palate o-43

P 咽頭、消化管、食道

ここでは、咽頭および消化管の一般的な特徴、また食道について示す。消化管は共通している部分と、その箇所特有の特徴とをあわせもっている。

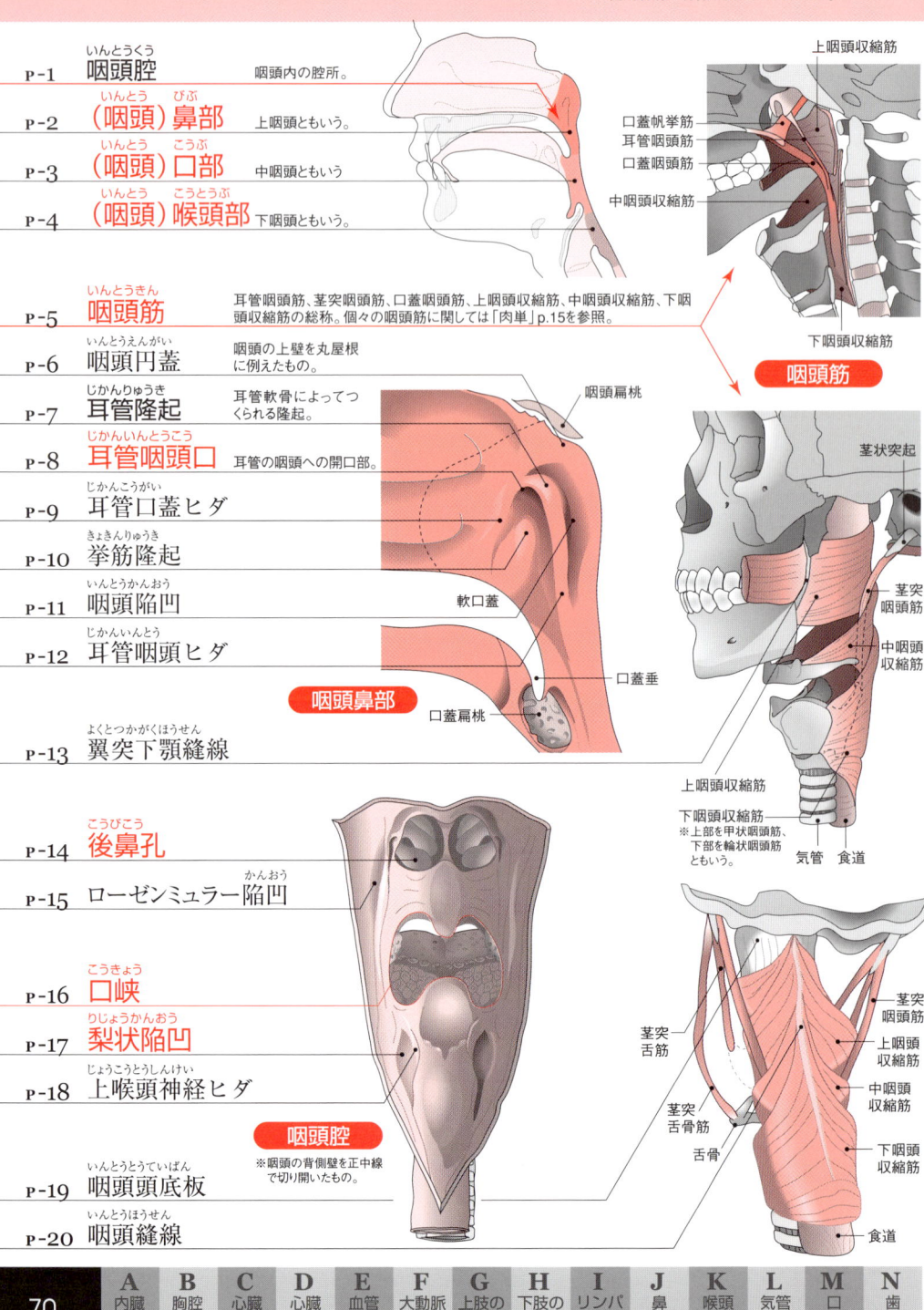

P-1	咽頭腔 （いんとうくう）	咽頭内の腔所。
P-2	（咽頭）鼻部 （いんとう びぶ）	上咽頭ともいう。
P-3	（咽頭）口部 （いんとう こうぶ）	中咽頭ともいう
P-4	（咽頭）喉頭部 （いんとう こうとうぶ）	下咽頭ともいう。
P-5	咽頭筋 （いんとうきん）	耳管咽頭筋、茎突咽頭筋、口蓋咽頭筋、上咽頭収縮筋、中咽頭収縮筋、下咽頭収縮筋の総称。個々の咽頭筋に関しては「肉単」p.15を参照。
P-6	咽頭円蓋 （いんとうえんがい）	咽頭の上壁を丸屋根に例えたもの。
P-7	耳管隆起 （じかんりゅうき）	耳管軟骨によってつくられる隆起。
P-8	耳管咽頭口 （じかんいんとうこう）	耳管の咽頭への開口部。
P-9	耳管口蓋ヒダ （じかんこうがい）	
P-10	挙筋隆起 （きょきんりゅうき）	
P-11	咽頭陥凹 （いんとうかんおう）	
P-12	耳管咽頭ヒダ （じかんいんとう）	
P-13	翼突下顎縫線 （よくとつかがくほうせん）	
P-14	後鼻孔 （こうびこう）	
P-15	ローゼンミュラー陥凹 （かんおう）	
P-16	口峡 （こうきょう）	
P-17	梨状陥凹 （りじょうかんおう）	
P-18	上喉頭神経ヒダ （じょうこうとうしんけい）	
P-19	咽頭頭底板 （いんとうとうていばん）	※咽頭の背側壁を正中線で切り開いたもの。
P-20	咽頭縫線 （いんとうほうせん）	

消化管の基本構造は、食道・胃・小腸・大腸に共通している。**粘膜上皮**は分泌と消化を行ない、**粘膜固有層**は粘膜上皮を構造的に支えると共に、血管やリンパ管が通る。またここにはリンパ組織がしばしば存在する。比較的薄い**粘膜筋板**は消化管壁のヒダの形成に貢献している。粘膜下組織には多くの血管やリンパ管があり、また粘膜下神経叢が含まれる。一部の腺はここに存在する。

消化管を包む漿膜も「腹膜」(⇒p.6 B-14)といわれ、漿液を分泌し、周囲の器官との摩擦を防ぐ。この漿膜は、腸間膜の表面に移行する。腸間膜は腹腔内に消化管を吊り下げている。

マイスナー神経叢は、粘膜筋板を支配し、絨毛の運動もコントロールしている。ヒルシュスプルング症(先天性巨大結腸症)は、先天的にこのマイスナー神経叢の神経節細胞が欠如ないし減少しており、腸内圧を感知できない。排便困難、著しい腹部膨満が生じてしまう。

腸間膜(⇒p.7 B-32)

	漿膜	P-21
漿膜下層ともいう。血管やリンパ管に富んでいる。	漿膜下組織	P-22
以下の二つの層からなる。	**筋層**	P-23
この層の縦走筋が収縮と弛緩を繰り返して、内容物を混ぜる。	縦筋層	P-24
輪走筋が蠕動(ぜんどう)運動を生じさせ、内容物を肛門側へ送る。	輪筋層	P-25
血管やリンパ管がここを通る。	**粘膜下組織**	P-26
以下の三つの層からなる。	**粘膜**	P-27
ヒダの形成に関与する。	粘膜筋板	P-28
	粘膜固有層	P-29
	粘膜上皮	P-30
マイスナー神経叢ともいう。小腸や大腸で発達している。	粘膜下神経叢	P-31
アウエルバッハ神経叢ともいう。腸の蠕動運動をコントロールする。	筋層間神経叢	P-32

食道は、上部の、咽頭収縮筋のある辺りと、lower esophageal sphincter「下部食道括約筋」、略してLESが働く辺りで内圧が高まっている。LESは、食道の噴門付近を締める力によって、胃液が食道に逆流するのを防いでいる。食道裂孔ヘルニアは、胃が腹腔から横隔膜の食道裂孔より胸腔に一部はみだした状態のことをいうが、LES圧が下がるため、「胸やけ」が生じることがある。

LES圧は、食物の嚥下時には低下しないと(低下しないと食物が通過できない)、食道壁の自律神経の異常(食道下部のアウエルバッハ神経叢の変性や消失)によって食道が achalasia アカレイズィア「アカラシア、弛緩不能症」になると、嚥下困難となり、食物が食道から胃へスムーズに通らなくなってしまう。

ちなみに、英語の achalasia は、ギリシャ語の否定の接頭辞 α-ア に、χαλάω カラオー「ゆるめる、ゆったりする」が付いたもの。

以下の三つに区分される。	**食道**	P-33
	(食道)頚部	P-34
	(食道)胸部	P-35
	(食道)腹部	P-36
	輪状食道腱束	P-37
食道の径が狭い三箇所の部分。	狭窄部	P-38
「第一狭窄、輪状軟骨部狭窄」ともいう。輪状軟骨による。食道中最も狭い。	上狭窄	P-39
「第二狭窄、大動脈部狭窄、気管分岐部狭窄」ともいう。大動脈弓、左気管支による。	中狭窄	P-40
	気管支食道筋	P-41
	胸膜食道筋	P-42
「第三狭窄、横隔膜部狭窄」ともいう。横隔膜の食道裂孔を通過する部分。	下狭窄	P-43

食道
背面から見た図

P Pharynx, Digestive Tract, Esophagus

- P-1 キャヴィティ オヴ ファリンクス
  cavity of pharynx
- P-2 ネイゾファリンクス
  nasopharynx◆
- P-3 オロファリンクス
  oropharynx◆
- P-4 ラリンゴファリンクス
  laryngopharynx◆
- P-5 ファリンジーアル マッスルズ
  pharyngeal muscles
- P-6 ヴォールト オヴ ファリンクス
  vault of pharynx◆
- P-7 トウラス テュバリアス
  torus tubarius◆
- P-8 ファリンジーアル オウプニング オヴ オーディトリ テューブ
  pharyngeal opening of auditory tube
- P-9 サルピンゴパラタイン フォウルド
  salpingopalatine fold
- P-10 トウラス レヴァトウリアス
  torus levatorius
- P-11 ファリンジーアル リセス
  pharyngeal recess
- P-12 サルピンゴファリンジーアル フォウルド
  salpingopharyngeal fold◆
- P-13 テリゴマンディビュラー レイフィー
  pterygomandibular raphe
- P-14 コウアニー
  choanae
- P-15 ロウゼンミュラ リセス
  Rosenmüller recess
- P-16 フォースィーズ
  fauces
- P-17 ピリフォーム フォッサ リセス
  piriform fossa / recess
- P-18 フォウルド オヴ スーピアリア ラリンジーアル ナーヴ
  fold of superior laryngeal nerve
- P-19 ファリンゴバスィラ ファシャ
  pharyngobasilar fascia
- P-20 ファリンジーアル レイフィー
  pharyngeal raphe

◆**nasopharynx** 咽頭鼻部 ラテン語 nasus ナースス「鼻」の造語形 naso- ＋ギリシャ語 φάρυγξ ファリュンクス「のど、咽頭、笛の吹き口」に由来。鼻を意味するギリシャ語の造語形 rhino- を用いた rhinopharynx ラィノファリンクスの方がギリシャ語の組合わせ同士なので文法的にはより正確なのだが、nose「鼻」を連想しやすいためなのか nasopharynx の方がよく使われている。

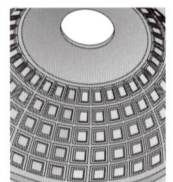

パンテオンのVault

◆**oropharynx** 咽頭口部 oro-は、ラテン語 os オース「口」の造語形。

◆**laryngopharynx** 咽頭喉頭部 ギリシャ語 λάρυγξ ラリュンクス「喉頭」の造語形である laryngo- に pharynx が付いたもの。

◆**vault of pharynx** 咽頭円蓋 vaultは、ラテン語 volvo ウォルウォー「回る、回転させる、転がる」に由来し、建築用語で「丸天井、円蓋」を意味する。解剖学では、様々な丸天井形、アーチ形の構造物に使われている (cranial vault「頭蓋円蓋部 (=脳頭蓋)」、vaginal vault「腟円蓋」)。ちなみに、緑藻の一種の volvox「ボルボックス」も、またベアリングメーカーを前身とする車のメーカーのVolvo「ボルボ」も、同じラテン語 volvo に由来する。

ボルボックス

耳管隆起と花托とトーラス
TORUS「丸い隆起」

耳管隆起と訳されている**torus tubarius**のtorusは、ラテン語 torus トルス「丸い隆起」に由来する。解剖学では、様々な場所の円形のふくらみを指して用いられている (挙筋隆起、前頭隆起、下顎隆起、尿管隆起等)。

数学ではこれは **torus**トウラス「トーラス、円環体」を意味する。これは、円が回転してできる幾何学的形態。ドーナツのような形状をした図形である (回転の仕方が複雑だともっと複雑な立体となる)。古代建築の柱の基部の丸いふくらみも、torus (日本語では「大玉縁」) と呼ばれた。

また植物学では、torusは、「花托」(花柄の上端。この上に花弁・めしべなどをつける) を指している。様々な分野にラテン語の単語の「輪」が広がっている。

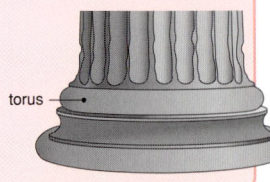

トーラス

torus

● 消化管（digestive tract）を表わす英語は他にも数多くある。digestive ダイジェスティヴ「消化の」の代わりに alimentary アリメンタリ「栄養の」も用いられる（alimentary tract）。また、tract「管、路、束」の他に、canal キャナル「管、用水路、運河」や、tube テューブ「管、ブラウン管、地下鉄」も用いられる（digestive canal、digestive tube）。一般用語としては gut ガット「腸、内臓」が消化管を意味することもある。

◆ **salpingopharyngeal fold** 耳管咽頭ヒダ salpingo- は、ギリシャ語の σάλπιγξ サルピンクス「ラッパ」の造語形。解剖学では、「耳管」や、「卵管」のように、一端が広がった管を指して用いる。

◆ **myenteric plexus, Auerbach plexus** 筋層間神経叢 ドイツの解剖学者、組織学者アウエルバッハ Leopold Auerbach（1828-1897）によって発見された。ちなみに、名前のアウエルバッハは、英語ではアウエルバックとも発音されている（大作曲家のBach ですら、英語でバックと発音されることがある）。正確には、ドイツ語で ch ハの音は軟口蓋摩擦音（日本語の「ハ」の音ともちょっと違うのである）。

◆ **esophagus, oesophagus** 食道 esophagusは、ギリシャ語の οἴσω オイソー「運ぶ」と φαγεῖν ファゲイン「食べること」で、「食べたものを運ぶ管」の意。食道を oesophagus とも綴るのは、ギリシャ語の二重母音 oi が、ラテン語 oe → 英語 oe（発音は[iː]）→ e（発音は[iː]）と変化したため。

◆ **narrow place, constriction** 狭窄部 constriction は、正常か病的かに関わらず狭窄した状態を指すが、病的な場合、stricture ストリクチャや、stenosis ステノウシス「狭窄」という語も用いられる。これは、ギリシャ語 στενός ステノス「狭い」に由来する。

粘膜下組織と織物、教科書とティッシュペーパー
TEXO「織る」

粘膜下組織と訳されている **tela tubalis** の tela「組織」は、ラテン語 tela テーラー「織物」から。これは、ラテン語 texla「織物」が縮まった形で、texla は動詞 texo テクソー「織る」に由来する（組織の「織」という字にその意味が織り込まれている）。このラテン語 texo からは、様々な英単語が派生した。そのままの意味では、textile テクスタイル「織物、編み物、繊維業界」や、texture テクスチャ「織り目、生地、テクスチャー」がある。この語がフランス語を経由して英語になったものが、tissue ティシュ「薄い織物、布、（生物学では）組織」である。また薄い織物のような紙ということで、tissue paper「ティッシュペーパー」になった。また、織物という意味から発展して「言葉によって編まれたもの」、すなわち text テクスト「文章」という語が生じた。text は、さらに転じて「教科書」や、「テキストデータ（文字データ）」も意味する。

ちなみに、ラテン語のtelaは「クモの巣」も指していた。脳室の上衣性脈絡板の外面を覆う tela choroidea ティーラ コロイディア「脈絡組織」といい、arachnoid アラクノイド「クモ膜」といい、脳の用語は何かとクモと関わりがある。

セロウサ（セロウザ）　スィラス　コウト
serosa / serous coat P-21

サブセロウサ（ザ）　サブスィラス　レイヤ
subserosa / subserous layer P-22

マッスル　レイヤーズ
muscle layers P-23

ロンジテューディナル　マッスル　レイヤ
longitudinal muscle layer P-24

サーキュラ　マッスル　レイヤ
circular muscle layer P-25

ティーラ　サブミューコウザ（〜コウサ）
tela submucosa P-26

ミューコウザィ（〜コウザイ）
mucosae P-27

マスキュラリス　ミューコウズィ（〜ザイ）
muscularis mucosae P-28

ラミナ　プロプリア　ミューコウズィ　プロパ　ミューコウザル　レイヤ
lamina propria mucosae / proper mucosal layer P-29

エピスィーリアル　レイヤ　エピスィーリアム
epithelial layer / epithelium P-30

サブミューカス　プレクサス　マイスナー
submucous plexus / Meissner 〜 P-31

マイエンテリック　プレクサス　アウアバック（〜バッハ）
myenteric plexus / Auerbach 〜◆ P-32

※oesophagusの場合、アイソファガスとも発音する。

イーソファガス
esophagus / oesophagus◆ P-33

サーヴィカル　イーソファガス
cervical esophagus P-34

ソラスィック　イーソファガス
thoracic esophagus P-35

アブドミナル　イーソファガス
abdominal esophagus P-36

クライコイーソファジーアル（〜ファジーアル）　テンドン
cricoesophageal tendon P-37

ナロウ　プレイス　コンストリクション
narrow place / constriction◆ P-38

アッパ ナロウ プレイス　コンストリクション
upper narrow place /〜constriction P-39

ミドル ナロウ プレイス　コンストリクション
middle narrow place /〜constriction P-40

ブロンコイーソファジアス　マッスル
bronchooesophageus（muscle） P-41

プルーロイーソファジアス　マッスル
pleuroesophageus（muscle） P-42

ロウア ナロウ プレイス　コンストリクション
lower narrow place /〜constriction P-43

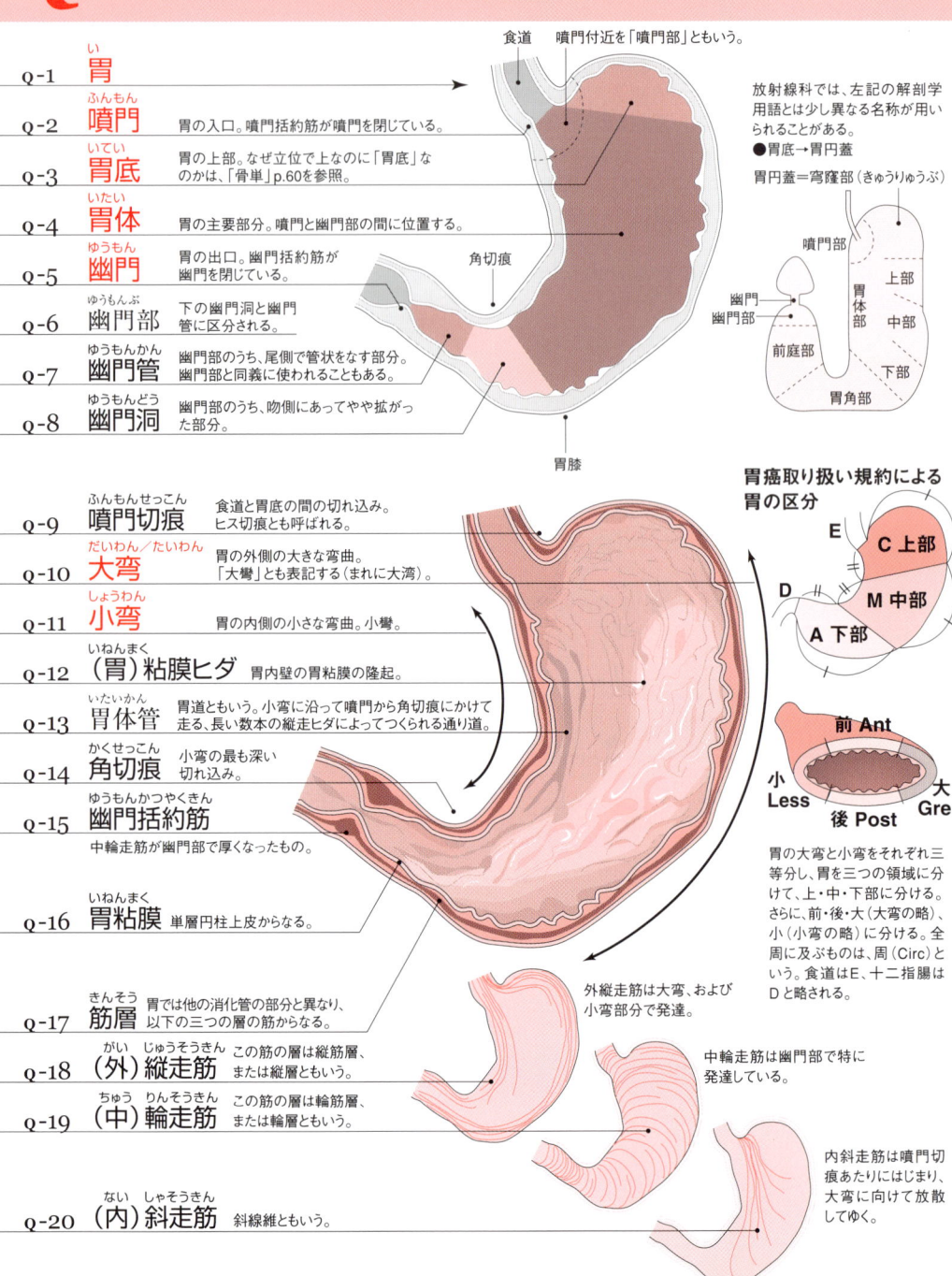

Q 胃、十二指腸

ここでは、胃および十二指腸について示す。胃は、アルコールの吸収は行なうが、主な役割は食物を溜めて少しずつ十二指腸に送る調整場所であり、強力な胃酸による殺菌の場となっている。

- Q-1 **胃**（い）
- Q-2 **噴門**（ふんもん） 胃の入口。噴門括約筋が噴門を閉じている。
- Q-3 **胃底**（いてい） 胃の上部。なぜ立位で上なのに「胃底」なのかは、「骨単」p.60を参照。
- Q-4 **胃体**（いたい） 胃の主要部分。噴門と幽門部の間に位置する。
- Q-5 **幽門**（ゆうもん） 胃の出口。幽門括約筋が幽門を閉じている。
- Q-6 **幽門部**（ゆうもんぶ） 下の幽門洞と幽門管に区分される。
- Q-7 **幽門管**（ゆうもんかん） 幽門部のうち、尾側で管状をなす部分。幽門部と同義に使われることもある。
- Q-8 **幽門洞**（ゆうもんどう） 幽門部のうち、吻側にあってやや拡がった部分。
- Q-9 **噴門切痕**（ふんもんせっこん） 食道と胃底の間の切れ込み。ヒス切痕とも呼ばれる。
- Q-10 **大弯**（だいわん／たいわん） 胃の外側の大きな弯曲。「大彎」とも表記する（まれに大湾）。
- Q-11 **小弯**（しょうわん） 胃の内側の小さな弯曲。小彎。
- Q-12 **（胃）粘膜ヒダ**（いねんまく） 胃内壁の胃粘膜の隆起。
- Q-13 **胃体管**（いたいかん） 胃道ともいう。小弯に沿って噴門から角切痕にかけて走る、長い数本の縦走ヒダによってつくられる通り道。
- Q-14 **角切痕**（かくせっこん） 小弯の最も深い切れ込み。
- Q-15 **幽門括約筋**（ゆうもんかつやくきん） 中輪走筋が幽門部で厚くなったもの。
- Q-16 **胃粘膜**（いねんまく） 単層円柱上皮からなる。
- Q-17 **筋層**（きんそう） 胃では他の消化管の部分と異なり、以下の三つの層の筋からなる。
- Q-18 **（外）縦走筋**（がい じゅうそうきん） この筋の層は縦走層、または縦層ともいう。
- Q-19 **（中）輪走筋**（ちゅう りんそうきん） この筋の層は輪走層、または輪層ともいう。
- Q-20 **（内）斜走筋**（ない しゃそうきん） 斜線維ともいう。

食道　噴門付近を「噴門部」ともいう。

放射線科では、左記の解剖学用語とは少し異なる名称が用いられることがある。
●胃底→胃円蓋
胃円蓋＝穹窿部（きゅうりゅうぶ）

噴門部／上部／胃体部／中部／下部／幽門／幽門部／前庭部／胃角部

角切痕

胃膝

胃癌取り扱い規約による胃の区分

E / C 上部 / D / M 中部 / A 下部

胃の大弯と小弯をそれぞれ三等分し、胃を三つの領域に分けて、上・中・下部に分ける。さらに、前・後・大（大弯の略）、小（小弯の略）に分ける。全周に及ぶものは、周（Circ）という。食道はE、十二指腸はDと略される。

前 Ant / 小 Less / 大 Gre / 後 Post

外縦走筋は大弯、および小弯部分で発達。

中輪走筋は幽門部で特に発達している。

内斜走筋は噴門切痕あたりにはじまり、大弯に向けて放散してゆく。

---

74 | A 内臓概観 | B 胸腔腹腔 | C 心臓外観 | D 心臓断面 | E 血管血液 | F 大動脈大静脈 | G 上肢の血管 | H 下肢の血管 | I リンパ | J 鼻鼻腔 | K 喉頭 | L 気管肺 | M 口口腔 | N 歯

牛やヤギのように草や紙を食べても消化できるのは、それら草食動物の第一胃は中性に近く、セルロースを分解するバクテリアが多量に存在するためである。消化段階で脂肪酸に分解されてゆくと第一胃は酸性に傾き消化速度が落ちる。そこで反芻（はんすう）することによって口の中に食塊を戻し、アルカリ性の大量の唾液とともに再び胃に戻し、第一胃のpHを中性に保っている。ヒトにはそのようなセルロース消化機能はない。

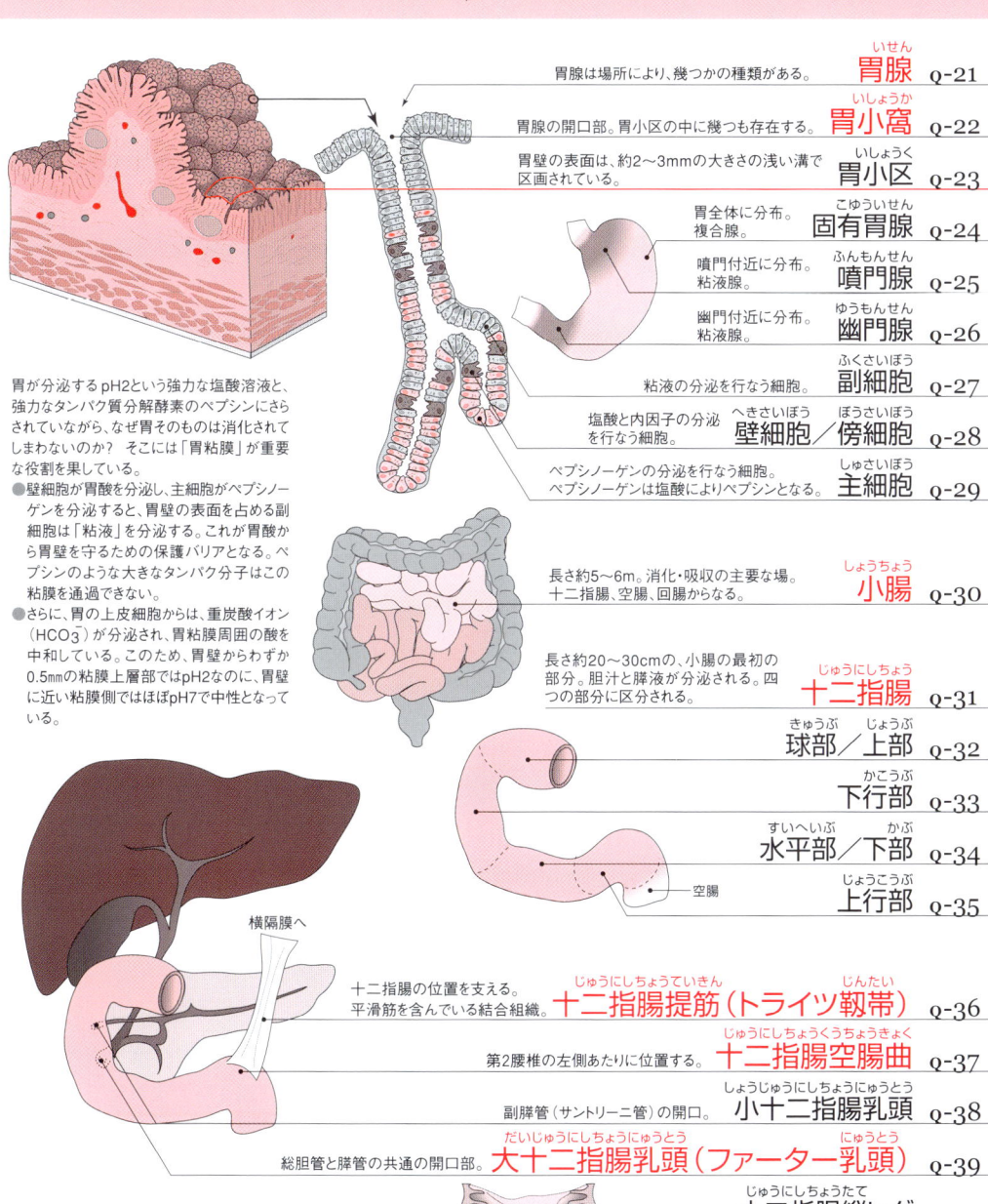

胃腺は場所により、幾つかの種類がある。	**胃腺**（いせん）	Q-21
胃腺の開口部。胃小区の中に幾つも存在する。	**胃小窩**（いしょうか）	Q-22
胃壁の表面は、約2〜3mmの大きさの浅い溝で区画されている。	**胃小区**（いしょうく）	Q-23
胃全体に分布。複合腺。	**固有胃腺**（こゆういせん）	Q-24
噴門付近に分布。粘液腺。	**噴門腺**（ふんもんせん）	Q-25
幽門付近に分布。粘液腺。	**幽門腺**（ゆうもんせん）	Q-26
粘液の分泌を行なう細胞。	**副細胞**（ふくさいぼう）	Q-27
塩酸と内因子の分泌を行なう細胞。	**壁細胞／傍細胞**（へきさいぼう／ぼうさいぼう）	Q-28
ペプシノーゲンの分泌を行なう細胞。ペプシノーゲンは塩酸によりペプシンとなる。	**主細胞**（しゅさいぼう）	Q-29

胃が分泌するpH2という強力な塩酸溶液と、強力なタンパク質分解酵素のペプシンにさらされていながら、なぜ胃そのものは消化されてしまわないのか？　そこには「胃粘膜」が重要な役割を果たしている。
●壁細胞が胃酸を分泌し、主細胞がペプシノーゲンを分泌すると、胃壁の表面を占める副細胞は「粘液」を分泌する。これが胃酸から胃壁を守るための保護バリアとなる。ペプシンのような大きなタンパク分子はこの粘膜を通過できない。
●さらに、胃の上皮細胞からは、重炭酸イオン（HCO_3^-）が分泌され、胃粘膜周囲の酸を中和している。このため、胃壁からわずか0.5mmの粘膜上層部ではpH2なのに、胃壁に近い粘膜側ではほぼpH7で中性となっている。

長さ約5〜6m。消化・吸収の主要な場。十二指腸、空腸、回腸からなる。	**小腸**（しょうちょう）	Q-30
長さ約20〜30cmの、小腸の最初の部分。胆汁と膵液が分泌される。四つの部分に区分される。	**十二指腸**（じゅうにしちょう）	Q-31
	球部／上部（きゅうぶ／じょうぶ）	Q-32
	下行部（かこうぶ）	Q-33
	水平部／下部（すいへいぶ／かぶ）	Q-34
	上行部（じょうこうぶ）	Q-35
十二指腸の位置を支える。平滑筋を含んでいる結合組織。	**十二指腸提筋（トライツ靭帯）**（じゅうにしちょうていきん／じんたい）	Q-36
第2腰椎の左側あたりに位置する。	**十二指腸空腸曲**（じゅうにしちょうくうちょうきょく）	Q-37
副膵管（サントリーニ管）の開口。	**小十二指腸乳頭**（しょうじゅうにしちょうにゅうとう）	Q-38
総胆管と膵管の共通の開口部。	**大十二指腸乳頭（ファーター乳頭）**（だいじゅうにしちょうにゅうとう／にゅうとう）	Q-39
十二指腸の後内側壁に縦走する一条のヒダ。このヒダの下端が大十二指腸乳頭。	**十二指腸縦ヒダ**（じゅうにしちょうたて）	Q-40

十二指腸の粘膜下組織には、十二指腸腺、別名ブルンネル腺がある。この腺はアルカリ性の粘液を分泌し、膵液と共に胃酸を中和するのに寄与している。

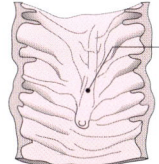

Q Stomach, Duodenum

ドイツ語 Magen マーゲン「胃」は、印欧祖語の *mak-「皮袋」に由来（英語 maw モー「胃」が類語）。

Q-1	ストマック stomach◆	
Q-2	カーディア　　カーディアル　パート cardia / cardial part◆	
Q-3	ファンダス オヴ ストマック fundus of stomach◆	
Q-4	ボディ オヴ ストマック body of stomach	
Q-5	パイローラス（ピローラス） pylorus	
Q-6	パイロウリック（ピローリック）　パート pyloric part	
Q-7	パイロウリック　カナル pyloric canal	
Q-8	パイロウリック　アントラム pyloric antrum◆	
Q-9	カーディアック ノッチ　カーディアル cardiac notch / cardial 〜	
Q-10	グレイター　　カーヴァチャ（カーヴァテュア／〜チャ） greater curvature◆	
Q-11	レッサー　カーヴァチャ（カーヴァテュア／〜チャ） lesser curvature	
Q-12	ギャストリック フォウルズ　　ルージー（ルーガイ） gastric folds / 〜 rugae	
Q-13	ギャストリック キャナル gastric canal	
Q-14	アンギュラ インサイジャ オヴ ストマック angular incisure of stomach	
Q-15	パイロウリック スフィンクタ pyloric sphincter	
Q-16	ギャストリック ミューコウザ gastric mucosa	
Q-17	マスキュラ レイヤ muscular layer	
Q-18	アウタ ロンジテューディナル　マッスル outer longitudinal (muscle)	
Q-19	ミドル サーキュラ　マッスル middle circular (muscle)	
Q-20	イナ オブリーク　マッスル　　　ファイバ inner oblique (muscle) / fiber	

◆**stomach** 胃　ギリシャ語 στόμα ストマ「口」に由来。ストマは時代が下るにつれ、指す場所まで「口」→「のど」→「食道」→「胃の口」、「胃」と段々意味が下がってしまった。

◆**cardia, cardial part** 噴門　ギリシャ語 καρδία カルディアー「心臓」に由来する。これは噴門が心臓の近くにあるため。形容詞のcardiac には、「心臓の」と「噴門の」の2つの意味がある。

◆**fundus of stomach** 胃底　ラテン語名詞 fundus フンドゥス「底」に由来。「胃底」というのに立位で下方にないのは、袋状の器官において、主要な口から見て「底（そこ）」にあたる部分を「底（てい）」と呼んだため。つまり胃においては「幽門」の方が主要な口とみなされたということになる（⇒「骨単」p.60参照）。別の見解によれば、fundus に指小辞 -ulus を付けた fundulus が、古典ラテン語で「行き止まり、袋小路」という意味もあることを知っていた、きわめてラテン語に通じた解剖学者が、胃底が「袋小路の囊」であるという意味も込めて、fundus と名づけたという説もある。というのも、胃底には greater cul-de-sac グレイタ クル・デ・サック（キュ・ド・サック）「大きな袋小路」という別名がある。ちなみに、lesser cul-de-sac「小さい袋小路」

胃と腓腹筋とガストリン、草と巻貝
GASTER「胃」

胃の gastric は、ギリシャ語 γαστήρ ガステール「胃、腹部」の形容詞である。ガステールやその形容詞は、かつては「胃」に限定せず、何でも丸みを帯びたものに用いられた。例えば、丸いふくらはぎを作る gastrocnemius ガストロクニーミアス「腓腹筋」は、ギリシャ語 γαστήρ ガステール「腹、胃」＋ κνημίς クネーミス「脛（すね）」。他にも、ガステールの造語形 gastro- は、「胃、腹」に関連した様々な用語を生み出している。幽門部から分泌され、壁細胞のHClの分泌を促すホルモン gastrin「ガストリン」もその一つ。また、サザエやカタツムリを含む巻貝は、腹（胃ではない）から足が出ているため gastropod ギャストロポッド「腹足類」（pod=「足」）と呼ばれている。

ガステールは、印欧祖語 *gras-「むさぼり食う」に起源を持つ。この語から、ラテン語 gramen グラーメン「草」や、学名の *Gramineae* グラミネアエ「イネ科」が生まれた。実際、人類や家畜の胃を満たす食料の9割以上が、イネ科（米、麦、トウモロコシ）。雑草の多くもイネ科である。

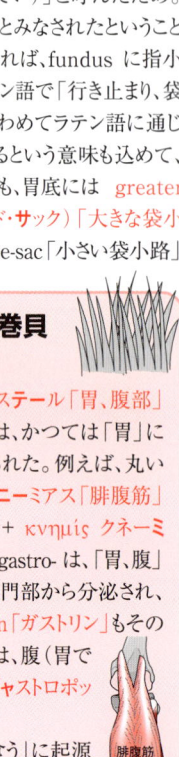

フランス語・スペイン語では、語頭が st- の場合、昔に e が語頭に付加されてしまった。そのため、胃を表わすフランス語 estomac エストマ、またスペイン語 estomago エストーマゴには、語源となっているギリシャ語 στόμα ストマにない e が頭に付いている。このため、スペイン語で「駅」は estación エスタスィオーン。フランス語で「精神」は esprit エスプリ、「スパイ行為」は espionnage エスピオナージュになる。

は幽門洞である（幽門洞は出口があるのに…）。フランス語で cul は「底、尻」、sac は「袋」のこと。単に cul-de-sac では「ダグラス窩」を指す（⇒p.7）。

- ◆**pyloric antrum 幽門洞** ギリシャ語 ἄντρον アントロン「ほら穴」に由来。解剖学では、ほとんど閉鎖された腔である「洞」（篩骨洞、乳突洞）に使われる（幽門洞は閉鎖されてはいないのに…）。
- ◆**greater curvature 大弯** ラテン語 curvatura クルウァートゥーラ「弯曲、曲がり、曲率」に由来。英語 curve カーヴ「曲げる、カーヴ」も同根語。語尾の (-ura)-ure は、動作の結果を表わす。

十二指腸は本当に指12本分？

十二指腸と訳されている **duodenum** は、アレキサンドリアの医師ヘロフィロス Herophilos（前375-290）による。彼は十二指腸を「指12本」を意味する δωδεκαδάκτυλον ドーデカダクテュロンと名づけた。ドーデカとはギリシャ語で「12」。これをなぞって、ラテン語の intestinum duodenum digitorum「十二指腸」、略して duodenum になった。このヘロフィロスは、人体解剖を学問的に行なった人物であり、人体解剖学の祖といわれる。心が心臓にあるとした時代にあって、脳を知能の座とみなし、運動神経と感覚神経の区別について、また乳ビ管や静脈洞交会を最初に記載した（ゆえに、静脈洞交会には torcular herophili トーキュラ ヘロフィライという別称もある）。

話を戻すが、古代ギリシャ（に限らず多くの古代文明社会）では、長さの単位として指の幅が用いられた。ギリシャの単位名も、δάκτυλος ダクテュロスで「指」そのもの。16指幅=1プース（足の長さ）で、1プースが約30cm（イオニアのプースが296mm、ドーリアのプースが326mmと地域によりばらつきがあり）なので、1指幅は約19mm、12指幅で約22cm。現代人の十二指腸が、平均が25〜30cmなので、22cmはやや短かめか。もっとも、腸の長さは個人差が大きい上に、生体と比べると死体では顕著に長くなってゆくので、測定条件が不明ゆえにこの計算には余り意味がない。

それに、12という数がギリシャ人にとって単に切りの良い数、象徴的な含みのある数という可能性もある。例えば、エーゲ海の Dodecanessos Islands「ドデカネソス（ドデカニサ）諸島」も「12島」という意味だが、実際は17の有人島+12以上の無人島で、およそ30島。神話でも、ヘラクレスは12の難行をこなし、オリンポスの主な神々も12神。ちなみに、dodecatheon「ドデカテオン」（テオン＝神）という、名前だけは大きく聞こえる植物もある。房に12個の花が咲くことがあり、オリンポス12神を象徴する花と考えられていたという。 ドデカテオン

ギャストリック グランド
gastric gland Q-21

ギャストリック ピット
gastric pit Q-22

ギャストリック エアリア
gastric area Q-23

プロパ ギャストリック グランド
proper gastric gland Q-24

カーディアック グランド
cardiac gland Q-25

パイロウリック グランド
pylolic gland Q-26

ネック ミューカス セル
neck mucous cell Q-27

パライエタル セル
parietal cell Q-28

チーフ セル
chief cell Q-29

スモール インテスティン
small intestine Q-30

デュオディーナム（デュオディナム）
duodenum◆ Q-31

スーピアリア パート オヴ デュオディーナム
superior part (of duodenum) Q-32

ディセンディング パート
descending part Q-33

ホリゾンタル パート トランスヴァース
horizontal part / transverse〜 Q-34

アセンディング パート
ascending part Q-35

suspensory muscle of duodenum
「十二指腸提筋」ともいう。

サスペンソリ リガメント オヴ デュオディーナム
suspensory ligament of duodenum Q-36

デュオディーノジェジューナル フレクシャ
duodenojejunal flexure Q-37

マイナ デュオディーナル パピラ
minor duodenal papilla Q-38

メイジャ デュオディーナル パピラ
major duodenal papilla Q-39

ロンジテューディナル フォウルズ オヴ デュオディーナム
longitudinal folds of duodenum Q-40

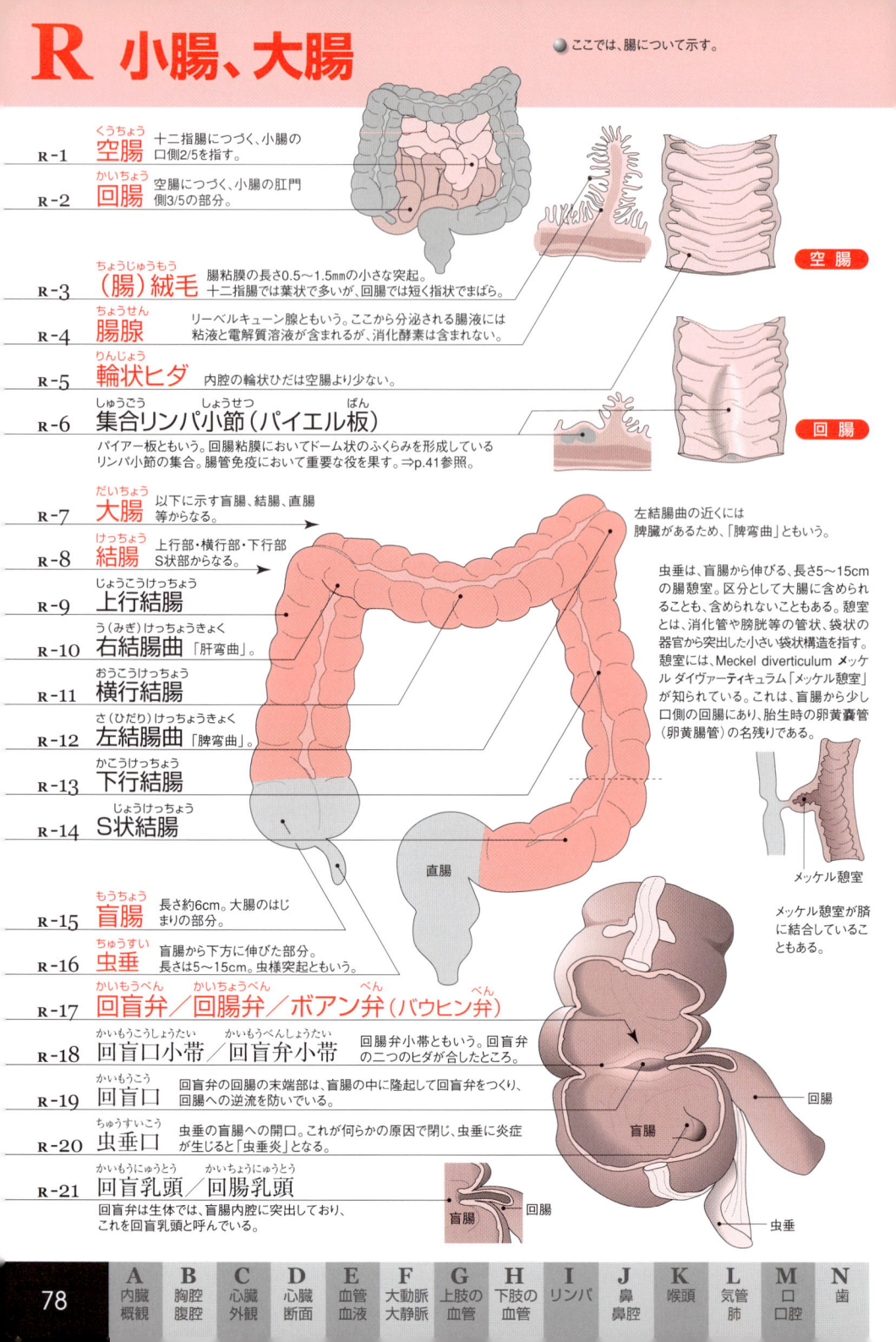

R 小腸、大腸

● ここでは、腸について示す。

R-1	空腸(くうちょう)	十二指腸につづく、小腸の口側2/5を指す。
R-2	回腸(かいちょう)	空腸につづく、小腸の肛門側3/5の部分。
R-3	(腸)絨毛(ちょうじゅうもう)	腸粘膜の長さ0.5～1.5mmの小さな突起。十二指腸では葉状で多いが、回腸では短く指状でまばら。
R-4	腸腺(ちょうせん)	リーベルキューン腺ともいう。ここから分泌される腸液には粘液と電解質溶液が含まれるが、消化酵素は含まれない。
R-5	輪状ヒダ(りんじょう)	内腔の輪状ひだは空腸より少ない。
R-6	集合リンパ小節(パイエル板)(しゅうごう)(しょうせつ)(ばん)	バイアー板ともいう。回腸粘膜においてドーム状のふくらみを形成しているリンパ小節の集合。腸管免疫において重要な役を果す。⇒p.41参照。
R-7	大腸(だいちょう)	以下に示す盲腸、結腸、直腸等からなる。
R-8	結腸(けっちょう)	上行部・横行部・下行部S状部からなる。
R-9	上行結腸(じょうこうけっちょう)	
R-10	右結腸曲(う(みぎ)けっちょうきょく)	「肝弯曲」。
R-11	横行結腸(おうこうけっちょう)	
R-12	左結腸曲(さ(ひだり)けっちょうきょく)	「脾弯曲」。
R-13	下行結腸(かこうけっちょう)	
R-14	S状結腸(じょうけっちょう)	
R-15	盲腸(もうちょう)	長さ約6cm。大腸のはじまりの部分。
R-16	虫垂(ちゅうすい)	盲腸から下方に伸びた部分。長さは5～15cm。虫様突起ともいう。
R-17	回盲弁／回腸弁／ボアン弁(バウヒン弁)(かいもうべん)(かいちょうべん)(べん)(べん)	
R-18	回盲口小帯／回盲弁小帯(かいもうこうしょうたい)(かいもうべんしょうたい)	回盲弁小帯ともいう。回盲弁の二つのヒダが合したところ。
R-19	回盲口(かいもうこう)	回盲弁の回腸の末端部は、盲腸の中に隆起して回盲弁をつくり、回腸への逆流を防いでいる。
R-20	虫垂口(ちゅうすいこう)	虫垂の盲腸への開口。これが何らかの原因で閉じ、虫垂に炎症が生じると「虫垂炎」となる。
R-21	回盲乳頭／回腸乳頭(かいもうにゅうとう)(かいちょうにゅうとう)	回盲弁は生体では、盲腸内腔に突出しており、これを回盲乳頭と呼んでいる。

左結腸曲の近くには脾臓があるため、「脾弯曲」ともいう。

虫垂は、盲腸から伸びる、長さ5～15cmの腸憩室。区分として大腸に含められることも、含められないこともある。憩室とは、消化管や膀胱等の管状、袋状の器官から突出した小さい袋状構造を指す。憩室には、Meckel diverticulum メッケルダイヴァーティキュラム「メッケル憩室」が知られている。これは、盲腸から少し口側の回腸にあり、胎生時の卵黄嚢管(卵黄腸管)の名残りである。

メッケル憩室

メッケル憩室が臍に結合していることもある。

● 奇蹄目（ウマの仲間）は、偶蹄目の牛のような「反芻（はんすう）胃」をもたない。その代わり、ウマやウサギ、モルモット、コアラ、一部の鳥類（ダチョウ、ライチョウ、鴨等）の盲腸は長く、その中の微生物がセルロースを分解することによって植物の細胞壁を消化吸収することができる。逆に肉食の哺乳類・鳥類では盲腸が欠如するものも多い。例えば盲腸をもたないモグラ目（食虫目）は「Lipotyphla 無盲腸類」という別名をもつ。

潰瘍性の結腸炎では、炎症を繰り返すために結腸が瘢痕化し、一様に収縮し硬くなる。その結果、結腸膨起がなくなり、結腸がまっすぐな筒状になる。これを、lead-pipe colon レッド パイプ コロン「鉛管状結腸」という。この lead pipe とは、ガス管等に使われる鉛管のこと。lead レッドは「鉛」なので、lead リード「導く」ではない。

外縦筋の強い筋束。以下の3つがある。	結腸ヒモ	R-22
「たいもうひも」とも読む。大網付着部にある。	大網ヒモ	R-23
結腸間膜付着部にある。	間膜ヒモ	R-24
	結腸半月ヒダ	R-25
	自由ヒモ	R-26
ハウストラともいう。結腸ヒモの方が結腸より短いために生じる。	結腸膨起	R-27
直腸以外の大腸を覆う腹膜（漿膜）から出る脂肪を入れた小突起。特に自由ヒモに沿って出ている。	腹膜垂	R-28
S状結腸から肛門へ至るまでの大腸の部分。長さ約20cm。	直腸	R-29
仙骨前面の曲面（凹面）に沿って弯曲する部分。	仙骨曲	R-30
肛門直腸曲ともいう。直腸から肛門へ移行する部分で前後方向に屈曲。	会陰曲	R-31
消化管の出口。	肛門	R-32

（左図ラベル）仙骨／直腸膀胱窩／膀胱／前立腺／尾骨／直腸膀胱筋／尾骨恥骨筋（肛門挙筋の一部）／恥骨直腸筋（肛門挙筋の一部）

直腸・肛門の断面

一般に「疣（いぼ）痔」といわれる hemorrhoids ヘモロイズ「痔核（じかく）」は、直腸や肛門付近の粘膜にある静脈がふくらみ、こぶ状になった静脈瘤に起因する。直腸と肛門の境界部（肛門直腸接合部）よりも奥にできるものは「内痔核」、その外側に生じるもの「外痔核」という。肛門櫛状線付近は、直腸静脈叢が発達し、静脈の吻合が多いため、痔核の好発部位であり、痔帯（痔輪）とも呼ばれる。英語 hemorrhoids は、ギリシャ語 αἷμα ハイマ「血」＋ ρέω レオー「流れる」＋-oid「～のような」で、痔が出血を伴うことから命名された。

肛門管は、櫛状線より上が内胚葉性の後腸に、その下が外胚葉の肛門窩に由来する。それゆえ櫛状線以下の部分を「発生学的、解剖学的」肛門管という（それに対し、肛門直腸線から肛門までを「臨床的、外科的」肛門管ということもある）。
- ●上部　円柱上皮。上直腸動脈（下腸間膜動脈の枝）。自律神経のみが分布。痛みは感じにくい。
- ●下部　重層扁平上皮。下直腸動脈（内腸骨動脈の枝）。体性神経（下直腸神経）が分布。痛みに敏感。

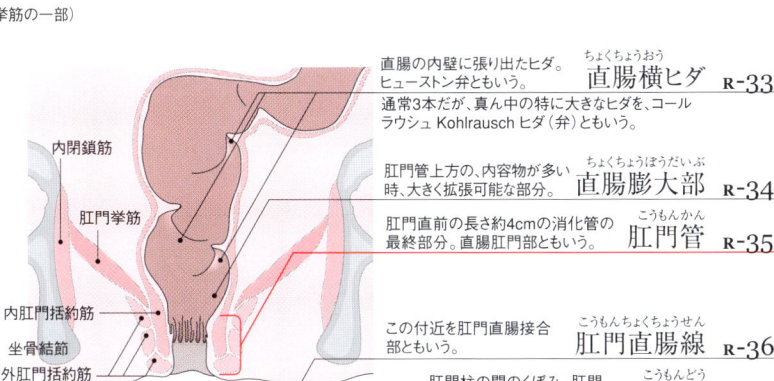

（中央図ラベル）内閉鎖筋／肛門挙筋／内肛門括約筋／坐骨結節／外肛門括約筋

直腸の内壁に張り出したヒダ。ヒューストン弁ともいう。	直腸横ヒダ	R-33
通常3本だが、真ん中の特に大きなヒダを、コールラウシュ Kohlrausch ヒダ（弁）ともいう。		
肛門管上方の、内容物が多い時、大きく拡張可能な部分。	直腸膨大部	R-34
肛門直前の長さ約4cmの消化管の最終部分。直腸肛門部ともいう。	肛門管	R-35
この付近を肛門直腸接合部ともいう。	肛門直腸線	R-36
肛門柱の間のくぼみ。肛門陰窩ともいう。	肛門洞	R-37
肛門管の上半分にある縦方向のヒダ。別名モルガニー柱。	肛門柱	R-38
櫛状線を上端とする肛門管の峡部。痔帯（痔輪）ともいう。	肛門櫛	R-39
下端に存在する横ヒダ	肛門弁	R-40
	櫛状線／歯状線	R-41
	肛門皮膚線	R-42

O	P	Q	R	S	T	U	V	W	X	Y	Z	付録	索引
舌口蓋	咽頭食道	胃十二指腸	小腸大腸	肝臓	胆嚢膵臓	腎臓膀胱	腎臓微細構造	男性生殖器	女性生殖器1	女性生殖器2	内分泌器		

R Large & Small Intestines

腸を表わす一般英語には、bowel バウエル や、gut ガットがある。ラテン語 intestinum は、 英語的には インテスタイナム と発音される。

- R-1 ジェ**ジュー**ナム jejunum◆
- R-2 **イ**リアム ileum◆
- R-3 イン**テ**スティナル **ヴィ**ライ intestinal villi◆
- R-4 イン**テ**スティナル **グ**ランズ intestinal glands◆
- R-5 **サ**ーキュラ **フォ**ウルズ circular folds
- R-6 **ア**グリゲイテッド **リ**ンフォイド **ノ**ジュールズ aggregated lymphoid nodules
- R-7 **ラ**ージ イン**テ**スティン large intestine
- R-8 **コ**ロン colon◆
- R-9 ア**セ**ンディング **コ**ロン ascending colon
- R-10 **ラ**イト **コ**リック フ**レ**クシャ ヘ**パ**ティック right colic flexure◆/ hepatic ~
- R-11 トランス**ヴァ**ース（トランスヴァース） **コ**ロン transverse colon
- R-12 **レ**フト **コ**リック フ**レ**クシャ スプ**レ**ニック left colic flexure/ splenic ~
- R-13 ディ**セ**ンディング **コ**ロン descending colon
- R-14 **ス**ィグモイド **コ**ロン sigmoid colon◆
- R-15 **ス**ィーカム caecum / cecum◆
- R-16 **ヴァ**ーミフォーム ア**ペ**ンディックス （vermiform）appendix◆
- R-17 イリオ**ス**ィーカル **ジャ**ンクション **ボ**ーアン **ヴァ**ルヴ ileocecal junction / Bauhin valve
- R-18 フ**レ**ニュラム オヴ イリオ**ス**ィーカル **ヴァ**ルヴ *frenulum of ileocecal valve*
- R-19 イリオ**ス**ィーカル **オ**リフィス **イ**リアル *ileocecal orifice / ileal ~*
- R-20 **オ**リフィス オヴ **ヴァ**ーミフォーム ア**ペ**ンディックス *orifice of vermiform appendix*
- R-21 **イ**リアル パ**ピ**ラ *ileal papilla*

orifice of ileal papilla ともいう。

◆**ileum** 回腸　ilium「腸骨」とは、英語の発音が イリアム と同じなので紛らわしい。そこで、回腸の ileum を、アイリアム と発音して区別することもある。回腸と腸骨の由来に関しては諸説あるが（「骨単」 p.100参照）、ギリシャ語 ἰξύς イクシュス「脇腹、腰」に由来するラテン語 ilia イーリア「腸骨」の近くに回腸があるからという説や、ギリシャ語 εἰλέω エイレオー「ねじれる、巻き上げる、詰め込む、閉じ込める」に由来する説、または両方が影響しあったという説がある。

◆**intestinal villi** 腸絨毛　villi は、ラテン語 villus ウィッルス「羊毛、ふさふさした毛」の複数形。LとRを間違えると、virus ヴァイラス「ウィルス」になるので要注意。解剖学で villus は、「絨毛（じゅうもう）、柔突起（じゅうとっき）」を指す。腸の絨毛のことを「ビロードのような」と形容することがあるが、実はラテン語 villus が、willutus ウィッルートゥス「表面に細かい毛が密集した光沢のある織物」となり、これがポルトガル語では veludo ヴェルードに、さらにまた天文年間（1532-

空腸と空腹、ディナーとダイニング
JEJUNUS「断食の」

西暦1世紀の解剖学者ガレノスは死後、腸の中でも他と比べて内容物が少ない部分をギリシャ語で νῆστις ネースティス「空腹の、断食の」と名づけた。後に、ラテン語で同じ意味をもつ jejunus イェーユーヌス「空っぽな、空腹の、断食の」という語の中性形 jejunum が「空腸」を意味するようになった。この jejunus から、英語の jejune ジェジューン「栄養価に乏しい、貧弱な、重要ではない」が派生した。さらには、jejunus に「反対、否定」の接頭辞 dis- が付いて、古フランス語 *disner「（断食を破って）朝食を取る」が生じ、英語 dine ダイン「正餐を取る、ごちそうする」、dinner ディナ「正餐、夕食、晩餐会」、dining room ダイニング ルーム「食堂」へと発展した。これはちょうど英語の breakfast ブレックファスト「朝食」が、fast ファスト「断食」（先日の夜から食べていない短い断食）を break「破る」という意味からできたのと同じ発想。とはいえ、なぜ dinner が朝食から夕食に変わったのか？ 中世ヨーロッパにおいて、一般的な食事の回数は昼食と夕食の2回であった（日本もかつては2回だったので、途中お腹がすいて八つ半時、午後3時頃に軽い食事を取ったのが「お八（や）つ」）。そして dinner が「朝9時頃から正午の間に取る、一日のうちの主な食事」を指していたのが、食習慣の変化にともなって、主な食事が夕食になったという。現代人は三食に加えて、おやつや夜食まで食べるので空腸が空になる間もないかもしれない。

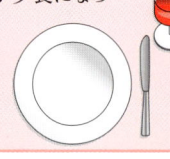

A 内臓概観	B 胸腔腹腔	C 心臓外観	D 心臓断面	E 血管血液	F 大動脈大静脈	G 上肢の血管	H 下肢の血管	I リンパ	J 鼻腔鼻腔	K 喉頭	L 気管肺	M 口口腔	N 歯

● 結腸ヒモ、自由ヒモの「ヒモ」を意味する英語の taenia ティーニア (tenia とも綴る) は、ギリシャ語 ταινία タイニアー「紐（ひも）、帯、鉢巻き」に由来。Taenia は、ヒモ状のサナダムシや条虫を含む「テニア属」の学名でもある。ちなみに、サナダムシという名称は、真田紐（さなだひも：真田昌幸・幸村が関ヶ原戦に敗れ、九度山に蟄居を命ぜられた際、内職で家臣に作らせた紐）に似ているためと言われている。

1555) に日本に入って「ビロード」になった。英語で velvet ヴェルヴェット となる。villus が、wool ウール「羊毛」と語源的につながりをもつという説もある。

◆ **intestinal glands 腸腺** glands of Lieberkühn リーベルキューン腺 発見者のドイツの解剖学者リーベルキューン Johann N. Lieberkühn (1711-1756) より。

◆ **right colic flexure 右結腸曲** flexure は、flexura フレク**シュー**ラとも綴り、臓器等の「弯曲、曲」を指す (sacral flexure「仙骨曲」、cephalic flexure「頭屈」)。英語 flex フレックス「屈曲」も同根語。

◆ **sigmoid colon S状結腸** ギリシャ文字のシグマ Σ から。しかし、Σ形ではなく、S字形のものを指す。数学では sigmoid curve「S字状曲線、シグモイド曲線」に使われている。

◆ **caecum, cecum 盲腸** ラテン語 caecum カエクム「盲目の、失明の」に由来。一端が「出口の見えない」腸の意。

◆ **vermiform appendix 虫垂** ラテン語 vermis ウェルミス「虫、ミミズ」+form「形」。英語の worm ワーム「虫、ミミズ」も vermis の類語である。⇒「脳単」p.38参照。

シグモイド曲線

◆ **ileocecal junction 回盲弁, 回腸弁, Bauhin valve ボアン (バウヒン) 弁** ileocecal valve、Tulpius valve、valve of Varolius ともいう。フランス人医師の息子ボーアン Gaspard Bauhin (1560-1624) は、スイスの植物学者、解剖学者。リンネ C. Linne (1707-78) に先駆けて植物学に分類法を導入した。前舌腺の発見者でもあり、前舌腺をボアン腺ともいう。トゥルプ Nicholas Tulp (1593-1674) はオランダの解剖学者 (⇒「肉単」序文)。ヴァロリウス Constanzio Varolio (Varolius、1543-1575) はイタリアの解剖学者。同時期に違う国の解剖学者達がこの回盲弁を見い出し、記述している。

コロン（結腸）、コロン（:）、コロン（香水）

結腸と訳されている colon は、ギリシャ語に由来しているというが、一体どのギリシャ語か? 実は意見がかなり分かれている。

① κόλον コロン説。このコロンは食べ物をパピルスで包んで保存したものを指し、結腸が内容物を包んでいるという考えから。

② κῶλον コーロン説。このコーロンは、「分節、部分」を意味する。腕が上腕・前腕・手という「コーロン、部分」に分かれ、脚が大腿・下腿・足という部分に分かれているように、大腸が上行結腸・横行結腸・下行結腸といった部分に分かれているというもの。後に、文章の節目を区切る colon (:)「コロン」や、semicolon (;)「セミコロン (セミは半分の意)」という語が派生した。

③ κοιλία コイリア説。これは腹の「くぼみ、腔所」の意味。

ちなみに、香水のコロンは、eau de Cologne オー・デ・コロン「コロンの水」の略で、ライン河畔のドイツの都市Köln「ケルン」のフランス語での綴り Cologne「コローニュ」に由来するので結腸とは何の関係もない。

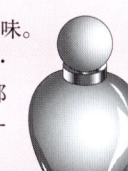

ティーニア コライ *taenia coli*	R-22
オウメンタル ティーニア *omental taenia*	R-23
メソコリック ティーニア *mesocolic taenia*	R-24
セミルーナ フォウルズ オヴ コロン *semilunar folds of colon*	R-25
フリー ティーニア *free taenia*	R-26
ホーストラ オヴ コロン *haustra of colon*	R-27
エピプロイック アペンディックス *epiploic appendix*	R-28
レクタム (p.90参照) *rectum*	R-29
セイクラル フレクシャ オヴ レクタム *sacral flexure of rectum*	R-30
エイノレクタル フレクシャ ペリニーアル *anorectal flexure / perineal 〜*	R-31
エイナス *anus*	R-32
トランスヴァース フォウルズ オヴ レクタム *transverse folds of rectum*	R-33
レクタル アンピュラ（アンピュラ） *rectal ampulla*	R-34
エイナル キャナル *anal canal*	R-35
エイノレクタル ライン *anorectal line*	R-36
エイナル サイナスィーズ *anal sinuses*	R-37
エイナル コラムズ *anal columns*	R-38
エイナル ペクテン *anal pecten*	R-39
エイナル ヴァルヴス *anal valves*	R-40
ペクティネイト ライン オヴ エイナル キャナル *pectinate line of anal canal*	R-41
エイノキューテイニアス ライン *anocutaneous line*	R-42

S 肝臓

ここでは、肝臓の外観および組織の概要について示す。肝臓は実に多彩な役割を果す「総合化学工場」。胆汁の分泌、糖や脂質・タンパク質の代謝、グリコーゲンの貯蔵、解毒作用（薬物の分解も行なう。つまり肝臓は薬の終着地）、ビリルビンの排泄等、その働きは枚挙にいとまがない。

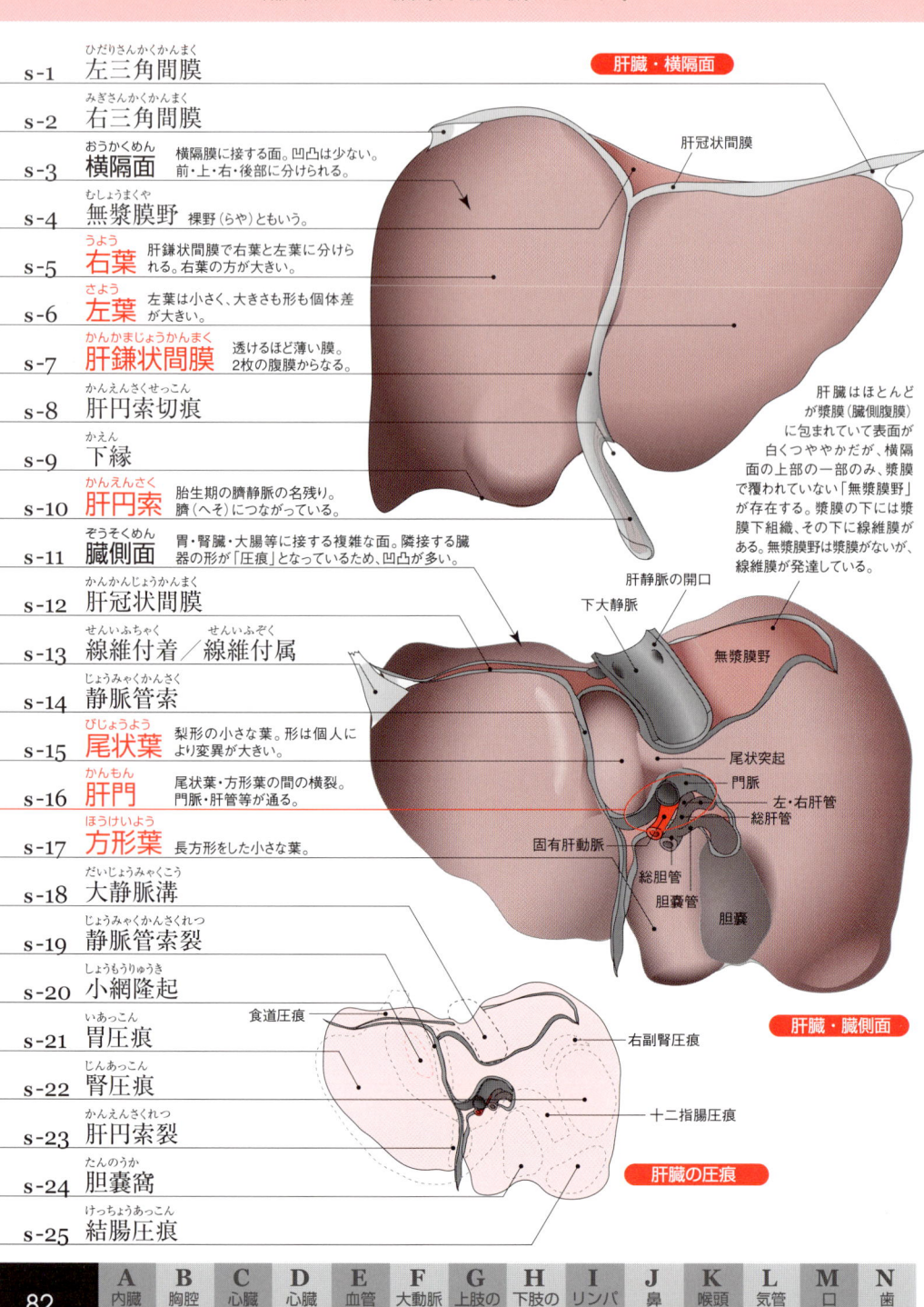

肝臓・横隔面

s-1	左三角間膜 ひだりさんかくかんまく	
s-2	右三角間膜 みぎさんかくかんまく	
s-3	横隔面 おうかくめん	横隔膜に接する面。凹凸は少ない。前・上・右・後部に分けられる。
s-4	無漿膜野 むしょうまくや	裸野（らや）ともいう。
s-5	右葉 うよう	肝鎌状間膜で右葉と左葉に分けられる。右葉の方が大きい。
s-6	左葉 さよう	左葉は小さく、大きさも形も個体差が大きい。
s-7	肝鎌状間膜 かんかまじょうかんまく	透けるほど薄い膜。2枚の腹膜からなる。
s-8	肝円索切痕 かんえんさくせっこん	
s-9	下縁 かえん	
s-10	肝円索 かんえんさく	胎生期の臍静脈の名残り。臍（へそ）につながっている。
s-11	臓側面 ぞうそくめん	胃・腎臓・大腸等に接する複雑な面。隣接する臓器の形が「圧痕」となっているため、凹凸が多い。
s-12	肝冠状間膜 かんかんじょうかんまく	
s-13	線維付着／線維付属 せんいふちゃく／せんいふぞく	
s-14	静脈管索 じょうみゃくかんさく	
s-15	尾状葉 びじょうよう	梨形の小さな葉。形は個人により変異が大きい。
s-16	肝門 かんもん	尾状葉・方形葉の間の横裂。門脈・肝管等が通る。
s-17	方形葉 ほうけいよう	長方形をした小さな葉。
s-18	大静脈溝 だいじょうみゃくこう	
s-19	静脈管索裂 じょうみゃくかんさくれつ	
s-20	小網隆起 しょうもうりゅうき	
s-21	胃圧痕 いあっこん	
s-22	腎圧痕 じんあっこん	
s-23	肝円索裂 かんえんさくれつ	
s-24	胆嚢窩 たんのうか	
s-25	結腸圧痕 けっちょうあっこん	

肝冠状間膜

肝臓はほとんどが漿膜（臓側腹膜）に包まれていて表面が白くつややかだが、横隔面の上部の一部のみ、漿膜で覆われていない「無漿膜野」が存在する。漿膜の下には漿膜下組織、その下に線維膜がある。無漿膜野は漿膜がないが、線維膜が発達している。

肝静脈の開口・下大静脈・無漿膜野・尾状突起・門脈・左・右肝管・総肝管・固有肝動脈・総胆管・胆嚢管・胆嚢

肝臓・臓側面

食道圧痕・右副腎圧痕・十二指腸圧痕

肝臓の圧痕

A	B	C	D	E	F	G	H	I	J	K	L	M	N
内臓概観	胸腔腹腔	心臓外観	心臓断面	血管血液	大動脈大静脈	上肢の血管	下肢の血管	リンパ	鼻腔鼻腔	喉頭	気管肺	口腔	歯

● 肝臓は約1.4kgと内臓器官としては最も重い（肝臓より重い器官は全身の皮膚で、約5kg）。ちなみに、ヘブライ語で肝臓は ךָבֵד カーヴェード というが、これは「重い」という意味をもつ。肝臓に入る血管には、腹大動脈→腹腔動脈→総肝動脈を経由して来る固有肝動脈と、腸管からの血液を運んで来る門脈（portal vein）がある。固有肝動脈は、酸素を供給する「栄養血管」であるのに対し、門脈は肝臓の「機能血管」である。

赤字はHealey&Schroyの分類法
黒字はクイノー（Couinaud）の分類法

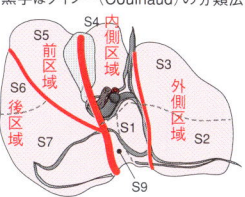

クイノーの分類の番号は、尾状葉を1として反時計回りに8つ（ないしは9つ）に分類したもの。尾状葉はさらに、S1とS9に分類されるようになっている。肝臓は外見的には肝鎌状間膜で大きく左右葉に分けられるが、機能的にはむしろ胆嚢窩・大静脈溝を通る線（カントリー線 Cantlie line）で左右に分けられる。

血管支配・胆管の分布に基づいて区分した、外科的に切除可能な区域。文献により分類や、それぞれの区域の名称にはバリエーションがある。	**かんくいき** **肝区域**	s-26
門脈域を中心に、隣接する三つの肝小葉の中心静脈を頂点とした三角形の領域。	**もんみゃくしょうよう** **門脈小葉**	s-27
	しょう **グリソン鞘／（血管周囲）線維鞘**	s-28
中心静脈を中心に、1〜2mmの多角形をした形態学的・組織学的単位。	**かんしょうよう** **肝小葉**	s-29

※肝小葉はグリソン鞘で囲まれる。ブタはグリソン鞘がよく発達しているため、肝小葉が肉眼で観察できる。

門脈で運ばれた栄養は、小葉間静脈→洞様毛細血管を通過してここに集められる。	**ちゅうしんじょうみゃく** **中心静脈**	s-30
	しょうようかんたんかん **小葉間胆管**	s-31
	しょうようかんじょうみゃく **小葉間静脈**	s-32
固有肝動脈の分枝。	**しょうようかんどうみゃく** **小葉間動脈**	s-33
	しょうようかんのみつぐみ **小葉間の三つ組**	s-34

上の小葉間胆管、小葉間動脈、小葉間静脈の三つは、しばしば共に走行するためこのように名付けられた。「門脈三つ組」、「肝三つ組」、「グリソンの三つ組」とも呼ばれている。

洞様毛細血管には、
①小葉間動脈からの酸素に富んだ血液、
②門脈→小葉間静脈からの養分に富む血液、
の二つが注ぎ込み合流する。洞様毛細血管の内皮細胞は、多数の窓（⇒p.21）が開いており、肝細胞との物質交換が容易である。他方、肝細胞から分泌される胆汁は毛細胆管の中を、洞様毛細血管の流れと逆方向に流れ、小葉間胆管に注ぐ。

血流とは逆に遠心性に走り、小葉外で小葉間胆管に注ぐ。	**もうさいたんかん** **毛細胆管**	s-35
洞様毛細血管中の食細胞（マクロファージ）。	**さいぼう** **クッパー細胞**	s-36
類洞周囲腔ともいう。類洞の有窓性内皮細胞と肝細胞の間の狭い空隙。	**くう** **ディッセ腔**	s-37
	どうようもうさいけっかん／るいどう **洞様毛細血管／類洞**	s-38
この中の血液が肝細胞と物質交換を行ない、中心静脈を経て最後に下大静脈へ注ぐ。		
肝細胞（肝実質細胞）が1つか2つの厚さで、中心静脈から放射状に並んだもの。	**かんさいぼうさく** **肝細胞索**	s-39

肝細胞は、その位置により形状・生化学的性質も異なる。

S Liver

肝臓はギリシャ語で、ἧπαρ ヘーパル。この語から、肝臓に関する形容詞である hepatic ヘパティックや、接頭辞である hepato-（用例：hepatology ヘパトロジ「肝臓学」、hepatography ヘパトグラフィ「肝造影法」）が生じた。

- s-1 レフト トライアンギュラ リガメント *left triangular ligament*
- s-2 ライト トライアンギュラ リガメント *right triangular ligament*
- s-3 ダイアフラグマティック サーフェス *diaphragmatic surface*
- s-4 ベア エアリア／エアリア ヌーダ *bare area／area nuda*
- s-5 ライト ロウブ *right lobe*
- s-6 レフト ロウブ *left lobe*
- s-7 ファルスィフォーム リガメント オヴ リヴァ *falciform ligament of liver*◆
- s-8 ノッチ フォー ラウンド リガメント *notch for round ligament*
- s-9 インフィアリア ボーダ *inferior border*
- s-10 ラウンド リガメント オヴ リヴァ *round ligament of liver*◆
- s-11 ヴィセラル サーフェス *visceral surface*
- s-12 コロナリ リガメント オヴ リヴァ *coronary ligament of liver*
- s-13 ファイブラス アペンディクス *fibrous appendix*
- s-14 ヴィーナス リガメント *venous ligament*◆
- s-15 コーデイト ロウブ *caudate lobe*
- s-16 ポータル フィシャ／ポータ ヒーパーティス *portal fissure／porta hepatis*
- s-17 クワドレイト ロウブ *quadrate lobe*
- s-18 グルーヴ フォー ヴィーナ ケイヴァ *groove for vena cava*
- s-19 フィシャ フォー ヴィーナス リガメント *fissure for venous ligament*
- s-20 オウメンタル テュバロスィティ *omental tuberosity*
- s-21 ギャストリック インプレッション オン リヴァ *gastric impression (on liver)*◆
- s-22 リーナル インプレッション オン リヴァ *renal impression (on liver)*
- s-23 フィシャ フォー ラウンド リガメント *fissure for round ligament*
- s-24 フォッサ フォー ゴールブラダ *fossa for gallbladder*
- s-25 コリック インプレッション オン リヴァ *colic impression (on liver)*

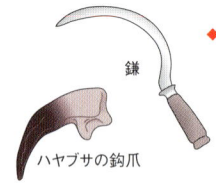

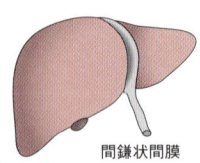

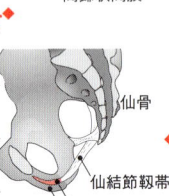

◆**falciform ligament of liver** 肝鎌状間膜 単に **falciform ligament** だけでは、「鎌状靱帯」をも意味する（これは、仙結節靱帯のうち坐骨内面まで伸びた繊維束のこと。falciform process「鎌状突起」ともいう）。falciformは、ラテン語 falx ファルクス「鎌」が語源。その鎌形の外形から命名された。falcon ファルコン「ハヤブサ（鉤爪の形が鎌形）」もこのfalxから生じたという説がある（ハヤブサの語源に関する他の説には、印欧祖語の *pel-「色の薄い、英語 pale ペイル『薄い』も派生語」に通じた「灰色の鳥」起源説もある）。他に、cerebral falx セリブラル ファルクス「大脳鎌」や、inguinal falx イングイナル ～「鼠径鎌」も falx「鎌」が用いられている。

◆**round ligament of liver** 肝円索 ligamentum teres (hepatis) リガメンタム テリーズ（ティーリーズ）ヒーパーティスともいう。round ligament (ligamentum teres)「円索」の用例としては、

肝臓とレバー、脂肪とライフと放置
LEIP-「べとべとする」

肝臓を意味する英語 **liver** は、いわゆる「レバー」（日本語でレバーというと、主に食用の豚や鳥の肝臓として使われているが）。この語の先祖は印欧祖語の *leip-「くっつく、べとべとする」。この語幹から、「べとべとするもの」→「脂肪」の意味が生じた。その派生語であるギリシャ語 λίπος リポス「脂肪」からは lipid リピッド「脂質」等の用語が生じ、ラテン語 adiposus アディポースス（L→Dの子音の音韻変化はイタリア中部の古代ウンブリアでみられる）からは、adiposis アディポウスィス「肥満症、脂肪過多」や、adiponectin「アディポネクチン」（脂肪細胞から分泌され血中にみられるタンパク質）等が派生した。

一方、ゲルマン語では、「くっつく」から「くっついてそこに残る、とどまる」という意味の古英語 lifian リフィアンが生じ、さらに英語の live リヴ「生きる」、live ライヴ「生きている、生の」、life ライフ「命・生活」という意味に転じた。liver「肝臓」も、この live の関連語と見られている（肝臓はかつては生命に不可欠な血液の源とみなされていた）。ちなみに、英語 leave リーヴ「立ち去る、出発する」も同じ起源。こちらは「残す、とどまらせる」という使役の意味から発展して、「何かを残して出発する」→「出発する、離れる、放置する」という意味になった。言語の歴史において、単語の意味のうち何が最後に残るのかは実に予想も付かない。

● トリュフ、キャビアと並んで世界三大珍味の一つとされるフォアグラは、カモやガチョウのいわば人為的な脂肪肝。フォアグラは、フランス語で foie フォワ「肝臓」＋ gras グラー「脂肪太りした」を意味する。Mardi Gras マルディ・グラの gras はフランス語に由来し、字義的には「太る火曜日」、四旬節の断食の期間前にたくさん食べたのが起源。今ではパレードやお祭り騒ぎで知られる日となっている。

丸くて長い構造物である「子宮円索」がある。teresは、ラテン語 teres テレス「丸い、円の」に由来（teres major テリーズ メイジャー「大円筋」にも使われている）。

◆ **venous ligament** 静脈管索 ラテン語そのままの ligamentum venosum リガメントム ヴェノザムともいう。

◆ **gastric impression** 胃圧痕 impressionは、ラテン語 impressio インプレッスィオー「中へ圧すこと、押し込むこと」に由来する。隣接する器官によって生じた「くぼみ」を指して用いられている。英語で impression インプレッション は、「印象、感銘、印で押した跡」のこと。impressionist インプレッショニストといえば「印象派の画家」。モネの描いた Impression, soleil levant「印象、日の出」にちなんで付けられたもの。

◆ **Glisson capsule** グリソン鞘 グリソン Francis Glisson (1597-1677) は、イギリスの医師・解剖学者。

◆ **Kupffer cell** クッパー細胞 クッパー Karl W. von Kupffer (1829-1902) は、ドイツの解剖学者。

◆ **sinusoidal capillary** 洞様毛細血管, 類洞 英語 sinus サイナス「洞」＋ eidos「〜のような」。「洞様〜」と訳されている。

肝門とポーター、ポルトガルと重要
PORTA「門」

肝臓への血管（門脈・固有肝動脈）、神経、肝管の出入口である肝門 porta hepatis は、ラテン語 porta ポルタ「門」に由来。門脈 portal vein は、その肝門を通る静脈の意。

このラテン語 porta から「船が出入りする入口」という意味で、英語の port ポート「港」が生まれた。また、portには、「ポートワイン」という意味もあるが、これはポルトガルにおける、このワインの主要輸出港 Port ポルト（もしくはOportoオポルト）にちなんでいる（Oport = ポルトガル語 定冠詞 o オ + porto「港」）。このポルトガルという国名自体が Cale カーレの「港」という意味に由来している。また輸入・輸出の import インポート、export エクスポートも関連語である。

この porta や port は、さらにさかのぼれば、*per-「通る、行く」に由来する。この語根からは多数の言葉が生まれている。porter ポーター「荷物運搬人、ポーター」や、important インポータント「持ち込まれる」→「意味する」→「重要な意味を持つ」等々。

ポルトは、現在の首都リスボンに次ぐポルトガル第2の都市。イスラム勢力からのレコンキスタ（再征服）の頃、ポルトガル北部はフランスのブルゴーニュ伯アンリの領土となり、ポルトが首都となる。ポルト市の南岸はカーレと呼ばれていたため、ポルト周辺はPortucaleとなった。後に、領土が拡張した後も、この名が残った。

---

hepatic segmentation s-26 ヘパティック セグメンテイション

portal lobule s-27 ポータル ロウビュール

Glisson capsule◆ s-28 グリソン キャプスュール

lobule of liver s-29 ロウビュール オヴ リヴァ

> perivascular fibrous capsule ペリヴァスキュラ ファイブラス キャプスュールともいう。capsuleは、sheath シース（鞘（さや）の意）と置換え可能。

central vein s-30 セントラル ヴェイン

interlobular bile duct s-31 インターロウビュラ バイル ダクト

interlobular vein s-32 インターロウビュラ ヴェイン

interlobular artery s-33 インターロウビュラ アータリ

portal triad s-34 ポータル トライアド

> biliary canaliculus バイリアリ（ビリアリ）キャナリキュラスともいう。

bile capillary s-35 バイル キャピラリ

Kupffer cell◆ s-36 カパ（カプファ）セル

Disse space s-37 ディッセ スペイス

sinusoidal capillary◆ s-38 スィニュソイダル キャピラリ

> perisinusoidal space ペリスィニュソイダル スペイス「類洞周囲腔」ともいう。

liver cell plate / hepatic ～ s-39 リヴァ セル プレイト ヘパティック

※hepatic cell cordともいう。

T 胆嚢、膵臓

● 膵臓は胃の裏側にある臓器。肝臓とともに消化器系に付属する2大消化腺の一つで、強力な消化酵素を産生する分泌腺。またインスリンやグルカゴン等のホルモンを分泌して血液中の糖の量を調節する内分泌腺でもある。

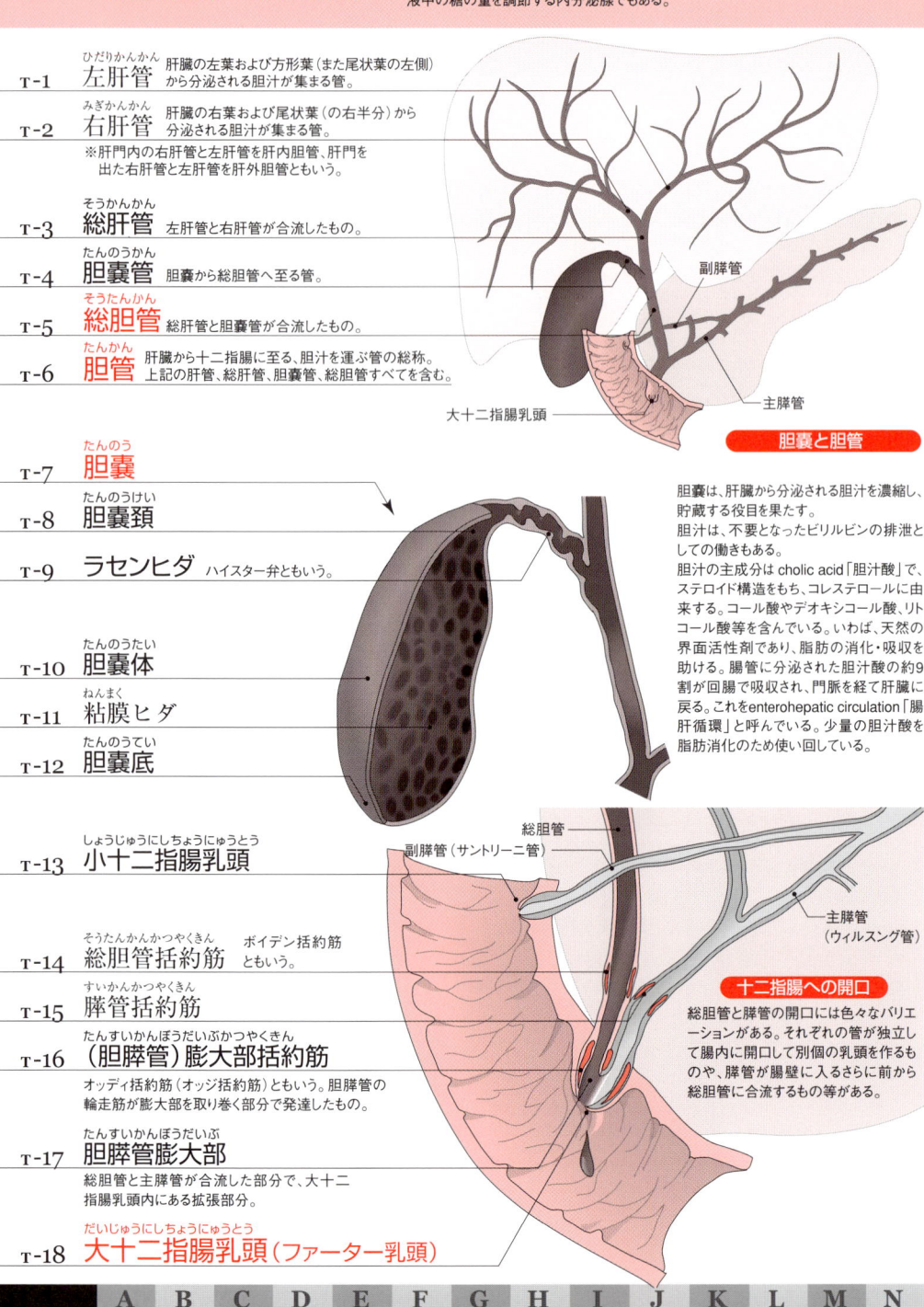

T-1	ひだりかんかん 左肝管	肝臓の左葉および方形葉（また尾状葉の左側）から分泌される胆汁が集まる管。	
T-2	みぎかんかん 右肝管	肝臓の右葉および尾状葉（の右半分）から分泌される胆汁が集まる管。	

※肝門内の右肝管と左肝管を肝内胆管、肝門を出た右肝管と左肝管を肝外胆管ともいう。

T-3	そうかんかん 総肝管	左肝管と右肝管が合流したもの。	
T-4	たんのうかん 胆嚢管	胆嚢から総胆管へ至る管。	
T-5	そうたんかん 総胆管	総肝管と胆嚢管が合流したもの。	
T-6	たんかん 胆管	肝臓から十二指腸に至る、胆汁を運ぶ管の総称。上記の肝管、総肝管、胆嚢管、総胆管すべてを含む。	

胆嚢と胆管

T-7	たんのう 胆嚢	
T-8	たんのうけい 胆嚢頸	
T-9	ラセンヒダ	ハイスター弁ともいう。
T-10	たんのうたい 胆嚢体	
T-11	ねんまく 粘膜ヒダ	
T-12	たんのうてい 胆嚢底	

胆嚢は、肝臓から分泌される胆汁を濃縮し、貯蔵する役目を果たす。
胆汁は、不要となったビリルビンの排泄としての働きもある。
胆汁の主成分は cholic acid「胆汁酸」で、ステロイド構造をもち、コレステロールに由来する。コール酸やデオキシコール酸、リトコール酸等を含んでいる。いわば、天然の界面活性剤であり、脂肪の消化・吸収を助ける。腸管に分泌された胆汁酸の約9割が回腸で吸収され、門脈を経て肝臓に戻る。これを enterohepatic circulation「腸肝循環」と呼んでいる。少量の胆汁酸を脂肪消化のため使い回している。

T-13	しょうじゅうにしちょうにゅうとう 小十二指腸乳頭		
T-14	そうたんかんかつやくきん 総胆管括約筋	ボイデン括約筋ともいう。	
T-15	すいかんかつやくきん 膵管括約筋		
T-16	たんすいかんぼうだいぶかつやくきん （胆膵管）膨大部括約筋	オッディ括約筋（オッジ括約筋）ともいう。胆膵管の輪走筋が膨大部を取り巻く部分で発達したもの。	
T-17	たんすいかんぼうだいぶ 胆膵管膨大部	総胆管と主膵管が合流した部分で、大十二指腸乳頭内にある拡張部分。	
T-18	だいじゅうにしちょうにゅうとう 大十二指腸乳頭（ファーター乳頭）		

十二指腸への開口

総胆管と膵管の開口には色々なバリエーションがある。それぞれの管が独立して腸内に開口して別個の乳頭を作るものや、膵管が腸壁に入るさらに前で総胆管に合流するもの等がある。

A	B	C	D	E	F	G	H	I	J	K	L	M	N
内臓概観	胸腔腹腔	心臓外観	心臓断面	血管血液	大動脈大静脈	上肢の血管	下肢の血管	リンパ	鼻腔鼻腔	喉頭	気管肺	口腔	歯

● 胆汁はギリシャ語で、χολή コレーという。1785年に人の胆石の中から単離された固形物が、英語 cholesterol コレステロール「コレステロール」である（コレー「胆汁」＋ステリン「固形物」）。ちなみに、ヒポクラテスの四体液説（粘液、血液、黄胆汁、黒胆汁）の中で、憂鬱な気分の原因が黒胆汁とされたため、ギリシャ語 μέλαν メラン「黒い」＋コレー「胆汁」⇒ melancholy メランコリ「憂鬱、メランコリー」という語が生じた。

膵臓は、長さ約15cm、幅約5cm、厚さ約2cm、重さ約60〜100gの扁平な臓器。小さいながらも、1日に約0.7〜2リットルもの膵液を分泌する。

すいぞう	膵臓	T-19
左方に延びた細長い部分。 すいび	膵尾	T-20
すいたい	膵体	T-21
十二指腸に近い右端の膨大した部分。 すいとう	膵頭	T-22

膵尾と膵体に明確な区別はなく、膵頭以外の左側をおおよそ二等分するものが目安。

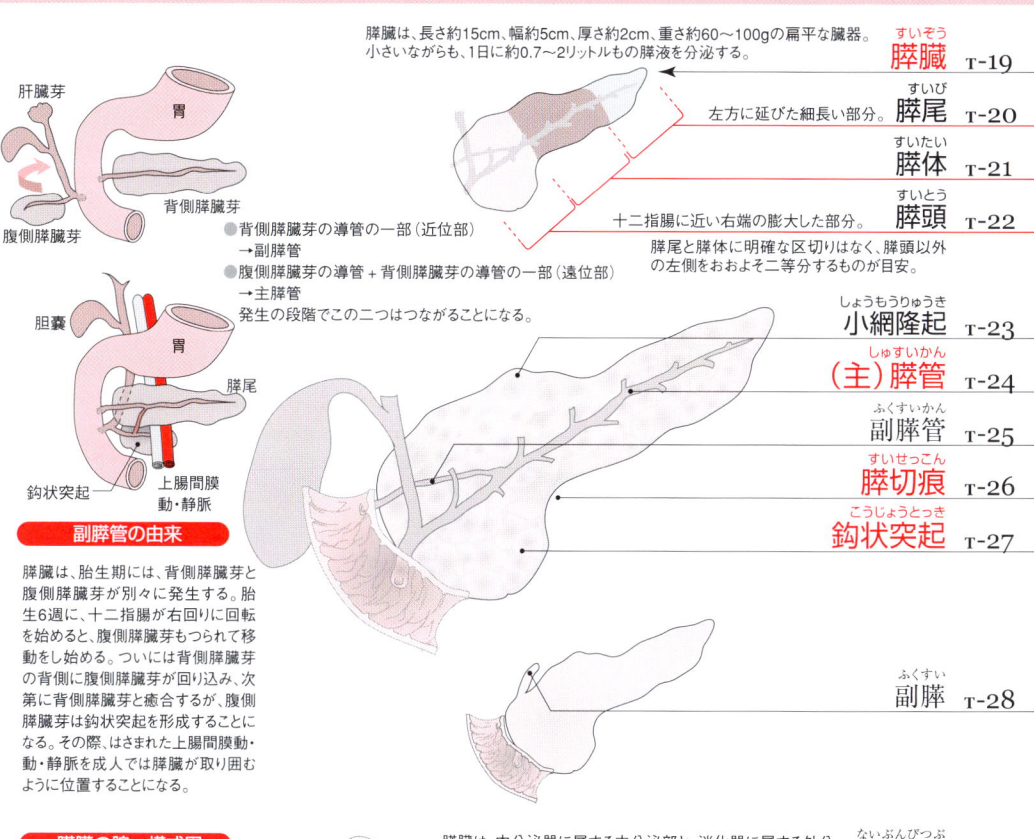

● 背側膵臓芽の導管の一部（近位部）
→ 副膵管
● 腹側膵臓芽の導管＋背側膵臓芽の導管の一部（遠位部）
→ 主膵管
発生の段階でこの二つはつながることになる。

しょうもうりゅうき	小網隆起	T-23
しゅすいかん	（主）膵管	T-24
ふくすいかん	副膵管	T-25
すいせっこん	膵切痕	T-26
こうじょうとっき	鉤状突起	T-27

副膵管の由来

膵臓は、胎生期には、背側膵臓芽と腹側膵臓芽が別々に発生する。胎生6週に、十二指腸が右回りに回転を始めると、腹側膵臓芽もつられて移動をし始める。ついには背側膵臓芽の背側に腹側膵臓芽が回り込み、次第に背側膵臓芽と癒合するが、腹側膵臓芽は鉤状突起を形成することになる。その際、はさまれた上腸間膜動・静脈を成人では膵臓が取り囲むように位置することになる。

ふくすい 副膵 T-28

膵臓の腺・模式図

膵液には、実に多彩な消化酵素が含まれている。その主なものを挙げる。

[タンパク質分解酵素]
● トリプシン
● キモトリプシン
● エラスターゼ

[脂肪分解酵素]
● リパーゼ
● ホスホリパーゼ

[炭水化物酵素]
● アミラーゼ

[DNA・RNA分解酵素]
● リボヌクレアーゼ
● デオキシリボヌクレアーゼ

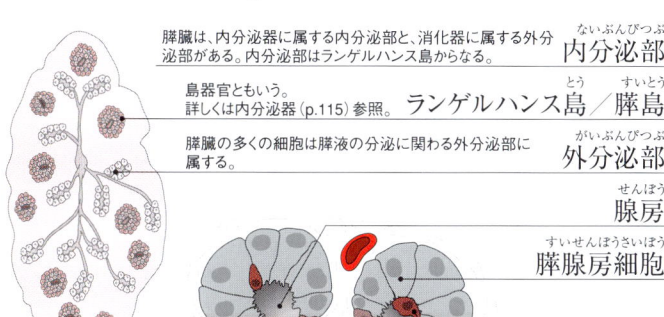

膵臓は、内分泌器に属する内分泌部と、消化器に属する外分泌部がある。内分泌部はランゲルハンス島からなる。

ないぶんぴつぶ 内分泌部 T-29

島器官ともいう。詳しくは内分泌器（p.115）参照。
ランゲルハンス島／膵島 T-30

膵臓の多くの細胞は膵液の分泌に関わる外分泌部に属する。

がいぶんぴつぶ 外分泌部 T-31

せんぼう 腺房 T-32
すいせんぼうさいぼう 膵腺房細胞 T-33
せんぼうちゅうしんさいぼう 腺房中心細胞 T-34
どうかん 導管 T-35

毛細血管

硬骨魚類では、内分泌細胞がランゲルハンス島のように点在しておらず、むしろ内分泌器官として独立しており、「ブロックマン小体」と呼ばれる。戦時中、糖尿病患者への注射用インスリンが不足したため、このブロックマン小体からインスリンを抽出していた。

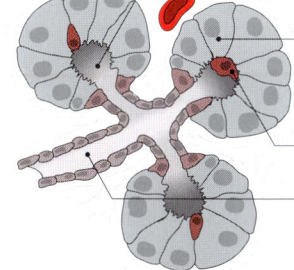

O	P	Q	R	S	T	U	V	W	X	Y	Z	付録	索引
舌 口峡	咽頭 食道	胃 十二指腸	小腸 大腸	肝臓	胆嚢 膵臓	腎臓 膀胱	腎臓 微細構造	男性 生殖器	女性 生殖器1	女性 生殖器2	内分泌器		

87

T Gallbladder, Pancreas

T-1	レフト ヘパティック ダクト	left hepatic duct
T-2	ライト ヘパティック ダクト	right hepatic duct
T-3	コモン ヘパティック ダクト	common hepatic duct
T-4	スィスティック ダクト◆	cystic duct◆
T-5	コモン バイル ダクト	common bile duct
T-6	バイル ダクト	bile duct
T-7	ゴールブラダ	gallbladder ※gall bladderと2語に分ける表記もある。
T-8	ネック オヴ ゴールブラダ	neck of gallbladder
T-9	スパイラル フォウルド	spiral fold◆
T-10	ボディ オヴ ゴールブラダ	body of gallbladder
T-11	ミューコウザル フォウルズ ルージー(ルーガイ)オヴ ゴールブラダ	mucosal folds / rugae of gallbladder
T-12	ファンダス オヴ ゴールブラダ	fundus of gallbladder
T-13	マイナ デュオディーナル パピラ	minor duodenal papilla
T-14	スフィンクタ オヴ コモン バイル ダクト	sphincter of (common) bile duct
T-15	スフィンクタ オヴ パンクリアティック(パンクリエイティック) ダクト	sphincter of pancreatic duct
T-16	スフィンクタ オヴ ヘパトパンクリアティック アンピュラ	sphincter of (hepatopancreatic) ampulla
	biliaropancreatic ampulla ともいう。	
T-17	ヘパトパンクリアティック アンピュラ	hepatopancreatic ampulla◆
	papilla of Vater パピラ オヴ ファーターともいう。	
T-18	メイジャ デュオディーナル パピラ	major duodenal papilla

◆**cystic duct 胆嚢管** ギリシャ語 κυστίς キュスティス「袋、膀胱」に由来する。cyst- は、「胆嚢、膀胱、嚢胞」を意味する造語形。cyst スィスト「嚢胞、嚢腫」や、cystitis スィスタイティス「膀胱炎」も同根語である。アミノ酸の一種 cystine スィスティーン「シスチン」は、膀胱結石から最初に発見されたのが由来。シスチンが成分となる結石のことを cystine calculus スィスティーン キャルキュラス「シスチン結石」という(この種のものは結石としてはまれ)。語源から言えば、シスチン結石では単に「膀胱結石」になってしまう。

◆**spiral fold ラセンヒダ** Heister valve「ハイスター弁、ハイステル弁」、または Amussat valve「アミュッサー弁」ともいう。このらせんは、ラテン語 spira スピーラ「らせん」に由来。銃身、砲身の内面には、らせん状の溝が刻まれており、弾を回転させてまっすぐに飛ぶようにしているが、この胆管のラセンヒダの場合も、胆汁の通過をスムーズなものにしていると考えられている。

◆**hepatopancreatic ampulla / biliaropancreatic ～ 胆膵管膨大部** ラテン語 ampulla アンプッラ「(両側に取っ手のある)容器、フラスコ」から。英語 ampoule アンピュール「(注射液を入れる)アンプル」もフランス語を経由した派生語。

◆**pancreas 膵臓** ギリシャ語 πᾶν パーン「全て」+ κρέας クレアス「肉」に由来。解剖学者のヘロフィロス(p.77参照)が、膵臓が胃や腸のように管や袋状ではなく「全体が肉のような組織」という観点から命名した。パーンは、「全て、全体」を意味する接頭辞。数々の英語に見られる(panorama「全景、パノラマ」、Panam「パンナム、パンアメリカン航空」等)。アミノ酸の一種である creatine クリーアティン「クレアチン」も最初に肉汁から発見された。実際「筋肉」中に多く見い出される。タールから得られる殺菌・防腐剤の creosote クリオソウト「クレオソート」も、クレアス「肉」+ギリシャ語 σωτήρ ソーテール「保存するもの、救い主」から来ている。「正露丸」

胆汁と黄色と黄金
GALL「胆汁」

　胆嚢と訳されている **gallbladder** は、gall ゴール「胆汁」+ bladder「膀胱、袋」(bladder の語源に関しては、p.95参照。この例から分かるように bladder は、広く袋状のものを指している)。この gall は、印欧祖語の *ghel-「輝く」に端を発している。この *ghel- からは、英語の yellow イエロウ「黄色」も派生している。胆汁は、「黄色い」液という意味に由来している。この*ghel-からは様々な英語が派生しており、gold ゴウルド「黄金、金」や、gild ギルド「金メッキをする、金箔を施す」、glitter グリッタ「きらきら輝く、きらびやかに装おう」等がある。胆汁に関連する語は右頁のコラムでも示すように色に関わるものが多い。

胆汁は、gall や bile と呼ばれるが、膵液を意味する英語は pancreatic juice パンクリアティック ジュースという。ジュースというととてもみずみずしい感じがするが、元々はラテン語 jus ユース「スープ、煮出し汁」から派生した。解剖学では、消化液や組織液を指す。gastric juice ギャストリック ジュース「胃液」、intestinal juice インテスティナル ジュース「腸液」。

やクレゾールは、クレオソート油を成分としている。

◆**uncinate process of pancreas 鉤状突起** uncinate は、ラテン語 uncus ウンクス「鉤」に由来。篩骨や頚椎・胸椎にも uncinate process がある。紛らわしいが、尺骨の「鉤状突起」は、coronoid process である。

◆**pancreatic islet 膵島, Langerhans islet ランゲルハンス島** ドイツの解剖学者 ランゲルハンス Paul Langerhans (1847-1888) は、ベルリン大学の医学生のときに、膵臓の中に小さな細胞塊が点在するのを発見、海の中の島に例えて、膵島と命名した。1869年の22歳の時、学位論文の中で初めて記載。今日では彼の名を冠して Langerhans 島として知られている。彼はさらに、表皮に存在する「ランゲルハンス細胞」も発見している。

◆**acinus 腺房** ラテン語 acinus アキヌス「ブドウ、イチゴの仲間」から。腺房を果実の房に例えたもの。

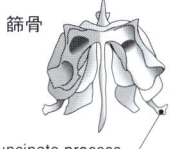

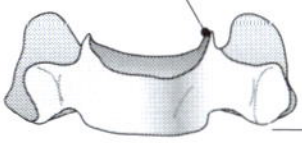

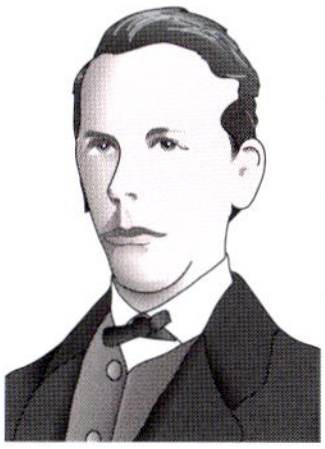

パンクリアス pancreas◆	T-19
テイル オヴ パンクリアス tail of pancreas	T-20
ボディ オヴ パンクリアス body of pancreas	T-21
ヘッド オヴ パンクリアス head of pancreas	T-22
オウメンタル テューバ omental tuber	T-23
パンクリアティック ダクト pancreatic duct	T-24
アクセサリ パンクリアティック ダクト accessory pancreatic duct	T-25
パンクリアティック ノッチ pancreatic notch	T-26
アンスィネット プロセス オヴ パンクリアス uncinate process of pancreas◆	T-27

※uncinateは、アンスィネイトとも発音する。

アクセサリ パンクリアス accessory pancreas	T-28
エンドクリン ポーション endocrine portion (エンドクリーン、エンドクラインとも発音する)	T-29
パンクリアティック アイレット ランガハンズ アイレット pancreatic islet / Langerhans islet◆	T-30
エクソクリン（エクソクライン） ポーション exocrine portion	T-31
アスィナス acinus◆	T-32
パンクリアティック アスィナ セル pancreatic acinar cell	T-33
セントロアスィナ セル centroacinar cell	T-34
ダクト duct	T-35

ビリルビンとビリベルジン
BILE「胆汁」

胆管と訳されている **bile duct** の bile バイルも、やはり「胆汁」を指している。胆汁そのものは緑色だが、腸内のpH値によって色が変化し、アルカリ性だと黒く、酸性の場合黄色となる。老化赤血球がお役御免となると主に脾臓で壊され、その中のヘモグロビンはヘムとグロビンに分解される。ヘムは、ポルフィリンが環になった構造だが、この環が切られ、鉄イオンが外れて bilirubin ビリルービン「ビリルビン」ができる。この語は bile「胆汁」+ラテン語 ruber ルベル「赤い」（⇒『脳単』p.67）に由来。しかし、実はビリルビンは黄色色素である。ビリルビンは肝臓に運ばれ、水溶性になるように加工され、胆道を通って腸内に排出される。大便の黄色はこのビリルビンによる。肝機能が低下したり胆石等で胆汁の流れが滞ると、もしくは溶血性貧血でビリルビンが過剰につくられると、血液中にビリルビンが増加し、皮膚が黄色くなって jaundice ジョーンディス「黄疸」（フランス語 jaune ジョーヌ「黄色」から）になる（黄疸は、ミカンの食べ過ぎで皮膚が黄色くなるのとは異なる）。このビリルビンが酸化すると biliverdin ビリヴァーディン「ビルベルジン」という青緑色の色素となる（フランス語 verdir ヴェルディール「緑色にする」）。サンマのウロコの青さや、緑色便の原因の一つは、この色素による。

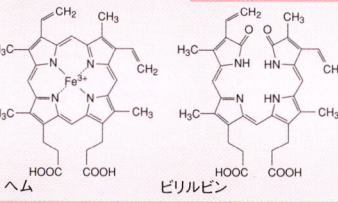

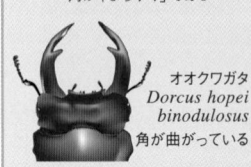

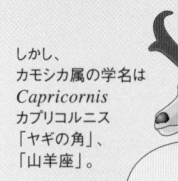

直腸と長方形、コクワガタと王室
RECTUS「まっすぐな」

「直腸」と訳されている rectum は、ラテン語形容詞 rectus レークトゥス「まっすぐな、直線の、正しい」の中性形に由来する。この語は解剖学では、まっすぐな構造に用いられている。例えば、rectus abdominis レクトゥス アブドミニス「腹直筋」、rectus femoris レクトゥス フェモリス「大腿直筋」等がある。この rectus は、印欧祖語の *reg-「まっすぐに進む」に由来。この *reg- から派生した英単語は数知れず、列挙するだけでもこのページには収まりきれない。

まっすぐという意味から、direct ダイレクト「直通の、近道の、直接の」が生じ（direct mail「ダイレクトメール」、direct fracture ダイレクト フラクチャ「直達骨折」）、次いで「直接指示する、指揮する」になり、さらにはラテン語 rex レックス「王」が生まれた。この rex から英語の regal リーガル「王の、壮麗な」や、royal ロイヤル「王室の、王家の、王朝の」が、また「支配権、権利」の right ライトが生じた。

さて「右」の right はどうかというと、これも *reg- の子孫。「まっすぐ」から、「正しい、正当な」という意味になり、使うのに「正しい」手という意味からrightが「右」になったと言われている。「正しい」から、correct コレクト「正す、修正する」や、rectify レクティファイ「調整する、整流する」が生じた。

ちなみに、コクワガタの学名は、Dorcus rectus ドルクス レクトゥス。Dorcus は、ラテン語で「カモシカ」のこと。クワガタの角（本当は大顎）がカモシカの枝角に似ているため。コクワガタが rectus なのは、オオクワガタ等と比べて角が比較的「まっすぐ」なためである。

クワガタとシカとの深い関係は、一般の英単語にも及んでいる。クワガタを意味する stag beetle スタッグ ビートルの stag は「牡ジカ」の意味である。

コクワガタ
Dorcus rectus
角が「まっすぐ」である

オオクワガタ
Dorcus hopei binodulosus
角が曲がっている

しかし、カモシカ属の学名は *Capricornis* カプリコルニス「ヤギの角」、「山羊座」。

肛門と深鼠径輪、薬指と金環食
ANO-「輪」

「肛門」と訳されている英語の anus エイナス（ラテン語 anus アーヌス）は、「輪」の意。肛門括約筋は巾着のヒモのようにその出口を輪形に絞めている。

anus に指小辞 -ulus が付いた anulus アーヌルス「小さい輪」は、解剖学では種々の「環状」構造に用いられている（例：anulus inguinalis profundus「深鼠径輪」（= deep inguinal ring）、anulus fibrosus「線維輪」=fibrous ring）。

さらに、anulus は「小さい輪」→「指輪」を指し、そのため薬指のことを digitus anularis ディギィトゥス アヌラーリスと呼ぶようになった。

この anulus の、n が二重子音になった annulus や、形容詞形の annular という綴りもしばしば見受けられる（annular eclipse アニュラ イクリプス「金環食」）。

anus「肛門」の造語形は ano-。anococcygeal ligament アノコクスィジーアル リガメント「肛門尾骨靱帯」や、anocutaneous line アノキュテイニアス ライン「肛皮腺（＝櫛状線）」等の造語がある。

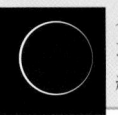

ところで、辞書に ano-で始まる単語が幾つもあるからといって、全てが肛門関係ではない。例：anotherアナザ「他の」=an + other、anodyne アノダイン「鎮痛剤」=否定の an + ギリシャ語 ὀδύνη オデュネー「苦痛」。anonymous アノニマス「匿名の」=否定の a + name。

ちなみに、紀元を表わす Anno Domini（＝A.D.）は、ラテン語の annus アンヌス「年」に由来するので、肛門とは直接は関係ない。

— Chapter 6 —

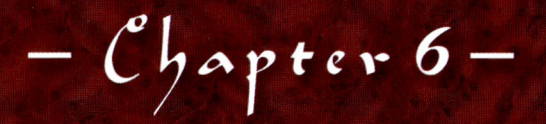

泌尿生殖器系
Urinary and Reproductive System

Kidney section 腎臓断面

糸球体(濃く染色)とそれを包むボウマン嚢からなる腎小体がいくつかある。血管極には、遠位曲尿細管があり、腎小体寄りの壁が厚い。核が密に並んで見えるゆえに、緻密斑 macula densa と呼ばれている。糸球体と緻密斑の間の三角形に見えるのは、糸球体外メサンギウムである。

U 腎臓、膀胱

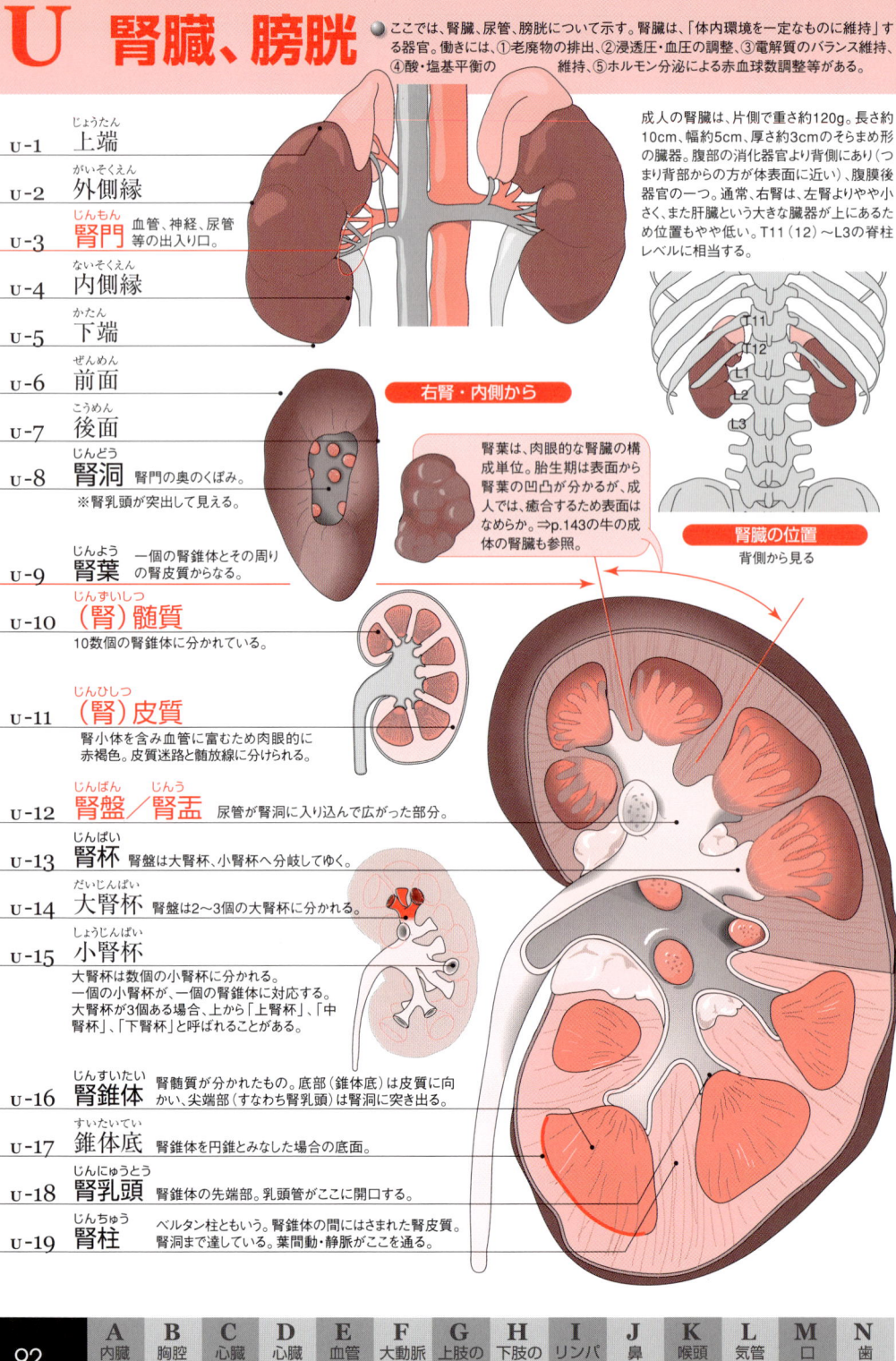

ここでは、腎臓、尿管、膀胱について示す。腎臓は、「体内環境を一定なものに維持」する器官。働きには、①老廃物の排出、②浸透圧・血圧の調整、③電解質のバランス維持、④酸・塩基平衡の維持、⑤ホルモン分泌による赤血球数調整等がある。

成人の腎臓は、片側で重さ約120g。長さ約10cm、幅約5cm、厚さ約3cmのそらまめ形の臓器。腹部の消化器官より背側にあり（つまり背部からの方が体表面に近い）、腹膜後器官の一つ。通常、右腎は、左腎よりやや小さく、また肝臓という大きな臓器が上にあるため位置もやや低い。T11（12）〜L3の脊柱レベルに相当する。

腎臓の位置 背側から見る

右腎・内側から

腎葉は、肉眼的な腎臓の構成単位。胎生期は表面から腎葉の凹凸が分かるが、成人では、癒合するため表面はなめらか。⇒p.143の牛の成体の腎臓も参照。

- U-1 **上端**（じょうたん）
- U-2 **外側縁**（がいそくえん）
- U-3 **腎門**（じんもん）　血管、神経、尿管等の出入り口。
- U-4 **内側縁**（ないそくえん）
- U-5 **下端**（かたん）
- U-6 **前面**（ぜんめん）
- U-7 **後面**（こうめん）
- U-8 **腎洞**（じんどう）　腎門の奥のくぼみ。※腎乳頭が突出して見える。
- U-9 **腎葉**（じんよう）　一個の腎錐体とその周りの腎皮質からなる。
- U-10 **(腎)髄質**（じんずいしつ）　10数個の腎錐体に分かれている。
- U-11 **(腎)皮質**（じんひしつ）　腎小体を含み血管に富むため肉眼的に赤褐色。皮質迷路と髄放線に分けられる。
- U-12 **腎盤／腎盂**（じんばん／じんう）　尿管が腎洞に入り込んで広がった部分。
- U-13 **腎杯**（じんぱい）　腎盤は大腎杯、小腎杯へ分岐してゆく。
- U-14 **大腎杯**（だいじんぱい）　腎盤は2〜3個の大腎杯に分かれる。
- U-15 **小腎杯**（しょうじんぱい）　大腎杯は数個の小腎杯に分かれる。一個の小腎杯が、一個の腎錐体に対応する。大腎杯が3個ある場合、上から「上腎杯」、「中腎杯」、「下腎杯」と呼ばれることがある。
- U-16 **腎錐体**（じんすいたい）　腎髄質が分かれたもの。底部（錐体底）は皮質に向かい、尖端部（すなわち腎乳頭）は腎洞に突き出る。
- U-17 **錐体底**（すいたいてい）　腎錐体を円錐とみなした場合の底面。
- U-18 **腎乳頭**（じんにゅうとう）　腎錐体の先端部。乳頭管がここに開口する。
- U-19 **腎柱**（じんちゅう）　ベルタン柱ともいう。腎錐体の間にはさまれた腎皮質。腎洞まで達している。葉間動・静脈がここを通る。

● 膀胱は、容量約500mℓ（無理をすれば700mℓ位まではためることができる）。とはいえ、約150mℓ位になると膀胱の内圧が高まり尿意を催し、300mℓまでたまると我慢できないと感ずるようになる。通常時は1時間あたり60mℓの尿が腎臓から膀胱へ送られる。

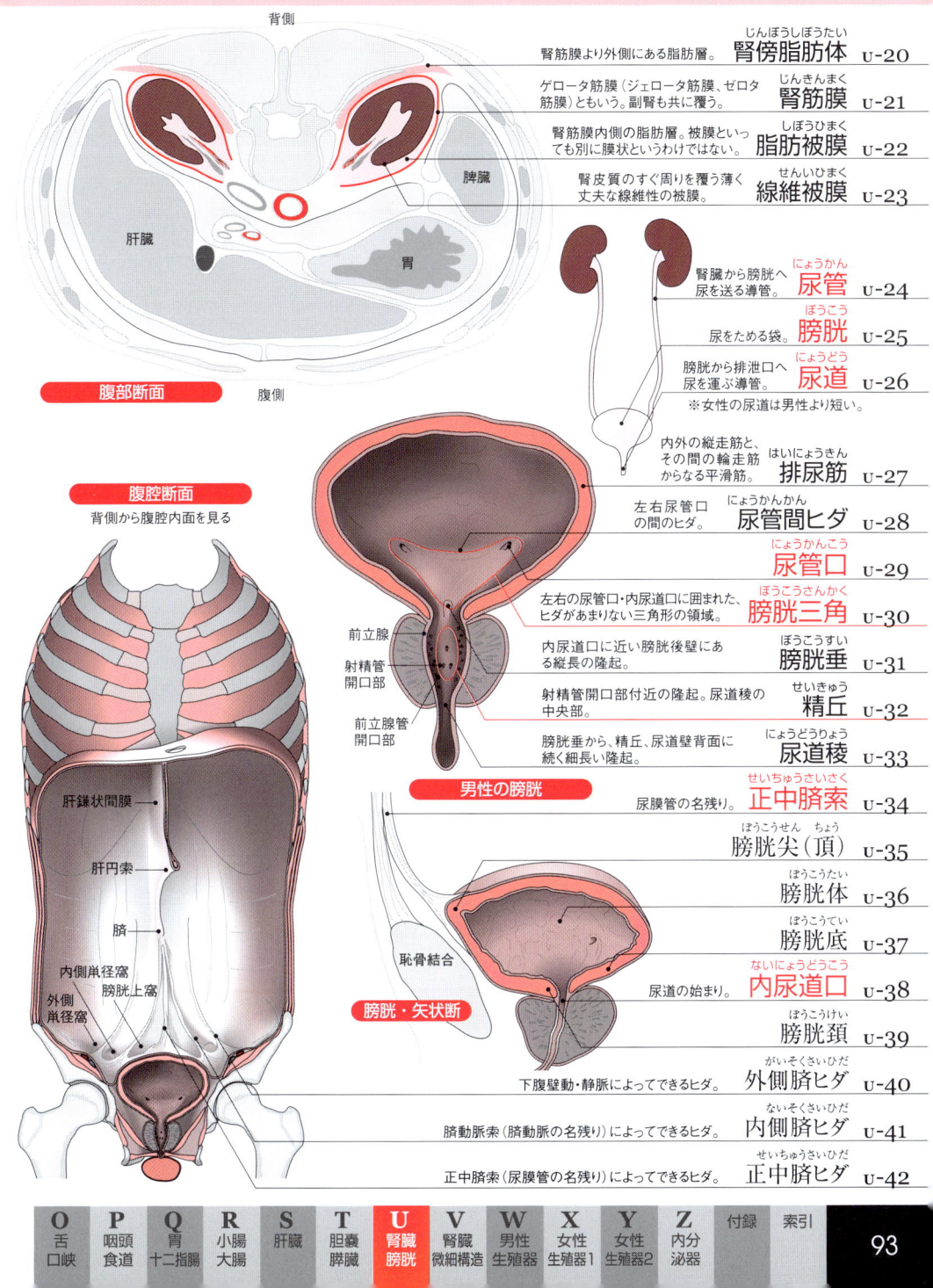

腹部断面

腎筋膜より外側にある脂肪層。	腎傍脂肪体 じんぼうしぼうたい	U-20
ゲロータ筋膜（ジェロータ筋膜、ゼロタ筋膜）ともいう。副腎も共に覆う。	腎筋膜 じんきんまく	U-21
腎筋膜内側の脂肪層。被膜といっても別に膜状というわけではない。	脂肪被膜 しぼうひまく	U-22
腎皮質のすぐ周りを覆う薄く丈夫な線維性の被膜。	線維被膜 せんいひまく	U-23
腎臓から膀胱へ尿を送る導管。	尿管 にょうかん	U-24
尿をためる袋。	膀胱 ぼうこう	U-25
膀胱から排泄口へ尿を運ぶ導管。	尿道 にょうどう	U-26

※女性の尿道は男性より短い。

説明	名称	番号
内外の縦走筋と、その間の輪走筋からなる平滑筋。	排尿筋 はいにょうきん	U-27
左右尿管口の間のヒダ。	尿管間ヒダ にょうかんかん	U-28
	尿管口 にょうかんこう	U-29
左右の尿管口・内尿道口に囲まれた、ヒダがあまりない三角形の領域。	膀胱三角 ぼうこうさんかく	U-30
内尿道口に近い膀胱後壁にある縦長の隆起。	膀胱垂 ぼうこうすい	U-31
射精管開口部付近の隆起。尿道稜の中央部。	精丘 せいきゅう	U-32
膀胱垂から、精丘、尿道壁背面に続く細長い隆起。	尿道稜 にょうどうりょう	U-33

男性の膀胱

説明	名称	番号
尿膜管の名残り。	正中臍索 せいちゅうさいさく	U-34
	膀胱尖（頂） ぼうこうせん（ちょう）	U-35
	膀胱体 ぼうこうたい	U-36
	膀胱底 ぼうこうてい	U-37
尿道の始まり。	内尿道口 ないにょうどうこう	U-38
	膀胱頚 ぼうこうけい	U-39

膀胱・矢状断

説明	名称	番号
下腹壁動・静脈によってできるヒダ。	外側臍ヒダ がいそくさいひだ	U-40
臍動脈索（臍動脈の名残り）によってできるヒダ。	内側臍ヒダ ないそくさいひだ	U-41
正中臍索（尿膜管の名残り）によってできるヒダ。	正中臍ヒダ せいちゅうさいひだ	U-42

腹腔断面
背側から腹腔内面を見る

肝鎌状間膜
肝円索
臍
内側鼠径窩
外側鼠径窩
膀胱上窩

肝臓　胃　脾臓　背側　腹側

前立腺
射精管開口部
前立腺管開口部

恥骨結合

| O 舌口峡 | P 咽頭食道 | Q 胃十二指腸 | R 小腸大腸 | S 肝臓 | T 胆嚢膵臓 | U 腎臓膀胱 | V 腎臓微細構造 | W 男性生殖器 | X 女性生殖器1 | Y 女性生殖器2 | Z 内分泌器 | 付録 | 索引 |

U Kidney, Bladder

● 膀胱を意味する英語の bladder は、魚では swim bladder「鰾 (うきぶくろ)」を、植物では、ホテイアオイのような水草の「気胞」を指して用いられる。

u-1	スーピアリア ポウル イクストレミティ オヴ キドニ superior pole / extremity (of kidney)	
u-2	ラテラル ボーダ オヴ キドニ lateral border (of kidney)	
u-3	ハイラム オヴ キドニ **hilum of kidney**◆	
u-4	ミーディアル ボーダ オヴ キドニ medial border (of kidney)	
u-5	インフィアリア ポウル イクストレミティ オヴ キドニ inferior pole / extremity (of kidney)	
u-6	アンティアリア サーフェス オヴ キドニ anterior surface (of kidney)	
u-7	ポスティアリア サーフェス オヴ キドニ posterior surface (of kidney)	
u-8	リーナル サイナス renal sinus	
u-9	キドニ ロウブ kidney lobe◆	
u-10	リーナル メダラ renal medulla	
u-11	リーナル コーテックス renal cortex	
u-12	リーナル ペルヴィス ペルヴィス オヴ キドニ renal pelvis / pelvis of kidney◆	
u-13	リーナル キャリクス (ケイリクス) renal calyx◆	
u-14	メイジャ リーナル キャリクス (ケイリクス) major (renal) calyx	
u-15	マイナ リーナル キャリクス (ケイリクス) minor (renal) calyx	
u-16	リーナル ピラミッド renal pyramid	
u-17	ベイス ファンダス オヴ ピラミッド base / fundus of pyramid	
u-18	リーナル パピラ renal papilla◆	
u-19	リーナル コラム renal column	

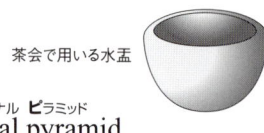

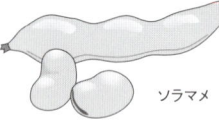

ソラマメ

大豆の臍 (へそ)

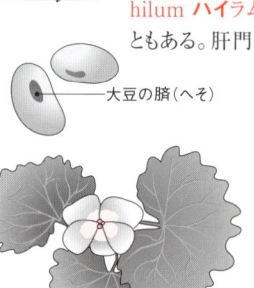

ジンヨウキスミレ (腎葉黄菫)

茶会で用いる水盂

◆**kidney** 腎臓のkidney キドニ の語源に関する説はどれも推測の域を出ない。広く知られた見解によれば、前半の部分は古英語 cwith「腹、胎」、ないしは古代ノルマン語の kvithr「腹、胎」に、語尾 ey が「egg 卵」に由来するという。つまり、古代人にとっては腎臓が「腹の卵」に見えたというわけである。別説では、語尾 ney が、ギリシャ語 νεφρός ネフロス「腎臓」に由来するという (ドイツ語 Niere ニーレ「腎臓」も同起源)。前半の kid は他に、「小ヤギ」説や、「(豆の) さや」説 (英語 cod コッド「さや」と同起源) がある。⇒p.143「マメ」参照。

◆**hilum of kidney** 腎門 腎門や肺門、脾門や卵巣門の門は、hilum ハイラム (ただし、腎門や肺門は porta が使われていることもある。肝門だけは hilum が使われず、もっぱら porta のみ。⇒p.84参照)。これはラテン語の、hilum ヒールム「小さなもの、ささいなもの、取るに足りないつまらないもの」に由来。ローマ人はこれを、豆の「臍、へそ」(マメの表面にある点、茎が付着していた跡) を指すのに用いた。ここから、腎臓や肺を豆に、それらの器官に出入りする脈管を茎に例えて、脈管の出入りする部分を hilum と称した。ちなみに、hilum に「〜がない、〜ではない」を意味するラテン語 ne を前に置くと「ささいなものですら存在しない」という意味になるが、ここから 英語の nihilism ナイアリズム「ニヒリズム、虚無主義」という語が生じた。また、名詞の nihil ナイヒル「無価値なもの (ニヒルな、という意味ではない)」を省略したのが、nil ニル「無、ゼロ、0」である。そして ad-「〜へ」+ nihil = annihilate アナイイレイト (アニーイレイト)「無に帰させる、無効にする、絶滅させる」という語も派生している。

◆**kidney lobe** 腎葉 lobe は、ギリシャ語 λοβός ロボス「耳たぶ」に由来。腎臓の腎葉とは直接関係ないが、ジンヨウキスミレ (腎葉黄菫) は葉の形が腎臓に似ているため名付けられた。

◆**renal pelvis, pelvis of kidney** 腎盤、腎盂 pelvis は、重訂解体新書で「腎盂」と訳されたが、戦後「盂」の字が当用漢字にないということで「腎盤」という用語が作られた (かつては骨盤も骨盂と呼ばれていた)。元々、「盂」は「鉢、みずのみ、お椀」を表わし、「盤」は「たらい」の意味を持つ。ラテン語 pelvis ペルヴィス「(へりが外側にめくれた形の) 水盤、たらい」に由来。ちなみに、茶道では器を温めた湯や茶殻などを捨てる器を水盂 (すい) と呼んでいる。

◆**renal papilla** 腎乳頭 ラテン語 papilla パピッラ「乳頭」に由来。

◆**renal calyx** 腎杯 calix ともつづる。複数形は、calices (calyces) カリスィーズ。このcalyxは、ギリシャ語 κάλυξ カリュクス「杯、コッ

腎臓を意味するラテン語 ren レーンから、接頭辞 ren- や、英語の renal リーナル「腎臓の」という形容詞が派生した。また腎臓を表わすギリシャ語 νεφρός ネフロスから、接頭辞 nephr- や、nephric ネフリック「腎臓の」という形容詞も生じた。腎臓の大きな構造を指すのにはラテン語由来の renal がしばしば使われるが、腎の微細構造には ギリシャ語の nephr- の造語が多く見られる。

プ」に由来。植物学では、「萼（がく）」、すなわち花の一番外側の葉状の部分を指す。それゆえ、calyxは、形が「杯状」ともいえるし、「花状」ともいえる。ちなみに、フェノールとホルムアルデヒドが環状に重合した calix arene「カリックス・アレーン」は、杯のように、そのくぼみに金属イオンや小分子を収めることができる。

◆**renal fascia** 腎筋膜、**Gerota fascia** ゲロータ筋膜（ジェロータ筋膜、ゼロタ筋膜）　腎筋膜は、腎周囲の脂肪を、pararenal ～ と perirenal ～とに分断している（パラは「傍に」、ペリは「周囲に」の意）。ジェロータ Dimitru Gerota（1867-1939）は、ルーマニアの解剖学者、外科医。1895年にホルマリンを固定液として最初に導入し、解剖学に新時代をもたらした。さらには、ブカレスト芸術アカデミーの教授でもあり、筋肉のフォルムを彫刻の形でも表現した。

◆**detrusor muscle** 排尿筋　ラテン語 detrudo デートルードー「押し出す、押しやる」に由来。

◆**interureteric crest** 尿管管ヒダ　別称に、interureteric foldや、ureteric fold、bar of bladderや、Mercier bar マーシヤ バー「メルシェ稜」、torus uretericus等多数。

膀胱とラグビーボール、フルートと爆発
*BHLE-「吹く」

　膀胱は、かなり伸縮自在な中空の袋。そのことは、初期のラグビーボールが証明している。丈夫なゴムが開発される以前には、サッカーボールには豚の（ないし牛の）膀胱が用いられた。靴屋のウィリアム・ギルバート William Gilbert（1799-1877）が、サッカーボールの製作を学生達に頼まれ、面白半分（？）に、細長い膀胱の形のままのボールを作った。それがどこへ飛ぶかわからず楽しいということで好評となり、そのボールを使ったゲームがラグビーとなった（その名はボールを頼んだ学生の「ラグビー校」にちなんでいる）。ギルバートの靴屋は現在のラグビーボールメーカーのギルバート社になった。アメリカンフットボールのボールを、俗に pig skin「豚の皮」と呼ぶのもこの理由による。

　膀胱と訳されている **bladder** の起源に関しては印欧祖語の *bhel-「腫れる」（blister プリスタ「水疱」が関連語）と、*bhle-「吹く」にさかのぼるとする説がある。*bhle-の関連語には、英語の blow ブロウ「吹く」や、blaster ブラスター「爆発する」、flute フルート「フルート」がある。ball ボール「球」もさかのぼれば関連がある。膀胱は語源的観点からも、昔から吹いて膨らませて、ボールにして遊ばれていたということがうかがえる。

パラネフリック　パラリーナル　ファット　ボディ paranephric / pararenal fat body	u-20
リーナル　ファシャ　　　　　　ファシャ renal fascia / Gerota fascia◆	u-21
ペリネフリック　ペリリーナル　ファット　キャプスュール perinephric / perirenal fat capsule	u-22
ファイブラス　キャプスュール fibrous capsule	u-23
ユーレタ（ユーリータ） ureter	u-24
ユリナリ　ブラダ (urinary) bladder	u-25
ユーリースラ urethra	u-26
デトルーサ（ディートルーサ）マッスル detrusor (muscle)◆	u-27
インターユーレテリック　クレスト interureteric crest◆	u-28
ユーレテリック　オリフィス ureteric orifice	u-29
トライゴウン　オヴ　ブラダ trigone of bladder	u-30
ユーヴュラ　オヴ　ブラダ uvula of bladder	u-31
セミナル　コリキュラス seminal colliculus	u-32
ユーレスラル　クレスト urethral crest	u-33
ミーディアン　アンビリカル　リガメント median umbilical ligament	u-34
エイペックス　オヴ　ブラダ apex of bladder	u-35
ボディ　オヴ　ブラダ body of bladder	u-36
ベイス　ファンダス　オヴ　ブラダ base / fundus of bladder	u-37
インターナル　ユーレスラル　オリフィス internal urethral orifice	u-38
ネック　オヴ　ブラダ neck of bladder	u-39
ラテラル　アンビリカル　フォウルド lateral umbilical fold	u-40
ミーディアル　アンビリカル　フォウルド medial umbilical fold	u-41
ミーディアン　アンビリカル　フォウルド median umbilical fold	u-42

※語源に関しては p.5参照。

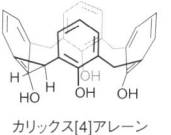

古代ギリシャのカリュクス

カリックス[4]アレーン

V 腎臓の微細構造

● ここでは腎臓の血管系、および微細構造について概説する。

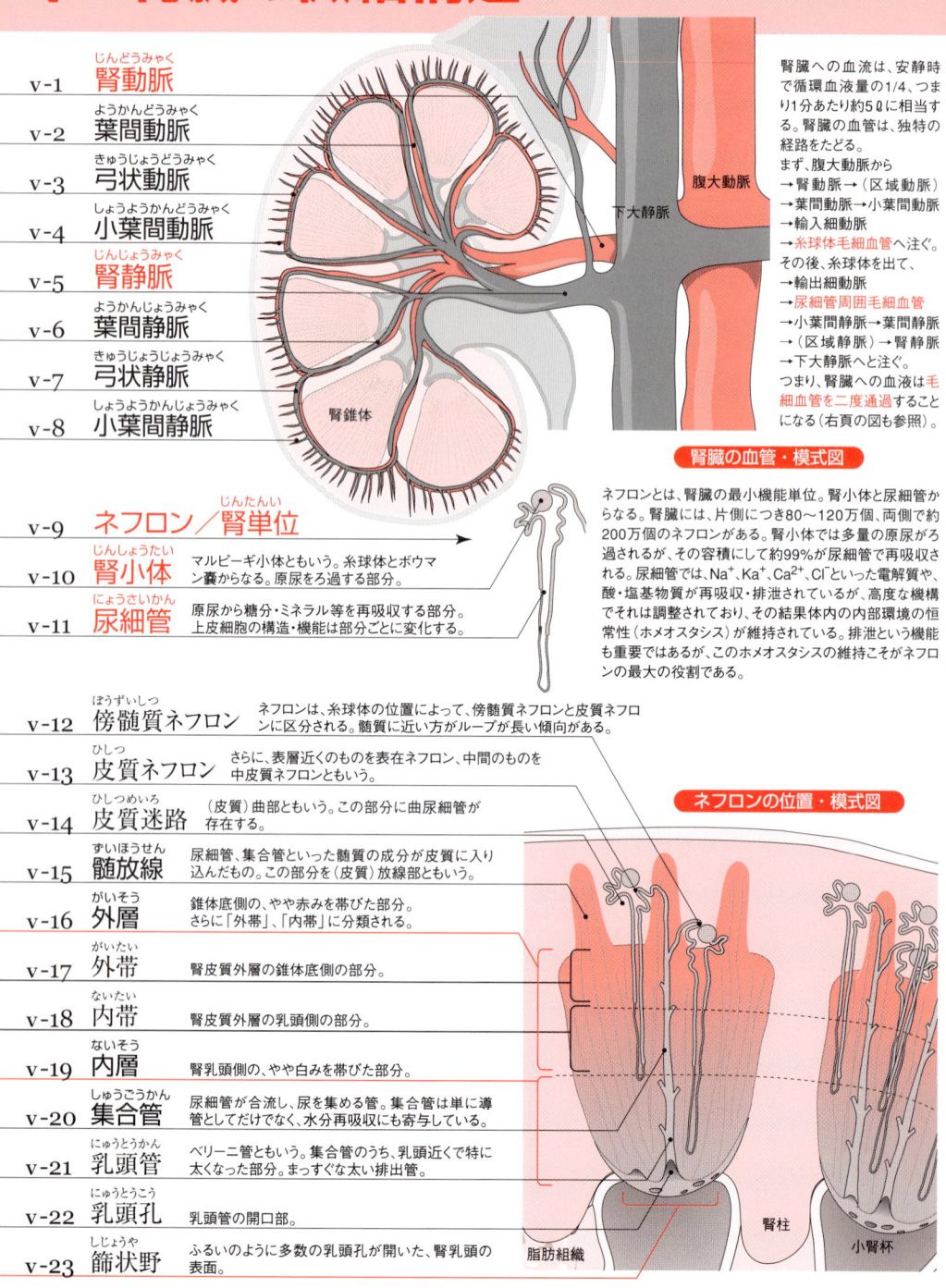

v-1	じんどうみゃく **腎動脈**	
v-2	ようかんどうみゃく **葉間動脈**	
v-3	きゅうじょうどうみゃく **弓状動脈**	
v-4	しょうようかんどうみゃく **小葉間動脈**	
v-5	じんじょうみゃく **腎静脈**	
v-6	ようかんじょうみゃく **葉間静脈**	
v-7	きゅうじょうじょうみゃく **弓状静脈**	
v-8	しょうようかんじょうみゃく **小葉間静脈**	
v-9	**ネフロン／腎単位** じんたんい	
v-10	じんしょうたい **腎小体**	マルピーギ小体ともいう。糸球体とボウマン嚢からなる。原尿をろ過する部分。
v-11	にょうさいかん **尿細管**	原尿から糖分・ミネラル等を再吸収する部分。上皮細胞の構造・機能は部分ごとに変化する。
v-12	ぼうずいしつ **傍髄質ネフロン**	ネフロンは、糸球体の位置によって、傍髄質ネフロンと皮質ネフロンに区分される。髄質に近い方がループが長い傾向がある。
v-13	ひしつ **皮質ネフロン**	さらに、表層近くのものを表在ネフロン、中間のものを中皮質ネフロンともいう。
v-14	ひしつめいろ **皮質迷路**	（皮質）曲部ともいう。この部分に曲尿細管が存在する。
v-15	ずいほうせん **髄放線**	尿細管、集合管といった髄質の成分が皮質に入り込んだもの。この部分を（皮質）放線部ともいう。
v-16	がいそう **外層**	錐体底側の、やや赤みを帯びた部分。さらに「外帯」、「内帯」に分類される。
v-17	がいたい **外帯**	腎皮質外層の錐体底側の部分。
v-18	ないたい **内帯**	腎皮質外層の乳頭側の部分。
v-19	ないそう **内層**	腎乳頭側の、やや白みを帯びた部分。
v-20	しゅうごうかん **集合管**	尿細管が合流し、尿を集める管。集合管は単に導管としてだけでなく、水分再吸収にも寄与している。
v-21	にゅうとうかん **乳頭管**	ベリーニ管ともいう。集合管のうち、乳頭近くで特に太くなった部分。まっすぐな太い排出管。
v-22	にゅうとうこう **乳頭孔**	乳頭管の開口部。
v-23	しじょうや **篩状野**	ふるいのように多数の乳頭孔が開いた、腎乳頭の表面。

腎臓の血管・模式図

腎臓への血流は、安静時で循環血液量の1/4、つまり1分あたり約5ℓに相当する。腎臓の血管は、独特の経路をたどる。
まず、腹大動脈から
→腎動脈→（区域動脈）
→葉間動脈→小葉間動脈
→輸入細動脈
→**糸球体毛細血管**へ注ぐ。
その後、糸球体を出て、
→輸出細動脈
→**尿細管周囲毛細血管**
→小葉間静脈→葉間静脈
→（区域静脈）→腎静脈
→下大静脈へと注ぐ。
つまり、腎臓への血液は**毛細血管を二度通過すること**になる（右頁の図も参照）。

ネフロンとは、腎の最小機能単位。腎小体と尿細管からなる。腎臓には、片側につき80〜120万個、両側で約200万個のネフロンがある。腎小体では多量の原尿がろ過されるが、その容積にして約99%が尿細管で再吸収される。尿細管では、Na^+、K^+、Ca^{2+}、Cl^-といった電解質や、酸・塩基物質が再吸収・排泄されているが、高度な機構でそれは調整されており、その結果体内の内部環境の恒常性（ホメオスタシス）が維持されている。排泄という機能も重要ではあるが、このホメオスタシスの維持こそがネフロンの最大の役割である。

ネフロンの位置・模式図

● 体内循環血液量の1/4が、重さ240g（両方で）の腎臓を通過し、繊細な糸球体の毛細血管に大きな圧力をかけ続けている（その圧力が糸球体を通過する血漿量の1/5を原尿としてろ過する）。糸球体は壊れやすく、再生できない。それゆえ健康でも年齢につれて糸球体は少しずつ壊れる。とはいえ腎臓の機能は本来余裕があるため、腎機能が1/3以下に低下してはじめて腎不全の症状を呈し、1/10以下で透析療法が必要とされる。

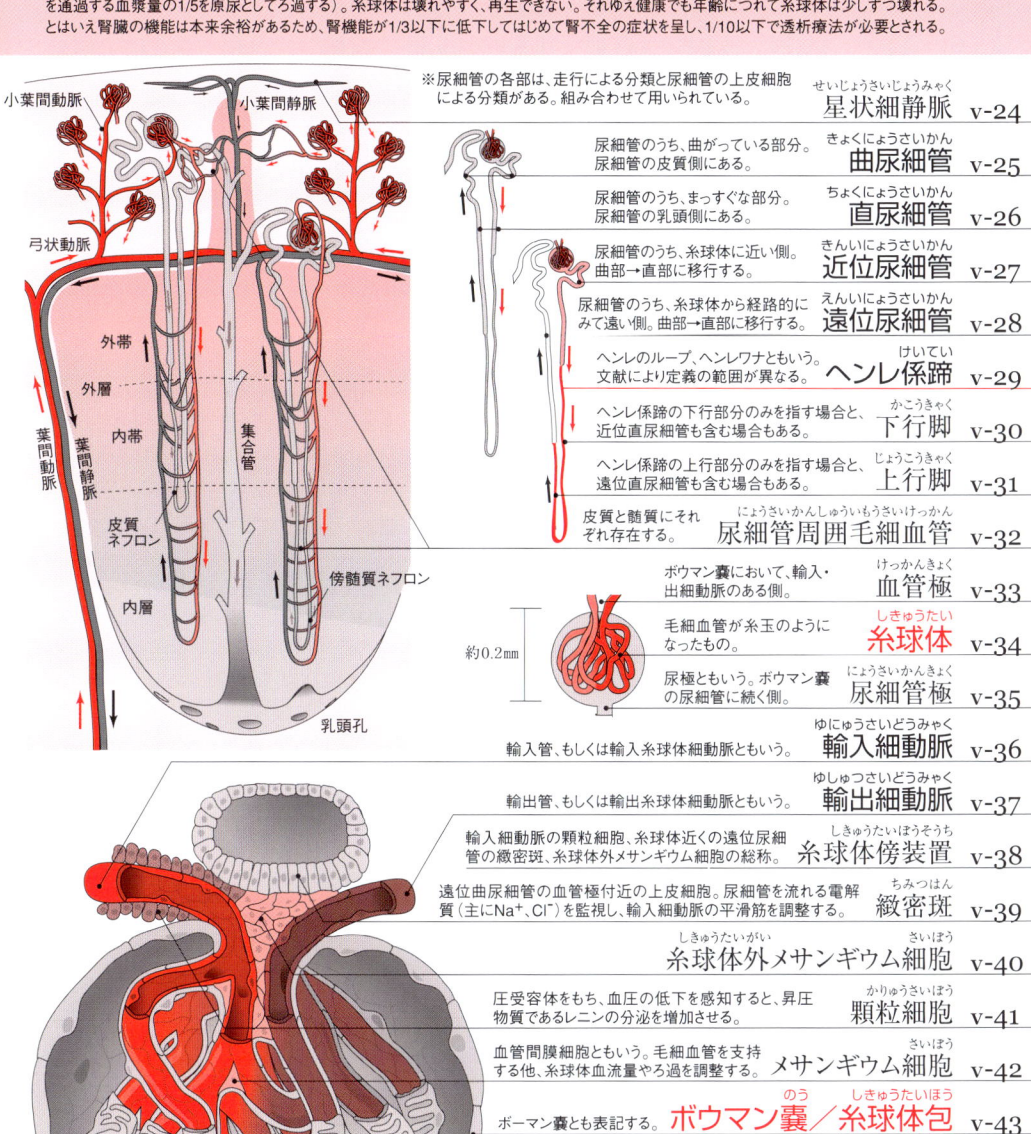

※尿細管の各部は、走行による分類と尿細管の上皮細胞による分類がある。組み合わせて用いられている。

	星状細静脈	v-24
尿細管のうち、曲がっている部分。尿細管の皮質側にある。	曲尿細管	v-25
尿細管のうち、まっすぐな部分。尿細管の乳頭側にある。	直尿細管	v-26
尿細管のうち、糸球体に近い側。曲部→直部に移行する。	近位尿細管	v-27
尿細管のうち、糸球体から経路的にみて遠い側。曲部→直部に移行する。	遠位尿細管	v-28
ヘンレのループ、ヘンレワナともう。文献により定義の範囲が異なる。	ヘンレ係蹄	v-29
ヘンレ係蹄の下行部分のみを指す場合と、近位直尿細管も含む場合もある。	下行脚	v-30
ヘンレ係蹄の上行部分のみを指す場合と、遠位直尿細管も含む場合もある。	上行脚	v-31
皮質と髄質にそれぞれ存在する。	尿細管周囲毛細血管	v-32
ボウマン嚢において、輸入・出動脈のある側。	血管極	v-33
毛細血管が糸玉のようになったもの。	糸球体	v-34
尿極ともいう。ボウマン嚢の尿細管に続く側。	尿細管極	v-35
輸入管、もしくは輸入糸球体細動脈ともいう。	輸入細動脈	v-36
輸出管、もしくは輸出糸球体細動脈ともいう。	輸出細動脈	v-37
輸入細動脈の顆粒細胞、糸球体近くの遠位尿細管の緻密斑、糸球体外メサンギウム細胞の総称。	糸球体傍装置	v-38
遠位曲尿細管の血管極付近の上皮細胞。尿細管を流れる電解質（主にNa$^+$、Cl$^-$）を監視し、輸入細動脈の平滑筋を調整する。	緻密斑	v-39
	糸球体外メサンギウム細胞	v-40
圧受容体をもち、血圧の低下を感知すると、昇圧物質であるレニンの分泌を増加させる。	顆粒細胞	v-41
血管間膜細胞ともいう。毛細血管を支持する他、糸球体血流量やろ過を調整する。	メサンギウム細胞	v-42
ボーマン嚢とも表記する。	ボウマン嚢／糸球体包	v-43
「尿腔」、「糸球体腔」ともいう。糸球体からろ過された原尿を集める。	ボウマン腔	v-44
	糸球体毛細血管	v-45
直径60～100nmの小孔を多数もつ。	有窓内皮細胞	v-46
緻密板とも呼ばれ、通常の基底膜の数倍の厚さがある。	基底膜	v-47
タコ足細胞、糸球体上皮細胞ともいう。	足細胞	v-48

小葉間動脈　小葉間静脈
弓状動脈
外帯　外層　内帯
葉間動脈　葉間静脈
内層
皮質ネフロン　集合管　髄質ネフロン
乳頭孔
約0.2mm

ボウマン嚢

足細胞拡大図
隣の足細胞の多数の足突起（小足）同士が互いにかみ合っている。

O	P	Q	R	S	T	U	V	W	X	Y	Z	付録	索引
舌口峡	咽頭食道	胃十二指腸	小腸大腸	肝臓	胆嚢膵臓	腎臓膀胱	腎臓微細構造	男性生殖器	女性生殖器1	女性生殖器2	内分泌器		

V Kidney <microstructure>

v-1	リーナル アータリ renal artery	
v-2	インターロウバ アータリ interlobar artery	
v-3	アーキュエイト（アーキュイット）アータリ arcuate artery	
v-4	インターロウビュラ アータリ interlobular artery	
v-5	リーナル ヴェイン renal vein	
v-6	インターロウバ ヴェイン interlobar vein	
v-7	アーキュエイト（アーキュイット）ヴェイン arcuate vein	
v-8	インターロウバ ヴェイン interlobular vein	
v-9	ネフロン nephron	
v-10	リーナル コーパスル renal corpuscle	
v-11	ユリナリー テュービュル urinary tubule	
v-12	ジャクスタメダラリ（～メデューラリ）ネフロン juxtamedullary nephron	
v-13	コーティカル ネフロン cortical nephron	
v-14	リーナル コーティカル ラビリンス (Renal) cortical labyrinth	
v-15	メダラリ（メデューラリ）レイズ medullary rays	
v-16	アウタ ゾウン ※outer zone of medulla, outer zone outer medullaともいう。	
v-17	アウタ ストライプ outer stripe	
v-18	イナ ストライプ inner stripe	
v-19	イナ ゾウン ※inner zone of medulla, inner zone inner medullaともいう。	
v-20	コレクティング ダクト collecting duct	
v-21	リーナル パピラリ（パピラリ）ダクト renal papillary duct	
v-22	オウプニングス オヴ パピラリ（パピラリ）ダクト openings of papillary duct	
v-23	クライブリフォーム（クリプリ～）エアリア cribriform area	

◆**interlobar artery** 葉間動脈 inter「間に」+lobe ロウブ「小葉」。ギリシャ語 λοβός ロボス「耳たぶ」に由来。

◆**arcuate artery** 弓状動脈 arcuate は、「弓状の、弓の形をした」という意味で、ラテン語 arcus アルクス「弓」に由来する。arcusがフランス語を経て英語に入った語が arch アーチ「弧、丸天井」。

◆**interlobular artery** 小葉間動脈 interlobar と似ているが、inter「間に」+ lobule ロウビュール「小葉」。

◆**nephron** ネフロン, 腎単位 ギリシャ語 νεφρός ネフロス「腎臓」から。この語から、nephrosisネフロウスイス「ネフローゼ」という語も生まれた。ちなみに、日本語でネフローゼというのは、ドイツ語 Nephrose の音訳である。

◆**renal corpuscle** 腎小体 corpusculum renis（英語の発音ではコーパスキュラム リーニス）ともいう。corpusculum は、ラテン語 corpus コルプス「体」に、指小辞 -culum が付いたもの。renis は、ラテン語 ren レーン「腎臓」の属格である。

◆**renal cortical labyrinth** 皮質迷路 ギリシャ語 λαβύρινθος ラビュリントス「迷宮、迷路」から。解剖学で labyrinth は、「蝸牛迷路」や、「篩骨迷路」といった迷路のような空洞や管を指している。

◆**cribriform area** 篩状野 ラテン語で cribrum クリーブルム「篩（ふるい）」+form「形」から。10〜20個の乳頭管の開口が開いていて「ふるい」に見えるため。篩骨において多数の孔の開いている cribriform plate「篩板」や、cribriform fascia「篩状筋膜」（=ヘッセルバッハ筋膜）にも使われている。

◆**proximal tubule** 近位尿細管 proximal は、「近位の」の意。ラテ

糸球体と淡蒼球、地球とフグと金魚鉢
GLOBUS「球」

糸球体と訳されている **glomerulus** は、ラテン語 glomus グロムス「球、糸毬」に、指小辞 -ulus が付いたもの。この glomus は、ラテン語 globus グロブス「球」が音韻変化したものである。glomus は、専ら解剖学用語として、小さい球状の構造物に用いられている（glomus caroticum「頚動脈小体」、glomus coccygeum「尾骨小体」、choroid glomus「脈絡小体」）。一方、globus からは、globus pallidus「淡蒼球」、myoglobin「ミオグロビン」、globule「小球、血球」といった様々な用語にその姿を見ることができる。英語の派生語には globe グロウブ「地球、地球儀、（丸い）金魚鉢」、global グロウブバル「地球的規模の、世界的な、グローバルな」がある。ちなみに、globe fishとは「フグ」のことである。

トラフグ

● 曲尿細管 convoluted tubuleに出てくる convoluted コンヴォルーティッドは、「曲がった、渦巻き状の」を意味する。ラテン語接頭辞 con-「共に」+volvo ウォルウォー「回転する」がついたもの（⇒p.72参照）。convoluted seminiferous tubule「曲精細管」や、convoluted gland「屈曲腺、コイル状腺（=coil gland）」にも使われている。

ン語 propisの最上級proximus「最も近い」から派生。英語の appoximate アプロクスィメイト「近似の、類似の」も類語である。

◆**Henle's loop ヘンレ係蹄** ドイツの解剖学者・病理学者ヘンレ Friedrich G. J. Henle（1809-1885）によって最初に記述された。彼は様々な解剖学的発見を行ない、「ヘンレ弾性膜」（=動脈弾性板）、「ヘンレ膨大」（=精管膨大部）、「ヘンレ鞘」（=神経内膜）等の数多くの解剖学用語にその名をとどめている。

◆**macula densa 緻密斑** ラテン語 malus マルス「泥」に、指小辞 -cula が付いた *malcula（推定形）⇒ macula マクラ「小さなしみ、小さな点」になったもの。densa の方は、ラテン語の形容詞 densus デーンスス「密な、密度の高い、密集した」の女性形。英語の dense デンス「密な、濃い」が派生。また、condenser コンデンサー「蓄電器、集光器」や、condense milk「コンデンスミルク」も類語である。

Henle ヘンレ

◆**mesangial cell, mesangium メサンギウム細胞** 接頭辞 μεσο- メソ「間に」+ ἀγγεῖον アンゲイオン「容器、血管」に由来。angiotensin アンジーオウテンスィン「アンギオテンシン」も、angio-「血管の」+τείνω テイノー「張る、伸ばす」。血管収縮作用があるので、血管を伸ばしているのではなく、血圧上昇作用があることから命名された。

◆**Bowman's capsule ボウマン嚢** ラテン語 capsula カプスラ「小さな入れ物」に由来。「被膜、鞘、嚢」を指す（joint capsule「関節包」等）。ボウマン William Bowman（1816-1892）は、英国の眼科医、解剖学者。

Bowman ボウマン

傍糸球体装置？ 糸球体傍装置？
JUXTA-, PARA-「傍に、周囲に」

糸球体傍装置と訳される juxtaglomerular apparatus は、glomerulus「糸球体」に、ラテン語由来の接頭辞 juxta-「傍（かたわら）の、近くの」が付いたもの。解剖学用語としては「糸球体傍装置」が多く使われているが、生理学用語では「傍糸球体装置」の方がより用いられているという。このように「傍」が、修飾される言葉の前に来るのか後に来るのかについては、文献によって様々で、一貫性がない。しかも、「糸球体近接装置」という訳もある。このことは、ギリシャ語由来の接頭辞 para-「傍の、近くの」についても、似たような問題が起きている。paranephric fat パラネフリック ファット「腎周脂肪体、それとも傍腎脂肪体？」、parafollicular cell パラフォリキュラ セル「濾胞傍細胞、それとも傍濾胞細胞、それとも平仮名書きで、ろ胞傍細胞？」。しかも、傍ではなく「旁」を使うものもある。だれか統一して!!!

ステレイト ヴェイン *stellate vein*◆	v-24
コンヴォルーテッド テュービュール convoluted tubule	v-25
ストレイト テュービュール straight tubule	v-26
プロクスィマル テュービュール proximal tubule	v-27
ディスタル テュービュール distal tubule	v-28
ヘンリーズ ループ Henle's loop	v-29
ディセンディング リム *descending limb*	v-30
アセンディング リム *ascending limb*	v-31
ペリテュービュラ キャピラリ *peritubular capillary* (PTC)	v-32
ヴァスキュラ ポウル *vascular pole*	v-33
グロメリュラス（グロウメリュラス） glomerulus	v-34
ユリナリ ポウル *urinary pole*	v-35
アファレント グロメリュラ（〜ルラ） アーティリオウル afferent glomerular arteriole	v-36
エファレント グロメリュラ（〜ルラ） アーティリオウル efferent glomerular arteriole	v-37
ジャクスタグロメリュラ（〜ルラ） アパレイタス *juxtaglomerular apparatus* (JGA)	v-38
マキュラ デンサ macula densa	v-39
エクストラグロメリュラ（〜ルラ） メサンジーアル セル *extraglomerular mesangial cell* (EGM)	v-40
グラニュラ セル *granular cell*	v-41
メサンジーアル セル メサンジーアム *mesangial cell / mesangium*	v-42
ボウマンズ キャプスュール Bowman's capsule	v-43
ボウマンズ キャヴィティ *Bowman's cavity*	v-44
グロメリュラ（〜ルラ） キャピレリー *glomerular capillary*	v-45
フェネストレイテッド エンドスィリアル セル *fenestrated endothelial cell*	v-46
バスィラ メンブレイン *basilar membrane*	v-47
ポドサイト *podocyte*	v-48

W 男性生殖器

男性生殖器が女性生殖器と大きく異なる点には、①精巣の下降（卵巣は骨盤内にとどまったまま）、②男性の腹腔は完全に閉鎖した袋だが、女性は卵管腹腔口で腹腔と外界とが交通している、③男性の尿道は精路を兼ねている、等がある。

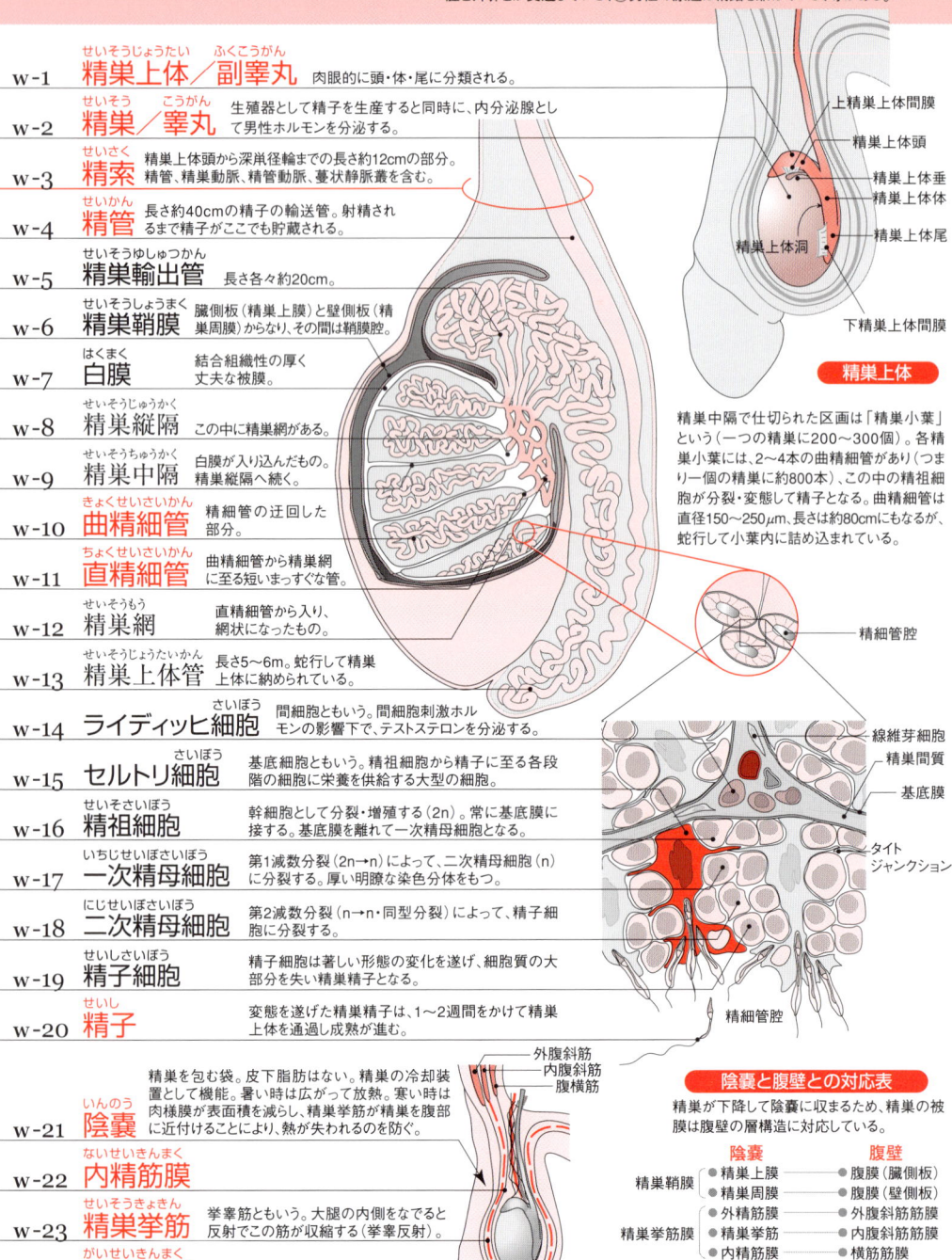

w-1	精巣上体／副睾丸	せいそうじょうたい／ふくこうがん	肉眼的に頭・体・尾に分類される。
w-2	精巣／睾丸	せいそう／こうがん	生殖器として精子を生産すると同時に、内分泌腺として男性ホルモンを分泌する。
w-3	精索	せいさく	精巣上体頭から深鼠径輪までの長さ約12cmの部分。精管、精巣動脈、精管動脈、蔓状静脈叢を含む。
w-4	精管	せいかん	長さ約40cmの精子の輸送管。射精されるまで精子がここでも貯蔵される。
w-5	精巣輸出管	せいそうゆしゅつかん	長さ各々約20cm。
w-6	精巣鞘膜	せいそうしょうまく	臓側板（精巣上膜）と壁側板（精巣周膜）からなり、その間は鞘膜腔。
w-7	白膜	はくまく	結合組織性の厚く丈夫な被膜。
w-8	精巣縦隔	せいそうじゅうかく	この中に精巣網がある。
w-9	精巣中隔	せいそうちゅうかく	白膜が入り込んだもの。精巣縦隔へ続く。
w-10	曲精細管	きょくせいさいかん	精細管の迂回した部分。
w-11	直精細管	ちょくせいさいかん	曲精細管から精巣網に至る短いまっすぐな管。
w-12	精巣網	せいそうもう	直精細管から入り、網状になったもの。
w-13	精巣上体管	せいそうじょうたいかん	長さ5～6m。蛇行して精巣上体に納められている。
w-14	ライディッヒ細胞		間細胞ともいう。間細胞刺激ホルモンの影響下で、テストステロンを分泌する。
w-15	セルトリ細胞		基底細胞ともいう。精祖細胞から精子に至る各段階の細胞に栄養を供給する大型の細胞。
w-16	精祖細胞	せいそさいぼう	幹細胞として分裂・増殖する（2n）。常に基底膜に接する。基底膜を離れて一次精母細胞となる。
w-17	一次精母細胞	いちじせいぼさいぼう	第1減数分裂（2n→n）によって、二次精母細胞（n）に分裂する。厚い明瞭な染色分体をもつ。
w-18	二次精母細胞	にじせいぼさいぼう	第2減数分裂（n→n・同型分裂）によって、精子細胞に分裂する。
w-19	精子細胞	せいしさいぼう	精子細胞は著しい形態の変化を遂げ、細胞質の大部分を失い精巣精子となる。
w-20	精子	せいし	変態を遂げた精巣精子は、1～2週間をかけて精巣上体を通過し成熟が進む。
w-21	陰嚢	いんのう	精巣を包む袋。皮下脂肪はない。精巣の冷却装置としても機能。暑い時は広がって放熱。寒い時は肉様膜が表面積を減らし、精巣挙筋が精巣を腹部に近付けることにより、熱が失われるのを防ぐ。
w-22	内精筋膜	ないせいきんまく	
w-23	精巣挙筋	せいそうきょきん	挙睾筋ともいう。大腿の内側をなでると反射でこの筋が収縮する（挙睾反射）。
w-24	外精筋膜	がいせいきんまく	

精巣上体

精巣中隔で仕切られた区画は「精巣小葉」という（一つの精巣に200～300個）。各精巣小葉には、2～4本の曲精細管があり（つまり一個の精巣に約800本）、この中の精祖細胞が分裂・変態して精子となる。曲精細管は直径150～250μm、長さは約80cmにもなるが、蛇行して小葉内に詰め込まれている。

陰嚢と腹壁との対応表

精巣が下降して陰嚢に収まるため、精巣の被膜は腹壁の層構造に対応している。

	陰嚢	腹壁
精巣鞘膜	●精巣上膜	●腹膜（臓側板）
	●精巣周膜	●腹膜（壁側板）
精巣挙筋膜	●外精筋膜	●外腹斜筋膜
	●精巣挙筋	●内腹斜筋膜
		●横筋筋膜
	●肉様膜	●浅・深筋下筋膜
	●陰嚢表皮・真皮	●表皮・真皮

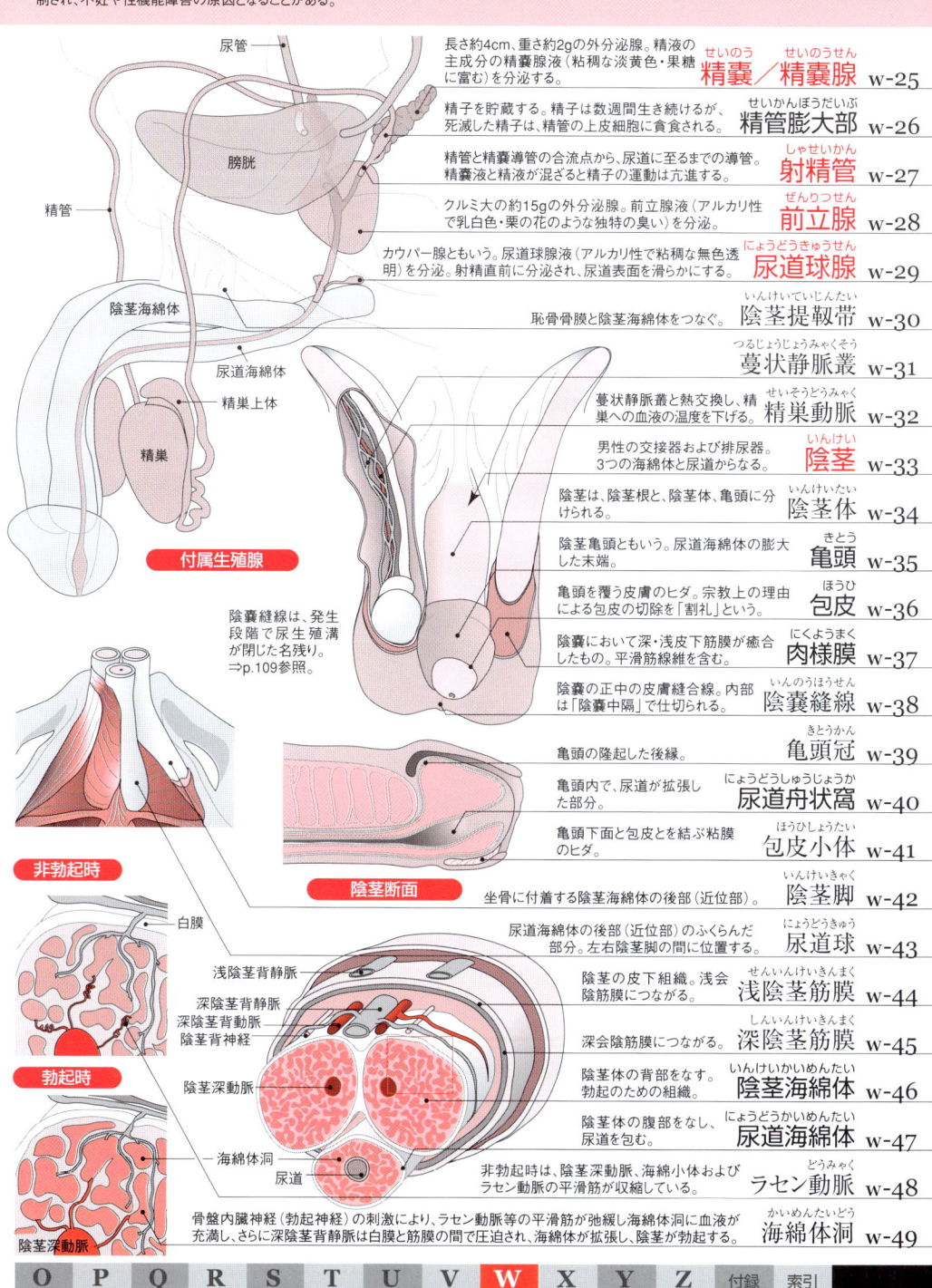

● 胎生2ヵ月頃まで後腹壁に位置していた精巣は、精巣導帯に導かれて下降し、鼡径管を通過して腹壁外に出る。これは、精子が成熟するために体中心温度より1～2℃低いことが必要なため。精巣が下降の途中で留まったものを「停留精巣」というが、その場所によっては精子形成が抑制され、不妊や性機能障害の原因となることがある。

説明	用語	番号
長さ約4cm、重さ約2gの外分泌腺。精液の主成分の精嚢腺液（粘稠な淡黄色・果糖に富む）を分泌する。	精嚢／精嚢腺（せいのう／せいのうせん）	w-25
精子を貯蔵する。精子は数週間生き続けるが、死滅した精子は、精管の上皮細胞に食される。	精管膨大部（せいかんぼうだいぶ）	w-26
精管と精嚢導管の合流点から、尿道に至るまでの導管。精嚢液と精液が混ざると精子の運動は亢進する。	射精管（しゃせいかん）	w-27
クルミ大の約15gの外分泌腺。前立腺液（アルカリ性で乳白色・栗の花のような独特の臭い）を分泌。	前立腺（ぜんりつせん）	w-28
カウパー腺ともいう。尿道球腺液（アルカリ性で粘稠な無色透明）を分泌。射精直前に分泌され、尿道表面を滑らかにする。	尿道球腺（にょうどうきゅうせん）	w-29
恥骨骨膜と陰茎海綿体をつなぐ。	陰茎提靱帯（いんけいていじんたい）	w-30
	蔓状静脈叢（つるじょうじょうみゃくそう）	w-31
蔓状静脈叢と熱交換し、精巣への血液の温度を下げる。	精巣動脈（せいそうどうみゃく）	w-32
男性の交接器および排尿器。3つの海綿体と尿道からなる。	陰茎（いんけい）	w-33
陰茎は、陰茎根と、陰茎体、亀頭に分けられる。	陰茎体（いんけいたい）	w-34
陰茎亀頭ともいう。尿道海綿体の膨大した末端。	亀頭（きとう）	w-35
亀頭を覆う皮膚のヒダ。宗教上の理由による包皮の切除を「割礼」という。	包皮（ほうひ）	w-36
陰嚢において深・浅皮下筋膜が癒合したもの。平滑筋線維を含む。	肉様膜（にくようまく）	w-37
陰嚢の正中の皮膚縫合線。内部は「陰嚢中隔」で仕切られる。	陰嚢縫線（いんのうほうせん）	w-38
亀頭の隆起した後縁。	亀頭冠（きとうかん）	w-39
亀頭内で、尿道が拡張した部分。	尿道舟状窩（にょうどうしゅうじょうか）	w-40
亀頭下面と包皮とを結ぶ粘膜のヒダ。	包皮小体（ほうひしょうたい）	w-41
坐骨に付着する陰茎海綿体の後部（近位部）。	陰茎脚（いんけいきゃく）	w-42
尿道海綿体の後部（近位部）のふくらんだ部分。左右陰茎脚の間に位置する。	尿道球（にょうどうきゅう）	w-43
陰茎の皮下組織。浅会陰筋膜につながる。	浅陰茎筋膜（せんいんけいきんまく）	w-44
深会陰筋膜につながる。	深陰茎筋膜（しんいんけいきんまく）	w-45
陰茎体の背部をなす。勃起のための組織。	陰茎海綿体（いんけいかいめんたい）	w-46
陰茎体の腹部をなし、尿道を包む。	尿道海綿体（にょうどうかいめんたい）	w-47
非勃起時は、陰茎深動脈、海綿小体およびラセン動脈の平滑筋が収縮している。	ラセン動脈（どうみゃく）	w-48
骨盤内臓神経（勃起神経）の刺激により、ラセン動脈等の平滑筋が弛緩し海綿体洞に血液が充満し、さらに深茎背静脈は白膜と筋膜の間で圧迫され、海綿体が拡張し、陰茎が勃起する。	海綿体洞（かいめんたいどう）	w-49

陰嚢縫線は、発生段階で尿生殖溝が閉じた名残り。⇒p.109参照。

図中ラベル：尿管／膀胱／精管／陰茎海綿体／尿道海綿体／精巣上体／精巣／付属生殖腺／非勃起時／白膜／勃起時／陰茎深動脈／陰茎断面／浅陰茎背静脈／深陰茎背静脈／深陰茎背動脈／陰茎背神経／陰茎深動脈／海綿体洞／尿道

W Male Reproductive Organs

w-1	エピディディミス epididymis◆	
w-2	テスティス テスティクル オーキス testis / testicle / orchis◆	
w-3	スパーマティック コード spermatic cord◆	
w-4	ヴァス デフェレンス ダクタス vas deferens / ductus 〜◆	
w-5	エファレント ダクテュール efferent ductule	
w-6	テューニカ ヴァジネイリス(ヴァジナリス) テスティス tunica vaginalis testis	
w-7	テューニカ アルブジニア(アルビュー〜) tunica albuginea	
w-8	ミディアスタイナム オヴ テスティス mediastinum of testis	
w-9	セプテュラム テスティス セプテュラ オヴ テスティス septulum testis (septula of testis)	
w-10	コンヴォルーティッド セミニフェラス テュービュール convoluted seminiferous tubule	
w-11	ストレイト セミニフェラス テュービュール straight seminiferous tubule	
w-12	リーティー(レイティー) テスティス rete testis◆	
w-13	ダクト オヴ エピディディミス duct of epididymis	
w-14	ライディッグ セル Leydig cell◆	
w-15	セルトーリィ セル Sertoli cell◆	
w-16	スパーマトゴウニアム spermatogonium◆	
w-17	プライマリ スパーマトサイト primary spermatocyte	
w-18	セコンダリ スパーマトサイト secondary spermatocyte	
w-19	スパーマティッド spermatid	
w-20	スパーム sperm◆	
w-21	スクロウタム scrotum◆	
w-22	インターナル スパーマティック ファシャ internal spermatic fascia	
w-23	クリマスタ cremaster	
w-24	イクスターナル スパーマティック ファシャ external spermatic fascia	

◆**testis, testicle, orchis** 精巣、睾丸 この他にも、male gonad メイル ゴナッド(「男子生殖腺」の意)、didymus ディデュマス(次の項参照)とも呼ばれる。testisやorchisは⇒p.112のコラム参照。

◆**spermatic cord** 精索 別名 funiculus spermaticus フューニキュラス スパーマティカス。funiculusは、ラテン語の funis フーニス「綱、ロープ」+指小辞 -culus =「小さい綱、コード」の意。

◆**vas deferens, ductus deferens** 精管 他にも、**deferent duct, spermiduct, testicular duct** の別称がある。⇒右頁のコラム。

◆**rete testis** 精巣網 ラテン語 rete レーテ「網」に由来。

◆**Leydig cell** ライディッヒ細胞 ライディッヒ Franz von Leydig (1821-1908)はドイツの解剖学者。

◆**Sertoli cell** セルトリ細胞 セルトリ Enrico Sertoli (1842-1910) は、イタリアの組織学者。

◆**spermatogonium** 精祖細胞 spermato-「精子、精液」を意味する連語形 + ギリシャ語 γόνος ゴノス「種、誕生」。

◆**sperm** 精子 ギリシャ語 σπέρμα スペルマ「種子、精子」から。造語形は spermato-。造語には spermatophyte スパーマトファイト「種子植物」がある。ちなみに、マッコウクジラのことを英語で、sperm whale スパーム ホエイルというのは、頭部に多量に存在する脳油、つまり鯨蝋(げいろう)が精液に似ているため。マッコウクジラ油(sperm oil)は高級蝋燭や石鹸、精密機械の潤滑油の原料になった。

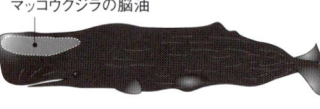

マッコウクジラの脳油

精巣上体の英語のスペル、正しく書けますか？

精巣上体と訳されている **epididymis** は、ギリシャ語接頭辞 ἐπι- エピ「〜の上に」+ δίδυμος ディデュモス「双子」から。睾丸の別称である didymus ディディマスという名称は、二つの球を「双子」に例えたもの。この単語の母音4つの発音は全て[i]だが、そのうち一つだけ綴りが y。このスペリングの問題は、英米の医学生を(いや、医学生に限らず専門家達さえも)迷わせているようである(epididimys、epidydymis等、yの場所を間違っている)。Web上でのミスの頻度は、(www.hrsh2.com/zoutan/epididymis)に検索結果を載せているので暇な方はご覧あれ※。

このディデュモスからは、希土類元素の **praseodymium** プラセオディミアム「プラセオジム」と、**neodymium** ニーオウディミアム「ネオジム」が生まれた。これはかつて一つの元素とみなされていた **didymium** ディディミアム「ジジム」から別の二つの元素が分離されたからだ。しかしなぜ発見前から「双子」と分かったのか？

※このサイトのアドレス自体のスペルも、お間違えのないように。

● 前立腺を意味する英語の prostate プロステイトは、ギリシャ語 προ-プロ「前に」+στα-スタ「立つ」の語根に由来。前立腺が膀胱の出口の「前に立っている」ため。prostaglandin プロスタグランディン「プロスタグランジン」（略称 PG）は、はじめは人間の精液から分離され、前立腺から分泌されるものとして命名された。もっとも後に、体中の組織・器官に広く分布していることが判った。

◆**scrotum** 陰嚢　ラテン語 scrotumスクロートゥム「陰嚢」から。scrotum は、かつては矢を入れるための革袋、もしくは、お金を入れる革袋（財布）を意味した。

◆**seminal gland, seminal vesicle** 精嚢　ラテン語 semenセーメン「種、精液」から。後に、「種子→苗床→教育の場」から英語の seminary セミナリ「学院、神学校」が、さらに seminarセミナ「セミナー、ゼミナール、ゼミ」が派生した。

◆**pampiniform venous plexus** 蔓状静脈叢　ラテン語 pampinusパンピヌス「ブドウの蔓（つる）、植物の巻鬚（まきひげ）」から。

◆**penis** 陰茎　ラテン語で陰茎を penisペーニス「尾」と称したのは、本来、婉曲的に表現するためと考えられている。⇒p.41コラムも参照。

◆**prepuce of penis, foreskin** 包皮　pre「前に」+ラテン語putium「根、陰茎」とする説あり。forskin は、for+「前の」+skin「皮」。

◆**dartos fascia** 肉様膜　ギリシャ語 δαρτός ダルトス「皮をはがされた」から。肉様膜は、陰嚢の「皮膚をはがす」と見えてくる。

◆**raphe of scrotum** 陰嚢縫線　ギリシャ語 ραφή ラフェー「縫い目」。

◆**helicine artery** ラセン動脈　ギリシャ語の έλιξ ヘリックス「ツタ、渦巻き、ラセン状のもの」から。helicopter「ヘリコプター」は πτερόν プテロン「翼」との合成語。

Deferens と Difference

精管と訳されている **vas deferens** は「分離、離脱」を表わすラテン語接頭辞 de-に、ferroフェッロー「運ぶ」→ defero デーフェロー「運び去る、運び出す、譲り渡す、報告する」。つまり、精子を運び出すための器（vas）という意味。この deferroからは、英語 deferディファー「服従する、従う」が派生した。

一見、difference ディファレンス「違い、区別」と似ているが、e と i が違う上に、f の数も異なり、語尾も -s と -ce である。また精管 deferens は、ディファレンズと濁る。とはいえ、この二つの語の起源は実は近いところにある。「分離」を意味する接頭辞 dis- が ferro に付いて differoデッフェロー「別々に運ぶ、区別する」が生じ（sf→ff）、フランス語を経由して英語の differ ディファーや、different ディファレント「異なる」が生まれたのである。実は、differもフランス語を経て英語に入ってきた時はディファーと最後の音節にアクセントがあったのだが、defer ディファー「服従する」と区別するため、アクセントがディファーに移動した。

実は、deferには「延期する」という意味もあるのだが、deferoが由来ではなく、differo「別々に運ぶ、分離させる、広げる、人をまごつかせる」から派生している。これは、delayディレイ「遅らせる」の影響か、defer「服従する」の影響で、15〜17世紀頃に綴りが変化してしまった。なんとも人をまごつかせる話だ。

セミナル　グランド　　ヴェシクル
seminal gland/〜 vesicle◆ w-25

アンピュラ　オヴ　ヴァス　デフェレンズ
ampulla of vas deferens w-26

イジャキュラトリ　ダクト
ejaculatory duct w-27

プロステイト
prostate w-28

バルボユーレスラル　グランド
bulbourethral gland w-29

サスペンソリー　リガメント　オヴ　ピーニス
suspensory ligament of penis w-30

パンピニフォーム　ヴィーナス　プレクサス
pampiniform venous plexus◆ w-31

テスティキュラ　アータリ
testicular artery w-32

ピーニス
penis◆ w-33

ボディ　オヴ　ピーニス
body of penis w-34

グランズ
語源はp.61のコラム参照。 *glans* w-35

プリーピュース　オヴ　ピーニス　フォースキン
prepuce of penis / foreskin◆ w-36

ダートス　ファシャ　スーパフィシャル
dartos fascia / superficial 〜◆ w-37

レイフィー　オヴ　スクロウタム
raphe of scrotum w-38

コロウナ　オヴ　グランズ
corona of glans w-39

ナヴィキュラ　フォッサ
navicular fossa w-40

フレニュラム　プリーピューシャイ
frenulum preputii w-41

クルース（クラス）　オヴ　ピーニス
crus of penis w-42

バルブ　オヴ　ピーニス
bulb of penis w-43

スーパフィシャル　ファシャ　オヴ　ピーニス
superficial fascia of penis w-44

ディープ　ファシャ　オヴ　ピーニス
deep fascia of penis w-45

コーパス　カヴァノウサム　ピーニス
corpus cavernosum penis w-46

コーパス　スポンジオウサム　ピーニス
corpus spongiosum penis w-47

ヘリスイン（ヒリサイン）　アータリ
helicine artery◆ w-48

キャヴァナス　スペイス
cavernous space w-49

X 女性生殖器《1》

卵黄嚢で発生した始原生殖細胞は移動し、発生の5、6週で生殖堤に移動する。胎生5ヵ月頃に卵祖細胞が約700万個の最大数に達するが、以後増殖せず、出生時に約200万個に減る。

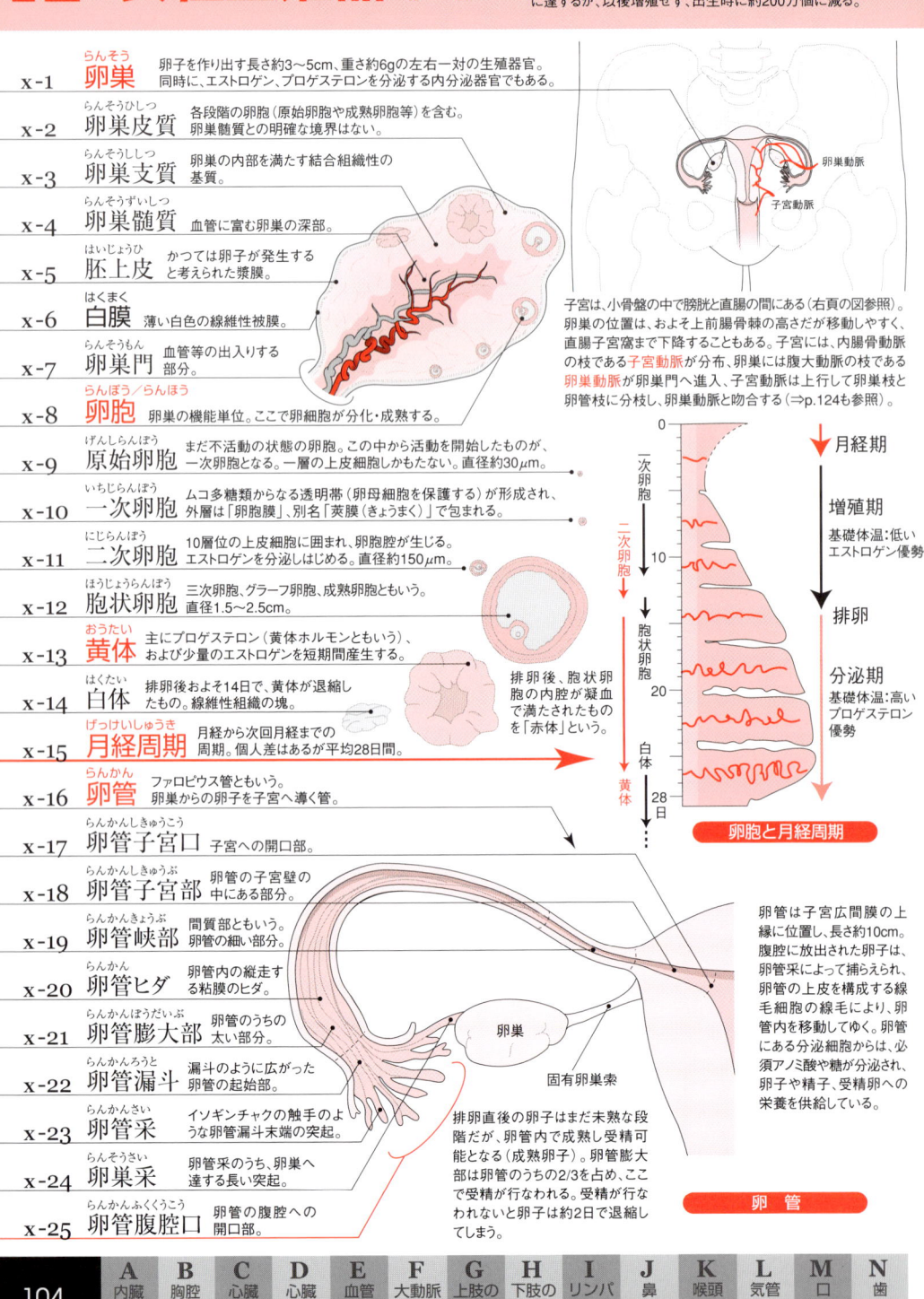

x-1	卵巣（らんそう）	卵子を作り出す長さ約3〜5cm、重さ約6gの左右一対の生殖器官。同時に、エストロゲン、プロゲステロンを分泌する内分泌器官でもある。
x-2	卵巣皮質（らんそうひしつ）	各段階の卵胞（原始卵胞や成熟卵胞等）を含む。卵巣髄質との明確な境界はない。
x-3	卵巣支質（らんそうしつ）	卵巣の内部を満たす結合組織性の基質。
x-4	卵巣髄質（らんそうずいしつ）	血管に富む卵巣の深部。
x-5	胚上皮（はいじょうひ）	かつては卵子が発生すると考えられた漿膜。
x-6	白膜（はくまく）	薄い白色の線維性被膜。
x-7	卵巣門（らんそうもん）	血管等の出入りする部分。
x-8	卵胞（らんぽう／らんほう）	卵巣の機能単位。ここで卵細胞が分化・成熟する。
x-9	原始卵胞（げんしらんぽう）	まだ不活動の状態の卵胞。この中から活動を開始したものが、一次卵胞となる。一層の上皮細胞しかもたない。直径約30μm。
x-10	一次卵胞（いちじらんぽう）	ムコ多糖類からなる透明帯（卵母細胞を保護する）が形成され、外層は「卵胞膜」、別名「莢膜（きょうまく）」で包まれる。
x-11	二次卵胞（にじらんぽう）	10層位の上皮細胞に囲まれ、卵胞腔が生じる。エストロゲンを分泌しはじめる。直径約150μm。
x-12	胞状卵胞（ほうじょうらんぽう）	三次卵胞、グラーフ卵胞、成熟卵胞ともいう。直径1.5〜2.5cm。
x-13	黄体（おうたい）	主にプロゲステロン（黄体ホルモンともいう）、および少量のエストロゲンを短期間産生する。
x-14	白体（はくたい）	排卵後およそ14日で、黄体が退縮したもの。線維性組織の塊。
x-15	月経周期（げっけいしゅうき）	月経から次回月経までの周期。個人差はあるが平均28日間。
x-16	卵管（らんかん）	ファロピウス管ともいう。卵巣からの卵子を子宮へ導く管。
x-17	卵管子宮口（らんかんしきゅうこう）	子宮への開口部。
x-18	卵管子宮部（らんかんしきゅうぶ）	卵管の子宮壁の中にある部分。
x-19	卵管峡部（らんかんきょうぶ）	間質部ともいう。卵管の細い部分。
x-20	卵管ヒダ（らんかん）	卵管内の縦走する粘膜のヒダ。
x-21	卵管膨大部（らんかんぼうだいぶ）	卵管のうちの太い部分。
x-22	卵管漏斗（らんかんろうと）	漏斗のように広がった卵管の起始部。
x-23	卵管采（らんかんさい）	イソギンチャクの触手のような卵管漏斗末端の突起。
x-24	卵巣采（らんそうさい）	卵管采のうち、卵巣へ達する長い突起。
x-25	卵管腹腔口（らんかんふくくうこう）	卵管の腹腔への開口部。

子宮は、小骨盤の中で膀胱と直腸の間にある（右頁の図参照）。子宮の位置は、およそ上前腸骨棘の高さだが移動しやすく、直腸子宮窩まで下降することもある。子宮には、内腸骨動脈の枝である子宮動脈が分布、卵巣には腹大動脈の枝である卵巣動脈が卵巣門へ進入、子宮動脈は上行して卵巣枝と卵管枝に分枝し、卵巣動脈と吻合する（⇒p.124も参照）。

排卵後、胞状卵胞の内腔が凝血で満たされたものを「赤体」という。

卵胞と月経周期

一次卵胞 / 二次卵胞 / 胞状卵胞 / 白体 / 黄体

月経期 / 増殖期（基礎体温:低い、エストロゲン優勢） / 排卵 / 分泌期（基礎体温:高い、プロゲステロン優勢）

卵管

卵管は子宮広間膜の上縁に位置し、長さ約10cm。腹腔に放出された卵子は、卵管采によって捕らえられ、卵管の上皮を構成する線毛細胞の線毛により、卵管内を移動してゆく。卵管にある分泌細胞からは、必須アミノ酸や糖が分泌され、卵子や精子、受精卵への栄養を供給している。

排卵直後の卵子はまだ未熟な段階だが、卵管内で成熟し受精可能となる（成熟卵子）。卵管膨大部は卵管のうちの2/3を占め、ここで受精が行なわれる。受精が行なわれないと卵子は約2日で退縮してしまう。

出生時に約200万個あった卵母細胞は、思春期までに約40万個の卵母細胞に減る。そのうち、成熟して排卵するのは一生のうち400〜500個だけである。自然の周期では、約20個の卵胞が成熟を始めるが、しだいに数が減り、最も早く成長した1個の卵胞(主席卵胞、優位卵胞)だけが成熟を完了し、排卵する。

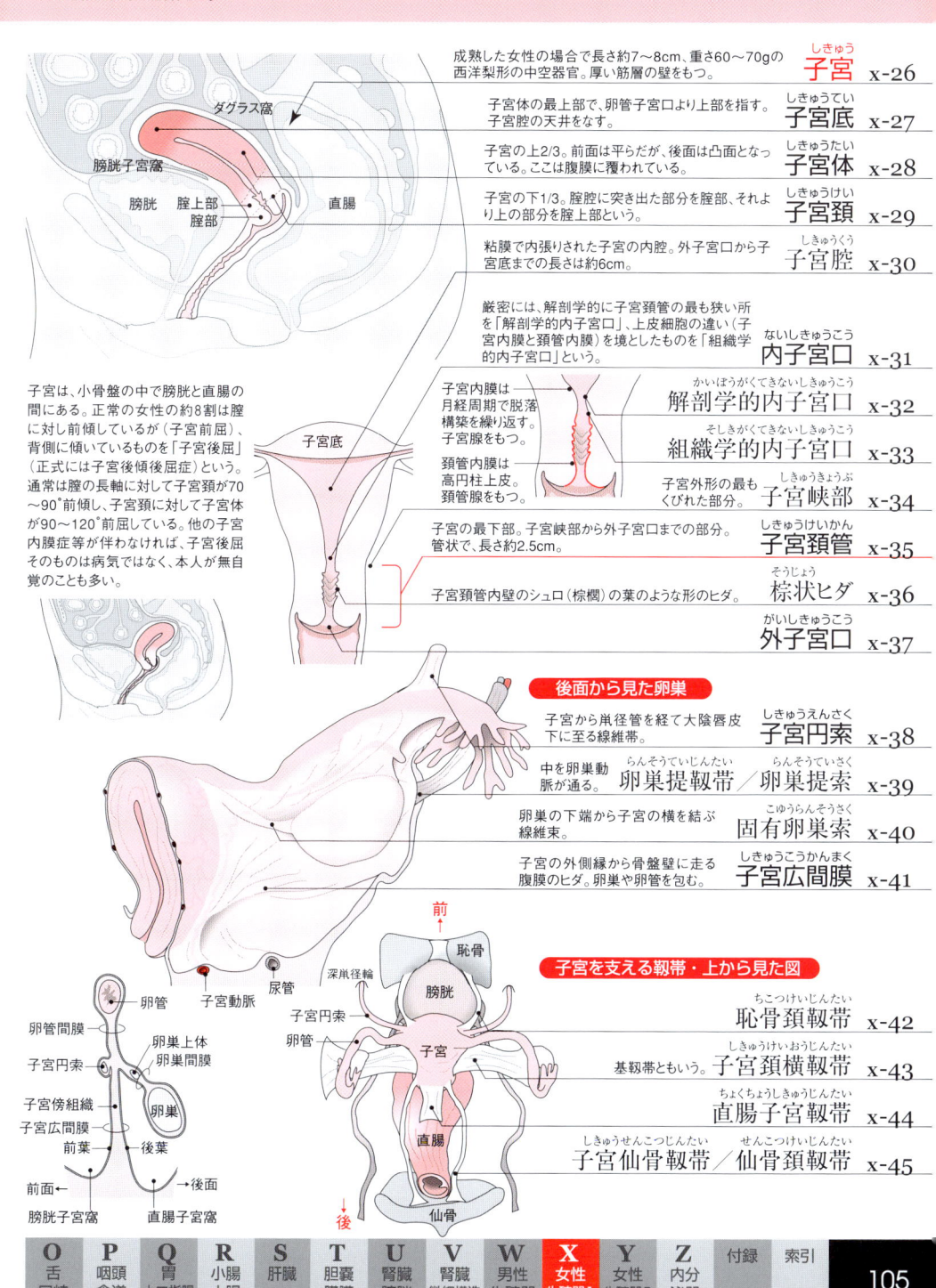

説明	名称	番号
成熟した女性の場合で長さ約7〜8cm、重さ60〜70gの西洋梨形の中空器官。厚い筋層の壁をもつ。	子宮(しきゅう)	x-26
子宮体の最上部で、卵管子宮口より上部を指す。子宮腔の天井をなす。	子宮底(しきゅうてい)	x-27
子宮の上2/3。前面は平らだが、後面は凸面となっている。ここは腹膜に覆われている。	子宮体(しきゅうたい)	x-28
子宮の下1/3。腟腔に突き出た部分を腟部、それより上の部分を腟上部という。	子宮頚(しきゅうけい)	x-29
粘膜で裏張りされた子宮の内腔。外子宮口から子宮底までの長さは約6cm。	子宮腔(しきゅうくう)	x-30
厳密には、解剖学的に子宮頚管の最も狭い所を「解剖学的内子宮口」、上皮細胞の違い(子宮内膜と頚管内膜)を境としたものを「組織学的内子宮口」という。	内子宮口(ないしきゅうこう)	x-31
子宮内膜は月経周期で脱落構築を繰り返す。子宮腺をもつ。	解剖学的内子宮口(かいぼうがくてきないしきゅうこう)	x-32
頚管内膜は高円柱上皮。頚管腺をもつ。	組織学的内子宮口(そしきがくてきないしきゅうこう)	x-33
子宮外形の最もくびれた部分。	子宮峡部(しきゅうきょうぶ)	x-34
子宮の最下部。子宮峡部から外子宮口までの部分。管状で、長さ約2.5cm。	子宮頚管(しきゅうけいかん)	x-35
子宮頚管内壁のシュロ(棕櫚)の葉のような形のヒダ。	棕状ヒダ(そうじょう)	x-36
	外子宮口(がいしきゅうこう)	x-37

子宮は、小骨盤の中で膀胱と直腸の間にある。正常の女性の約8割は腟に対し前傾しているが(子宮前屈)、背側に傾いているものを「子宮後屈」(正式には子宮後傾後屈症)という。通常は腟の長軸に対して子宮頚が70〜90°前傾し、子宮頚に対して子宮体が90〜120°前屈している。他の子宮内膜症等が伴わなければ、子宮後屈そのものは病気ではなく、本人が無自覚のことも多い。

後面から見た卵巣

子宮から鼠径管を経て大陰唇皮下に至る線維帯。	子宮円索(しきゅうえんさく)	x-38
中を卵巣動脈が通る。	卵巣提靱帯/卵巣提索(らんそうていじんたい/らんそうていさく)	x-39
卵巣の下端から子宮の横を結ぶ線維束。	固有卵巣索(こゆうらんそうさく)	x-40
子宮の外側縁から骨盤壁に走る腹膜のヒダ。卵巣や卵管を包む。	子宮広間膜(しきゅうこうかんまく)	x-41

子宮を支える靱帯・上から見た図

	恥骨頚靱帯(ちこつけいじんたい)	x-42
基靱帯ともいう。	子宮頚横靱帯(しきゅうけいおうじんたい)	x-43
	直腸子宮靱帯(ちょくちょうしきゅうじんたい)	x-44
	子宮仙骨靱帯/仙骨頚靱帯(しきゅうせんこつじんたい/せんこつけいじんたい)	x-45

X Female Reproductive Organs ⟨1⟩

x-1	オウヴァリ	*ovary*◆
x-2	オウヴァリアン(オウヴェリアン) コーテクス	*ovarian cortex*
x-3	オウヴァリアン ストロウマ	*ovarian stroma*
x-4	オウヴェアリアン メデューラ(メダラ)	*ovarian medulla*
x-5	ジャーミナル エピスィーリアム	*germinal epithelium*
x-6	テューニカ アルブジニア(アルビュギニア)	*tunica albuginea*
x-7	ハイラム オヴ オウヴァリ	*hilum of ovary*
x-8	オウヴァリアン フォリクル	*ovarian follicle*
x-9	プライモーディアル フォリクル	*primordial follicle*
x-10	プライマリ フォリクル	*primary follicle*
x-11	セカンダリ フォリクル	*secondary follicle*
x-12	ヴェスィキュラ オウヴァリアン フォリクル	*vesicular ovarian follicle*◆
x-13	コーパス ルーティアム(ルティーアム)	*corpus luteum*◆
x-14	コーパス アルビカンズ	*corpus albicans*◆
x-15	メンストルーアル サイクル	*menstrual cycle*
x-16	ユーテライン テューブ	*uterine tube*◆
x-17	ユーテライン オスティアム オヴ ユーテライン テューブ	*uterine ostium of uterine tube*
x-18	ユーテライン パート オヴ ユーテライン テューブ	*uterine part of uterine tube*◆
x-19	イスマス オヴ ユーテライン テューブ	*isthmus of uterine tube*◆
x-20	フォウルズ オヴ ユーテライン テューブ	*folds of uterine tube*
x-21	アンプラ オヴ ユーテライン テューブ	*ampulla of uterine tube*
x-22	インファンディビュラム オヴ ユーテライン テューブ	*infundibulum of uterine tube*
x-23	フィンブリー(〜リアイ) オヴ ユーテライン テューブ	*fimbriae of uterine tube*◆
x-24	オウヴァリアン フィンブリア	*ovarian fimbria*
x-25	アブドミナル オスティアム オヴ ユーテライン テューブ	*abdominal ostium of uterine tube*

◆**ovary 卵巣** ラテン語 ovum **オーウム**「卵」から。さかのぼれば、印欧祖語 *owo- に由来。この語根から、ゲルマン語を介してできた英語がegg。それに対して、ラテン語を介したものは、oval **オウヴァル**「楕円の、卵形の」。心房中隔の oval fossa「卵円窩」、鼓室の oval window「卵円窓」、蝶形骨の oval foramen「卵円孔」で用いられている。ovaryは、植物学では「子房」を表わす。

◆**vesicular ovarian follicle 胞状卵胞** Graafian follicle **グラーフィアン(グラフィアン)**「グラーフ卵胞」ともいう。グラーフ Regnier(Reijnier) de Graaf(1641-1673)は、オランダの生理学者・解剖学者。女性生殖器解剖学の分野で多くの発見を行なう。その一つに胞状卵胞の肉眼での発見がある。また、解剖標本製作における、血管への色素注入法やロウ注入法の考案者。ちなみに、名前のaが二つ並ぶ綴りは英語ではあまり見かけないが、オランダ語では長音を表わすためによく用いら

グラーフ

子宮とヒステリー
UDERO「袋」

子宮と訳されている **uterus** はラテン語で元は「革袋」の意。印欧祖語の *udero-「袋」に由来し、ラテン語のventer「腹」とも同じ語源。一説には、ギリシャ語 ὑστέρα **ヒュステラー**「子宮」も *udero- に起源をもつ。このギリシャ語から、hysteria **ヒステリア、ヒスティーリア**「ヒステリー」や、hysteric「ヒステリック」が生じた。一般には、ヒステリーとは「突発的に興奮して感情的になる状態」。かつて子宮に原因があると誤って信じられていたことによる。もちろん子宮に原因がなく、女性に限らず男性でも大勢ヒステリックな人がいる。

しかし、精神医学における「ヒステリー」とは、身体的異常がないのに、手足が動かなくなったり(運動不全)、下痢・発熱が生じたりする(内臓の機能不全)転換性ヒステリーや、精神的原因による記憶・意識障害をもたらす解離性ヒステリーを含んでいる。現在では、ヒステリーという語が誤解を生むため、転換性ヒステリーは、conversion disorder「転換性障害」コンヴァージョン ディソウダ、somatoform disorder ソウマトフォーム 〜「身体表現性障害」(精神的原因なのに身体症状に転換され、表現されるという意味)と呼ばれ、解離性ヒステリーは、「解離性障害」と呼ばれている。

ちなみに、hysteresis ヒステリースィス「ヒステリシス、履歴現象」(磁気や固体の弾性変形等で使われる)は、ギリシャ語 ὑστερέω ヒュステレオー「遅れる、後から来る」に由来。応答が時間的に「遅れる」ことから名付けられた。ギリシャ語のヒュステラー「子宮」も、別説では、「後ろにある」器官という意味から派生したとされている。

● 女性の英語 woman ウーマンを womb ウーム「子宮、胎」+ man「人」が語源であるとするのは単なる俗説である。古英語では woman は、wimman や wifmann と綴られており、wif ウィーフ「女性」+ man「人」に由来する（wif から wife ワイフが派生した。意味は次第に「女性」→「妻」へと変わった）。中英語の頃 wimman→wummanへと変化。複数形 women ウィミンに wif ウィーフの発音の名残りがある。

れる。さて、follicleは、ラテン語 follis フォッリス「ふいご、革袋」に指小辞の -culus がついたもので、「小さな袋」の意。follis は、印欧祖語の *bhel-「ふくらませる」に由来する（⇒p.95「膀胱」のコラム参照）。ちなみに、英語の fool フール「愚か者、馬鹿者」も、ラテン語 follis に由来。「ふいご、空気袋」→「頭のからっぽな人」という意味。

◆**corpus luteum 黄体** corpusは、ラテン語 corpus コルプス「体」から。解剖学では、集合体や塊、また器官の胴体（主要部分）に使われる。corpus は通常、body という語と置換可能（corpus luteum = yellow body）。この corpus から、英語の corporal コーポラル「身体の、肉体の」が生じた。corporal には「伍長」という意味もあるが、これはラテン語 caput カプト「頭」が起源である。一方、luteum はラテン語 luteus ルーテウス「黄色の」の中性形。この語から、天然の黄色色素である lutein ルーティーン「ルテイン（ルチン）」が派生した。ルテインは、カロチノイドの一種で、植物の葉緑体や、卵の黄身、そして黄体にも含まれている。

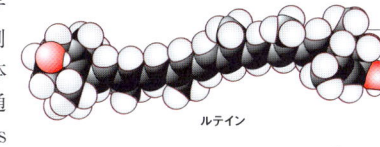

◆**corpus albicans 白体** ラテン語 albico アルビコー「白くする」の形容詞形（albus アルブス「白い」も類語）。「白っぽい、やや白い」。

◆**uterine tube 卵管** 別名には、tuba uterina テューバ ユーテリナ、salpinx サルピンクス（これはギリシャ語で「ラッパ」の意。日本語でも昔「ラッパ管」と呼ばれた）、Fallopian tube ファロウピアン テューブ「ファロピウス管」、oviduct オウヴィダクト（ovi「卵」の意+duct「導管」）がある。卵管と精管の両方を指す語として、gonaduct ゴナダクトがある。ファロッピオ（ファロピウス）G. Fallopio（1523-1563）は、イタリアの解剖学者でヴェサリウスの弟子。

◆**uterine part of uterine tube 卵管子宮部** intramural part of uterine tube イントラミューラル〜ともいう。intra-「中に」+mural「壁の」から。卵管のうち、子宮の「壁の中」を通る部分。

◆**isthmus of uterine tube 卵管峡部** 卵管「狭」部ではなく、「峡」部。なぜ「峡」なのかは、p.56を参照。

◆**fimbriae of uterine tube 卵巣采** ラテン語 fimbria フィンブリア「糸、長い縁毛、房状のへり」に由来。

◆**cervix of uterus 子宮頸** cervicalは、ラテン語 cervix ケルウィークス「首、頚部」から。

◆**palmate folds of cervical canal 棕状ヒダ** ラテン語 palma パルマ「手のひら」に由来。英語 palm パーム「手のひら」も類語。⇒「肉単」p.65のコラム参照。

◆**broad ligament of uterus 子宮広間膜** ligamentum latus uteri リガメンタム レイタス ユーテライともいう（latus はラテン語で「広い」の意）。

ルテイン

uterus / womb / metra◆ x-26
fundus of uterus x-27
body of uterus x-28
cervix of uterus◆ x-29
uterine cavity x-30
internal os of uterus x-31
anatomical internal os x-32
histological internal os x-33
isthmus of uterus x-34
cervical canal x-35
palmate folds of cervical canal◆ x-36
external os of uterus x-37

> infundibulopelvic ligament インファンディビュロペルヴィック リガメント（骨盤漏斗靱帯）ともいう。

round ligament of uterus x-38
suspensory ligament of ovary x-39
ligament of ovary x-40
broad ligament of uterus◆ x-41
pubocervical ligament x-42
cardinal ligament / transverse cervical 〜 x-43
rectouterine ligament x-44
uterosacral ligament / sacrocervical 〜 x-45

Y 女性生殖器《2》

番号	用語	読み	説明
Y-1	膣円蓋	ちつえんがい	膣上端の丸い天井部分。
Y-2	膣	ちつ	長さ約7cmの伸展性のある管状の器官。交接器だが、産道にもなる。
Y-3	膣粘膜ヒダ	ちつねんまく	横走する無数のヒダ。ヒダは漢字では襞と書く。
Y-4	皺柱／ヒダ柱	すう(しゅう)ちゅう	膣壁中に発達した静脈叢によってできた隆起。前皺柱と後皺柱があるが、前皺柱下部は尿道が近くを走るため、より高く隆起する。
Y-5	陰核	いんかく	陰核体、陰核亀頭、陰核脚からなる。男性の陰茎海綿体に相当し、勃起器官。豊富な知覚神経装置(ファーター・パチーニ小体)を持つ。
Y-6	陰核亀頭	いんかくきとう	陰核の先端部。
Y-7	陰核脚	いんかくきゃく	陰核の脚部で、左右に分かれる恥骨下枝につく。
Y-8	前庭球	ぜんていきゅう	男性の尿道海綿体に相当。球海綿体筋に覆われる。
Y-9	膣前庭	ちつぜんてい	左右の小陰唇の間。
Y-10	大前庭腺／バルトリン腺	だいぜんていせん	男性の尿道球腺に相当。性交時に膣前庭を潤す。
Y-11	処女膜	しょじょまく	膣口を不完全に閉じる膜。最初の性交時等で破れ、処女膜痕はその名残り。形状は非常に変異に富む。
Y-12	恥丘	ちきゅう	恥骨結合の前の皮下脂肪に富んだ隆起。
Y-13	前陰唇交連	ぜんいんしんこうれん	
Y-14	陰核包皮	いんかくほうひ	
Y-15	陰門	いんもん	
Y-16	大陰唇	だいいんしん	男性の陰嚢に相当。メラニン色素に富む。皮下脂肪に富む。
Y-17	小陰唇	しょういんしん	形状は個体差が大きい。皮下脂肪はない。
Y-18	処女膜痕	しょじょまくこん	処女膜のいぼ状の名残り。
Y-19	膣口	ちつこう	
Y-20	後陰唇交連	こういんしんこうれん	
Y-21	胎盤	たいばん	胎児の絨毛膜と母体の子宮内膜からなる円盤状の構造。
Y-22	臍帯	さいたい	いわゆる「へその緒」。胎盤と胎児とを結ぶ帯。一対の臍帯動脈と臍帯静脈が通る。
Y-23	羊膜	ようまく	胎児を包む最も内側の丈夫な膜。
Y-24	羊膜腔	ようまくくう	羊膜で覆われた腔所。
Y-25	羊水	ようすい	羊膜腔を満たす液。妊娠末期には約1リットルもの羊水がある。

膣上皮細胞はグリコーゲンが多く、これらの細胞が膣表面から剥離すると細胞内のグリコーゲンが膣内に放出される。これらのグリコーゲンは乳酸菌の一種のデーデルライン桿菌(かんきん)という常在菌によって分解され、乳酸となる。このため、膣内はpH4~5前後の酸性に保たれ、殺菌作用がある。

女性外陰部には、以下の付属腺が存在する。

● **大前庭腺(バルトリン腺)**
膣下部にある2つの粘液分泌腺。前庭球と共に球海綿体筋に包まれており、この筋が収縮し、また前庭球が勃起すると、大前庭腺は無色ないし乳白色の粘液を分泌する。

● **小前庭腺**
尿道と膣口の間にある粘液を分泌する小さな腺。

● **傍尿道腺(スキーン腺)**
外尿道口の両側に開口する。男性の前立腺に相当する。

胎盤の形成

胎盤は胎児に由来する「胎盤胎児部」と、母体の子宮粘膜に由来する「胎盤母体部」に分かれる。胎盤は胎児にとって、生後の「肺、消化器、腎臓」の役割を果している。

● 胎盤は、直径約20cm、重さ約500g、中央部の厚さ約2cmの円盤。母体血と胎児血を隔てる膜を「胎盤膜 placental membrane」という。この膜を介して胎児と母体との間でガス交換、栄養摂取を行なう。胎盤は分娩後に「後産（あとざん）」として排出される。

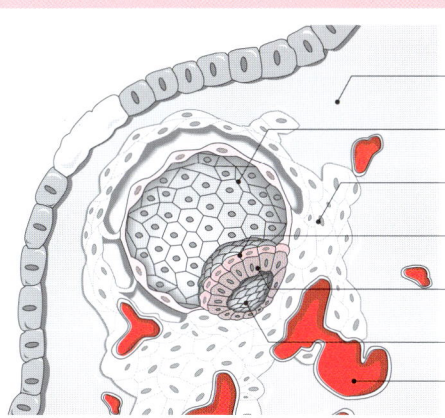

ラベル	説明	用語	番号
	脱落膜ともいう。子宮内面の粘膜組織。月経周期ごとに、増殖と剥脱・出血を繰り返す。子宮内膜症とは、本来の子宮内膜の位置以外に生育した内膜によって生じる。	子宮内膜（しきゅうないまく）	Y-26
	卵黄嚢ともいう。次第に退縮してゆく。	内胚葉嚢（ないはいようのう）	Y-27
	これを通し胚は母体から栄養摂取する。栄養膜細胞層（ラングハンス層）と栄養膜合胞体層（シンチウム）からなる。	栄養膜（えいようまく）	Y-28
	胚盤葉上層ともいう。	内胚葉（ないはいよう）	Y-29
	胚盤葉下層ともいう。	外胚葉（がいはいよう）	Y-30
	羊膜腔ともいう。	外胚葉嚢（がいはいようのう）	Y-31

母体血管

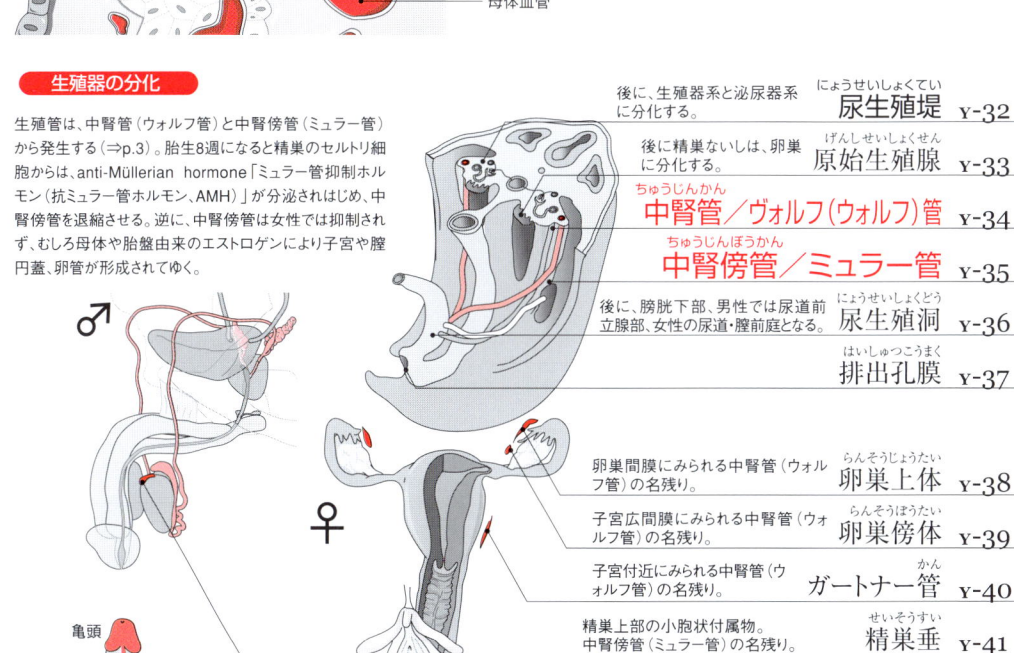

生殖器の分化

生殖管は、中腎管（ウォルフ管）と中腎傍管（ミュラー管）から発生する（⇒p.3）。胎生8週になると精巣のセルトリ細胞からは、anti-Müllerian hormone「ミュラー管抑制ホルモン（抗ミュラー管ホルモン、AMH）」が分泌されはじめ、中腎傍管を退縮させる。逆に、中腎傍管は女性では抑制されず、むしろ母体や胎盤由来のエストロゲンにより子宮や膣円蓋、卵管が形成されてゆく。

後に、生殖器系と泌尿器系に分化する。	尿生殖堤（にょうせいしょくてい）	Y-32
後に精巣ないしは、卵巣に分化する。	原始生殖腺（げんしせいしょくせん）	Y-33
	中腎管／ヴォルフ（ウォルフ）管（ちゅうじんかん）	Y-34
	中腎傍管／ミュラー管（ちゅうじんぼうかん）	Y-35
後に、膀胱下部、男性では尿道前立腺部、女性の尿道・膣前庭となる。	尿生殖洞（にょうせいしょくどう）	Y-36
	排出孔膜（はいしゅつこうまく）	Y-37
卵巣間膜にみられる中腎管（ウォルフ管）の名残り。	卵巣上体（らんそうじょうたい）	Y-38
子宮広間膜にみられる中腎管（ウォルフ管）の名残り。	卵巣傍体（らんそうぼうたい）	Y-39
子宮付近にみられる中腎管（ウォルフ管）の名残り。	ガートナー管（かん）	Y-40
精巣上部の小胞状付属物。中腎傍管（ミュラー管）の名残り。	精巣垂（せいそうすい）	Y-41
陰茎下面のひも状の線。陰嚢縫線に続く。	陰茎縫線（いんけいほうせん）	Y-42
生殖結節ともいう。後に男性では陰茎亀頭に、女性では陰核亀頭になる。	性器結節（せいきけっせつ）	Y-43
生殖隆起ともいう。後に男性では陰嚢に、女性では大陰唇になる。	陰唇陰嚢隆起（いんしんいんのうりゅうき）	Y-44
この膜は破れて開口部「尿生殖溝」となる。男性では癒合して陰茎縫線となるが、女性では開いたまま。	尿生殖膜（にょうせいしょくまく）	Y-45
尿道ヒダともいう。男性では陰茎腹側や尿道・陰茎海綿体に、女性では小陰唇や前庭球、陰核海綿体になる。	尿生殖ヒダ（にょうせいしょく）	Y-46
胎児排泄腔膜の背側部に生じる。後にここが開口し肛門となる。	肛門膜（こうもんまく）	Y-47

亀頭
陰茎
陰嚢
出生時
陰核
小陰唇
大陰唇
会陰縫線

胎生12週
尿生殖溝

♂
♀

Y Female Reproductive Organs ⟨2⟩

- y-1 ヴァジナル フォーニクス **vaginal fornix**
- y-2 ヴァジャイナ **vagina**◆
- y-3 ヴァジナル ルージー **vaginal rugae**
- y-4 ヴァジナル コラムズ **vaginal columns**
- y-5 クライトリス（クリトリス、クリトウリス） **clitoris**
- y-6 グランズ オヴ クライトウリス **glans of clitoris**
- y-7 クルース オヴ クライトウリス **crus of clitoris**◆
- y-8 バルブ オヴ ヴェスティビュール **bulb of vestibule**
- y-9 ヴェスティビュール オヴ ヴァジャイナ **vestibule of vagina**
- y-10 グレイタ ヴェスティビュラ グランド **greater vestibular gland**◆
- y-11 ハイメン **hymen**◆
- y-12 モンズ ピュービス **mons pubis**
- y-13 アンティァリア コミッシャ オヴ レイビア マジョラ **anterior commissure of labia majora**
- y-14 プリーピュース オヴ クライトウリス **prepuce of clitoris**
- y-15 ヴァルヴァ **vulva**
- y-16 レイビアム メイジャス **labium majus**◆
- y-17 レイビアム マイナス **labium minus**
- y-18 ハイメナル カランクル（カランクル）[kərǽnkl / kǽerə-] **hymenal caruncle**◆
- y-19 ヴァジナル オリフィス **vaginal orifice**
- y-20 ポスティァリア コミッシャ オヴ レイビア マジョラ **posterior commissure of labia majora**
- y-21 プラセンタ **placenta**◆
- y-22 アンビリカル コード **umbilical cord**◆
- y-23 アムニオン **amnion**◆
- y-24 アムニオティック キャヴィティ **amniotic cavity**
- y-25 アムニオティック フルーイド **amniotic fluid**

◆**vaginal fornix** 腟円蓋 fornix of vagina ともいう。
◆**clitoris** 陰核 この語源に関してはギリシャ語 κλείς クレイス「閂（かんぬき）、鍵」に由来するという説が多いが、なぜ「鍵」なのかについては意見が分かれている（「門番」説、「鍵をもつもの」説）。また「丘、斜面」由来説や、「くすぐる」という意味との関連を示唆する説もある。ちなみに、この単語の英語の発音も、辞書によってかなりまちまちだが、口にするのもはばかられたため、意見の一致を見ずにそれぞれの発音が広まったのであろうとも言われている。
◆**crus of clitoris** 陰核脚 ラテン語 crus クルース「脚、下腿」から。crus は種々の脚状の構造物に使われている。
◆**greater vestibular gland** 大前庭腺 Bartholin gland バルトリン腺ともいう。発見者のバルトリン Casper Bartholin（1655-1738）はデンマークの解剖学者。バルトリン家は代々医師の家系。バルトリンの解剖書のオランダ語訳を、「解体新書」を翻訳したメンバーの一人、桂川甫周（かつらがわ ほしゅう・1751-1809）が所蔵していたため、「解体新書」翻訳の際に参考書として使われた。

ワギナとバニラと腱鞘炎
VAGINA「鞘（さや）」

ラテン語 vagina ウァーギーナ「鞘（さや）」に由来。古代ローマ人が、陰茎を gladius グラディーウス「剣」、腟を vagina「刀の鞘（さや）」に例えて呼んだことに由来する。解剖学用語で vagina は腟だけでなく、鞘状の構造物に広く用いられている（vagina bulbi ヴァジャイナ バルビ「眼球鞘」、vagina tendinis ～ テンディニス「腱鞘」）。そのため vaginitis ヴァジナイティスは、主に「腟炎」だが、「腱鞘炎」をも指しうる（より正確には「腱鞘炎」は、tenosynovitis テノウスィノウヴァイティス、または tendovaginitis テンドウヴァジナイティスという）。

ちなみに、漢字では当初は 膣 と書いたが、今では 腟 という略字も多く使われている。

ところで、甘い香料がとれるラン科の植物 valilla ヴァニラ「バニラ」も、さかのぼれば、ラテン語 vagina に由来し、古スペイン語 vaynilla「小さい鞘」を経由して英語に入った（子音 g は、g→y→i→消滅してしまった）。バニラの実のサヤが、剣のサヤの形に似ているため。もっとも今日では、バニラ風味のお菓子やアイスクリームの多くには、人工合成された vanilin ヴァニリン「バニリン」が添加されている。

乾燥・発酵させて香りが生じて来る。

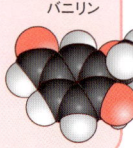

バニリン

バニラの実

●「陰門」と訳されている英語の vulva ヴァルヴァ は、ラテン語 vulva ウルウァ「覆い、子宮」に由来。この vulva は、現在では「陰門、陰裂、女性外陰部」と訳されている（ただし、日本語で陰裂は「大陰唇間の裂孔」であり、女性外陰部は大・小陰唇、陰核、膣前庭、その他の総称なので、それぞれの意味に違いがある）。しかも vulva は元々「子宮」を指していたのに、示す位置がずれてしまった。

◆**hymen 処女膜** ギリシャ語 ὑμήν ヒュメーン「膜」に由来。最初のギリシャ語に「処女膜」とまで特定した意味はなく、一般に「膜」を意味した。英語の seam スィーム「縫い目」も同根語。

◆**labium majus 大陰唇** ラテン語 labium ラビウム「唇」から。それゆえ、英語で large pudendal lip ともいう。この語の複数形の混乱した状況に関しては p.136 を参照。

◆**hymenal caruncle 処女膜痕** 他に、carunculae hymenales ともいう。caruncle は、ラテン語 caro カーロー「肉」に指小辞 -cula が付いた caruncula「小さい肉」に由来。caruncle は、解剖学では様々な箇所の小さい肉の隆起に用いられている（urethral caruncle「尿道小丘」、lacrimal caruncle「涙丘」）。ラテン語 caro からは多数の英語が派生。carnation「カーネーション」（肉色の花という意味）、carnibal カーニバル「謝肉祭」等々。

◆**placenta 胎盤** ギリシャ語 πλακοῦς プラクース「ギリシャの小さくて丸い、平らなケーキ」に由来する。この語も印欧祖語 *plak-「平らな」に由来。英語 placate プラケイト「なだめる」も、相手を懐柔して、いわば、「立てた腹を平らにしてもらう」こと。

◆**umbilical cord 臍帯** umbilical は、ラテン語 umbilicus ウンビリークス（英語の発音：アンビリカス）「臍（さい）、へそ」の形容詞で「臍の、臍帯の」の意。神託で有名なギリシャのデルフォイに置かれていた omphalos オンファロス「世界のへそ」も、ギリシャ語における類語である。

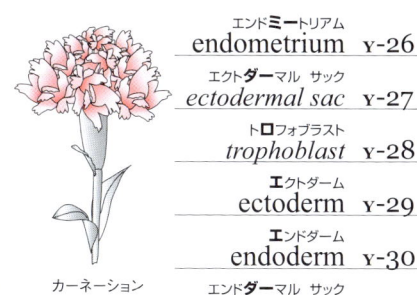

	エンドメートリアム
	endometrium Y-26
	エクトダーマル サック
	ectodermal sac Y-27
	トロフォブラスト
	trophoblast Y-28
	エクトダーム
	ectoderm Y-29
	エンドダーム
	endoderm Y-30
カーネーション	エンドダーマル サック
	endodermal sac Y-31

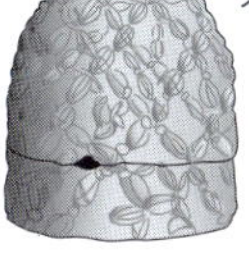

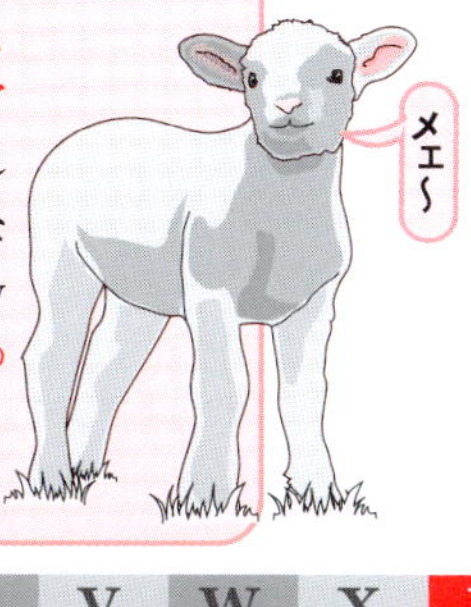

ギリシャのデルフォイに置かれていたオンファロス「世界のへそ」

ユーロジェニタル リッジ
urogenital ridge Y-32
プライモーディアル ゴウナド
primordial gonad Y-33
メソネフリック（メゾネフリック） ダクト ウルフィーアン
mesonephric duct / Wolffian～ Y-34
パラメソネフリック ダクト ミュリリアン
paramesonephric duct / Müllerian～ Y-35
ユーロジェニタル サイナス
urogenital sinus Y-36
クロエイカル メンブレイン
cloacal membrane Y-37

羊膜と小羊　AMNOS「小羊」

羊膜と訳されている **amnion** は、ギリシャ語 ἀμνός アムノス「小羊」に、ギリシャ語の指小辞 -ιον イオンが付いたもの。このなぜ「小さい小羊」が「羊膜」になったのかについては、いくつも説がある。それらの説の中には、①アムニオンとはギリシャの神々に捧げる犠牲の小羊の血を受ける皿のことだった、②羊膜がついたまま生まれてくる小羊がいたので「小羊の膜」→「羊膜」になった、③子羊の皮が軟らかく薄いため、羊膜に似ているためというものもある（まだ他にもある）。

ちなみに、**amnesia** アムニーズィア「健忘症、記憶喪失」は、ギリシャ語の否定の接頭辞 ἀ- ア + μνήσιος ムネースィオス「記憶の」、つまり「忘れやすい」に由来するので、「羊膜」とは語源的な関係はない。amnesia の同根語には、amnesty **アムネスティ**「恩赦、大赦、人権侵害をなくすための社会運動」があるが、元々「罪を見のがすこと、処罰を忘れること」という意味から派生した。

メェ〜

エポオフロン
epoophoron Y-38
パロオフロン
paroophoron Y-39
ガートナ ダクト
Gartner duct Y-40
アペンディクス オヴ テスティス
appendix of testis Y-41
レイフィー オヴ ピーニス
raphe of penis Y-42
ジェニタル スウェリング
genital swelling Y-43
レイビアル スクロウタル スウェリング
labial scrotal swelling Y-44
ユーロジェニタル メンブレイン
urogenital membrane Y-45
ユーロジェニタル フォウルド
urogenital fold Y-46
エイナル メンブレイン
anal membrane Y-47

睾丸とラン　ORCHID「ラン」

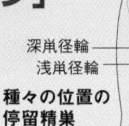

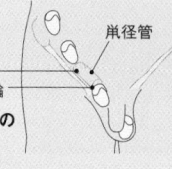

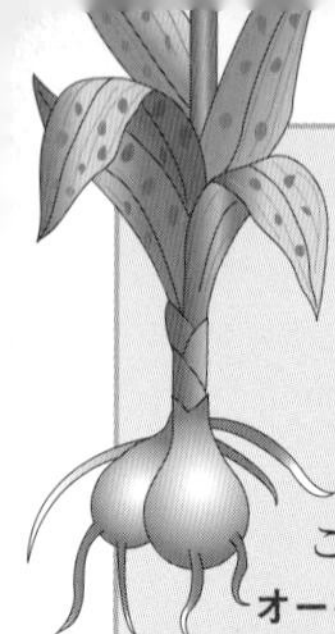

睾丸（精巣）と訳されている英語 orchis はギリシャ語の ὄρχις オルキス「睾丸」に由来。この語から、英語 orchid オーキッド「蘭（ラン）」が派生した。これは、古代ギリシャの哲学者にして生物学者、「植物学の祖」と称せられるテオフラストス Theophrastos (B.C. 372-287) が、地生するランの丸い二つの塊根が動物の睾丸に似ているとしてオルキス「睾丸」と名付けたのが発祥。日本の野生のランでは、ウチョウラン（羽蝶蘭）、ムカゴソウ（零余子草）、ミヤマモジズリ（深山捩摺）等が二つの根塊を持つが、ランには塊根のないものや、人の手のように先の割れた形等、色々ある。

塊根とは、根が養分を蓄えるために肥大したもの。ランの塊根には大小の違いがある（ヒトの睾丸は、左右の大きさは同じだが、位置は左が下がっているケースが多い）。大きい塊根（母球）は、その年に花をつけ、もう一方の小さいほう（子球）は、越冬して翌年に花をつける。花を咲かせた後、塊根はやがて腐り、三番目の塊根が反対側に生じて、さらに先の年の備えとなる。かくして、ランは毎年数cmづつ花が咲く地面の位置がずれていく。そのため、ランには walking plant「歩く植物」という異名がある。

ラン科（Orchidaceae）は、400〜800属（分類の仕方によって変わる）、25,000種にも達し、被子植物の中で最も大きい科をなしている。

解剖学では、orchi(o)- もしくは、orchido-は、「精巣の、睾丸の」という意味の造語形。例えば、orchitis オーカイティス「精巣炎」、orchiopexy オーキオペクシィ「精巣固定術」がある。精巣固定術とは、停留睾丸を陰嚢に入れる外科治療。元来、精巣は腹腔後壁の腎臓の近くで発生するが、発達と共に下降する（ゆえに、左精巣静脈は、元々精巣があった近くの左腎静脈へ注いでいる）。「停留精巣（停留睾丸）」を undescended testis アンディセンディッド テスティス、または、cryptorchid testis クリプトーキッド テスティス（「隠れた睾丸」の意）という。crypt-という造語形は「隠れた」の意。ちなみに、krypton「クリプトン」は、空気中の含有量がきわめて少なく、「隠れた」希ガスである。

全くの余談だが、ランの二つの塊根は、Adam アダム と Eve イブ と呼ばれることがある。水に入れて沈む、比重が重い方がその年に花を咲かせる「アダム」で、軽くて浮く方が、翌年咲く「イブ」である。

また、orchi- の造語としては、orchidectomy オーキデクトミ ＝ orchiectomy オーキエクトミ「精巣（睾丸）摘出術」がある。これは、一般的には castration キャストレイション「去勢術」である。中世ヨーロッパの、高音域を保つため去勢された男性歌手 castrato「カストラート」も同根語である。

睾丸と証人と第三の男　TESTIS「証人」

睾丸（精巣）と訳されている別の語 testis は、ラテン語 testis テスティス「睾丸・精巣」に由来。やはり「睾丸」を意味する、英語の testicle テスティクル は、testis に指小辞 -culus が付いたラテン語から派生した（もっとも、「小さい睾丸」という意味合いは特にはないが）。元々このラテン語 testis は、「証人」を意味した。古代ローマでは証人には男性しかなれなかったことによるという。さらに testis は、印欧祖語の *trei-「3」＋ *sta-「立つ」に由来。すなわち、「そばに立つ第三者」、転じて「目撃者、証人」となった。よって testis は、three スリー「3」や、stand スタンド「立つ」の関連語ということになる。

ラテン語の testis からは、New Testament「新約聖書」に使われている testament テスタメント「契約」も派生した。とはいえ、初期ラテン語の testamentum テスターメントゥム（もっぱら「遺言」という意味で使われていた）に、後代になって一般的に広まった「契約」という意味が最初から存在していたのかどうかは議論されている部分である。

ちなみに、test「試験、テスト」は、ラテン語 testa テースタ「レンガ、貝殻」に由来し、そこから testum テストゥム「るつぼ、試金用の土器」になり、「試験、検査」にまで発展した。したがって test と testis の間には、語源的つながりはない。

― Chapter 7 ―

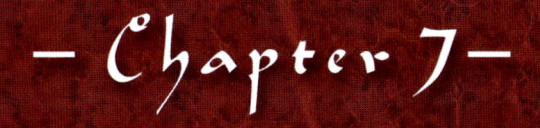

内分泌器系
Endocrine System

Pancreas section 膵臓断面

　膵液を分泌する膵細胞の中に埋もれている、色調の薄い一群の細胞が内分泌細胞群である「ランゲルハンス島」。まさに島のように孤立してみえる。外分泌細胞が濃染しているのは、それらの細胞が消化酵素を産生する場である粗面小胞体を多量にもつためである。

Z 内分泌器系

ここでは、内分泌器について示す。分泌は、本来の読みは「ぶんぴつ」で、「ぶんぴ」は慣用読み。旁の「必」は「棒を両側から締め付ける、閉じる」の意味を持ち、「泌」は閉じられたところから流れ出る水、締め付けて絞り出す水を表わすと言われている。

z-1		内分泌腺（ないぶんぴ(つ)せん）	内分泌腺には、独立した器官である下垂体、松果体、甲状腺や副腎等があるが、消化器や生殖器といった他の機能を持つ器官の中に混在するものも多い（膵臓内に散在するランゲルハンス島等）。ここでは代表的なものを取り上げた。
z-2		甲状腺（こうじょうせん）	
z-3		左葉（さよう）	
z-4		錐体葉（すいたいよう）	
z-5		甲状腺峡部（こうじょうせんきょうぶ）	
z-6		右葉（うよう）	
z-7		チロキシン	主な甲状腺ホルモン。サイロキシンともいう。二つのベンゼン環にヨウ素を四つもつ分子。全身の細胞に働き、基礎代謝を促進させる。肝臓等の組織でヨウ素が一つ取られると、チロキシン（T₄）の数十倍の作用があるトリヨードチロニン（T₃）となる。
z-8		カルシトニン	分子量3,600、アミノ酸32個から成るペプチドホルモン。破骨細胞が骨吸収をするのを抑制する唯一のホルモン。骨密度の減少を防ぎ結果的に骨を強化する。※図はウナギのカルシトニン
z-9		上皮小体（じょうひしょうたい）	副甲状腺ともいう。甲状腺の後面に4個ある。上皮小体から分泌されるパラトルモンは、分子量9,500、アミノ酸84個からなる直鎖ポリペプチド。パラトルモンの不足はテタニー、分泌過多では骨軟化症となる。
z-10		上上皮小体（じょうじょうひしょうたい）	
z-11		下上皮小体（かじょうひしょうたい）	
z-12		パラトルモン（PHT）	血中のCa濃度を増加させ、Ca濃度を一定に保つ。上皮小体ホルモン。
z-13		下垂体（かすいたい）	「脳下垂体」ともいう。重さ約0.5～1g、大きさ約1cmの小さな器官。蝶形骨のトルコ鞍の凹みに収まっている。視床下部からの支配を受け、体内各所の内分泌腺を刺激するホルモンを分泌する。
z-14		腺性下垂体／下垂体前葉（せんせいかすいたい／かすいたいぜんよう）	ACTH、TSH、LH、FSH、GH、PRL等を分泌する。
z-15		神経下垂体／下垂体後葉（しんけいかすいたい／かすいたいこうよう）	バソプレシン、オキシトシンを分泌する。下垂体の後葉が間脳に由来するのに対し（それゆえ神経下垂体と呼ばれる）、前葉は胎生期の頭蓋咽頭管のラトケ嚢に由来する。
z-16	下垂体前葉（腺性下垂体）	副腎皮質刺激ホルモン（ACTH）（ふくじんひしつしげき）	39個のアミノ酸からなるペプチド。副腎皮質ホルモンの分泌を促進。
z-17		甲状腺刺激ホルモン（TSH）（こうじょうせんしげき）	α―サブユニット（アミノ酸96個）とβ―サブユニット（112個）からなる二量体タンパク質。甲状腺ホルモンの分泌を促進。
z-18		性腺刺激ホルモン（せいせんしげき）	ゴナドトロピンともいう。黄体形成ホルモン（LH）と卵胞刺激ホルモン（FSH）等がある。
z-19		成長ホルモン（GH）（せいちょう）	アミノ酸191個からなる。骨、筋肉の成長、タンパク質合成促進に寄与する。
z-20		プロラクチン（PRL）	アミノ酸198個からなる。乳汁の産生を促進。
z-21	後葉（神経下垂体）	バソプレシン	9個のアミノ酸により構成されるペプチド。腎臓における水再吸収の促進。血圧上昇。
z-22		オキシトシン	バソプレシン同様、9個のアミノ酸により構成されるペプチド。妊娠時の子宮の収縮、乳汁分泌を促進。

● 腺細胞は、導管を通して分泌する「外分泌腺」(汗腺、胃腺等)と血中に分泌し血液やリンパ液によって分泌物を全身へ送る「内分泌腺」に分けられる。内分泌腺から分泌される物質は「ホルモン」と呼ばれる。分子モデルを見て分かるように、アミノ酸からなるペプチドないしはタンパク質ホルモンや、生殖に関連したより小さいステロイドホルモン(コレステロールから合成される。ステロイド骨格をもつ)等がある。

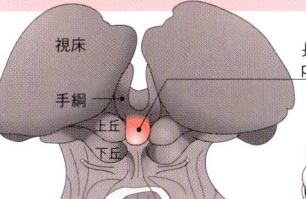

松果体／松果腺(しょうかたい／しょうかせん)	z-23

長さ約1cm、重さ約160mg。脳室周囲器官の一つ。「脳単」p.40参照。メラトニンや他のペプチドホルモンを分泌。

メラトニン	z-24

ヒトでは、下垂体の性腺刺激ホルモンの分泌を抑制し、性腺の発達の抑制を行なう。睡眠との関連も示唆されている。

腎臓の上にある約5gの内分泌器官。腎臓と機能的関係はない。

副腎／腎上体(ふくじん／じんじょうたい)	z-25

脂肪に富み、黄色味を帯びる。ここでは約100種類ものステロイド(コルチコイド)を産生する。

副腎皮質(ふくじんひしつ)	z-26

カテコールアミンのエピネフリン(アドレナリン)、ノルエピネフリン(ノルアドレナリン)を分泌。

副腎髄質(ふくじんずいしつ)	z-27

ミネラルコルチコイド。血漿中のNaやK量を調整。アルドステロン、デオキシコルチコステロンが重要。

鉱質コルチコイド(こうしつ)	z-28

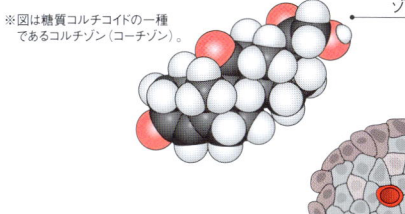

グルココルチコイドともいう。糖代謝を調整。コルチゾールやコルチゾン、コルチコステロン等が重要。

糖質コルチコイド(とうしつ)	z-29

※図は糖質コルチコイドの一種であるコルチゾン(コーチゾン)。

膵島／ランゲルハンス島(すいとう／とう)	z-30

A細胞ともいう。膵島の約2割。主に島の周辺部に分布。グルカゴンを産生する。

α細胞(あるふぁさいぼう)	z-31

B細胞ともいう。膵島の約8割。島の全体に分布。インスリンを産生する。

β細胞(べーたさいぼう)	z-32

D細胞ともいう。膵島の約5%。島の周辺部に散在。ソマトスタチンを産生。

δ細胞(でるたさいぼう)	z-33

アミノ酸29個からなるペプチドホルモン。肝臓のグリコーゲンの分解を促進し、血糖値を上昇させる。

グルカゴン	z-34

アミノ酸51個からなるペプチドホルモン。肝臓のグリコーゲン合成を促進し血糖値を低下させる。

インスリン	z-35

アミノ酸14個からなるペプチドホルモン。インスリンとグルカゴンの放出を抑制する。下垂体前葉からも分泌され、ソマトトロピンの分泌を抑制する。

ソマトスタチン	z-36

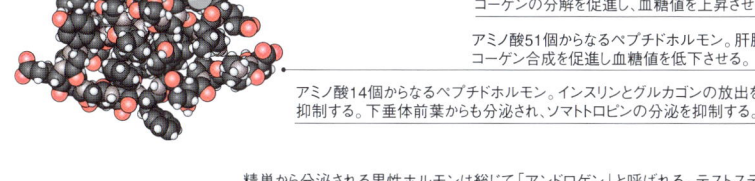

精巣から分泌される男性ホルモンは総じて「アンドロゲン」と呼ばれる。テストステロンの他にも、ジヒドロテストステロン、アンドロステロン、アンドロステンジオン等々種々のものが存在する。

精巣／睾丸(せいそう／こうがん)	z-37

男性内生殖器の発達や男性の二次性徴を発現、筋肉量の増加促進、性欲の亢進等の機能がある。

テストステロン	z-38

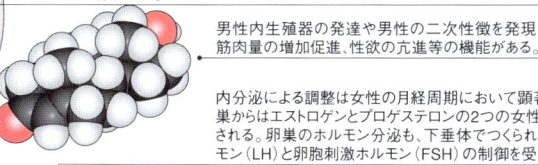

内分泌による調整は女性の月経周期において顕著に見られる。卵巣からはエストロゲンとプロゲステロンの2つの女性ホルモンが分泌される。卵巣のホルモン分泌も、下垂体でつくられる黄体形成ホルモン(LH)と卵胞刺激ホルモン(FSH)の制御を受けている。

卵巣(らんそう)	z-39

卵胞ホルモン。FSHにより成長した卵胞から分泌。排卵に備えさせ、女性の二次性徴に関与。

エストロゲン	z-40

プロゲステロン	z-41

黄体ホルモン。黄体細胞から分泌。子宮内膜形成を促進し、受精卵の着床に備えさせる。

※図はエストロゲンの一種であるエストラジオール。

※コールチゾンやテストステロンやエストロゲンといったステロイドホルモンは、この頁に掲載したイラストをみて分かるように、水酸基が少ない。それゆえ水に溶けにくく、脂溶性である。

O	P	Q	R	S	T	U	V	W	X	Y	Z	付録	索引
舌 口峡	咽頭 食道	胃 十二指腸	小腸 大腸	肝臓	胆嚢 膵臓	腎臓 膀胱	腎臓 微細構造	男性 生殖器	女性 生殖器1	女性 生殖器2	内分泌器		

115

Z Endocrine System

z-1 エンドクリン(エンドクリーン) グランズ
　　 endocrine glands
z-2 サイロイド グランド
　　 thyroid gland♦
z-3 レフト ロウブ
　　 left lobe
z-4 ピラミダル ロウブ
　　 pyramidal lobe♦
z-5 イスマス オヴ サイロイド グランド
　　 isthmus of thyroid gland
z-6 ライト ロウブ
　　 right lobe
z-7 サイロクシン(サイロクシーン)
　　 thyroxine/thyroxin
z-8 キャルスィトウニンン
　　 calcitonin♦
z-9 パラサイロイド グランド
　　 parathyroid gland♦
z-10 スーピアリア パラサイロイド グランド
　　 superior parathyroid gland
z-11 インフィアリア パラサイロイド グランド
　　 inferior parathyroid gland
z-12 パラソーモウン
　　 parathormone
z-13 ピテューイタリ グランド　　ハイポフィスィス
　　 pituitary gland / hypophysis
z-14 アデノハイポフィスィス　　アンティアリア ピテューイタリ
　　 adenohypophysis (anterior pituitary)
z-15 ニューロハイポフィスィス　ポスティアリア ピテューイタリ
　　 neurohypophysis (posterior pituitary)
z-16 アドリーノコーティコトロピック ホーモウン
　　 adrenocorticotropic hormone♦
z-17 サイロイドスティミュレイティング ホーモウン
　　 thyroid-stimulating hormone
z-18 ゴウナドトロピンズ
　　 gonadotropins♦
z-19 グロウス ホーモウン
　　 growth hormone
z-20 プロウラクティン ラクトトロピック ホーモウン
　　 prolactin / lactotrophic hormone♦
z-21 ヴェイソウプレッスィン(ヴァソウ〜、ヴェイゾウ〜)
　　 vasopressin♦
z-22 オクスィトウスィン
　　 oxytocin♦

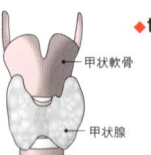

◆**thyroid gland** 甲状腺　ギリシャ語 θυρεός テュレオス (θύρα テュラー「扉」+ eidos「〜のような」)。つまり古代ローマ兵の持つ扉のような大形の盾。甲状軟骨に近い腺という意味で「甲状腺」と命名された。テュラは、英語 door ドアと同根語。ラテン語では「戸」から、foras フォラース「ドアの外の、屋外の、さらには外国の」が生じ、英語 foreign フォーリン「外国の」が派生した。

◆**pyramidal lobe** 錐体葉　pyramidal「錐体」とは、pyramid「ピラミッド」の形容詞形。円錐、三角錐などピラミッド形のものを指している。

◆**calcitonin** カルシトニン　calcium キャルスィアム「カルシウム」+ ギリシャ語 τόνος トノス「張り伸ばすこと、緊張、弦」(τείνω テイノー「張り伸ばす」に由来。⇒p.8 peritoneum「腹膜」を参照)から。血中カルシウム値を低下させ、骨にカルシウムを沈着させる。

◆**parathyroid gland** 上皮小体　ギリシャ語の接頭辞 παρα- パラ「かたわらに」+ thyroid「甲状腺」。

◆**pituitary gland** 下垂体　ラテン語 pituita ピートゥイータ「粘液、鼻汁、痰」に由来。かつて脳から鼻汁の粘液が分泌されると誤って考えられていたことに起因。ギリシャ語 πτύω プテュオー「唾(つば)を吐く」も関連語(英語 spit スピット「唾を吐く」も同根語)。一方、hypophysis ハイポフィスィス は、ギリシャ語 ὑπο- ヒュポ「下に」+ φύσις フュスィス「生ずること、発生すること、自然」、つまり「下に成長するもの」の意。脳から垂れ下がった形状を描写したもの。

◆**adrenocorticotropic hormone** 副腎皮質刺激ホルモン(**ACTH**)　adreno-「副腎の」+ cortico-「皮質の」+ tropic トロピック「向かせること」。

◆**gonadotropins** 性腺刺激ホルモン、ゴナドトロピン　「性の、生殖の」を意味する接頭辞 gonad- は、ギリシャ語 γόνος ゴノス「種、誕生、子孫」に由来。単体で gonad ゴウナドは、「性腺、生殖腺(精巣や卵巣)」を意味する。さかのぼれば、genital ジェニタル「生殖の」や、generate ジェネレイト「生み出す」、genetic ジネティック「遺伝の」、文法用語の genitive ジェニティヴ「属格、生格」も同根語。

◆**prolactin, lactotrophic hormone** プロラクチン　他の別名に、galactopoietic hormone ガラクトポイエティック ホーモウンや、lactation hormone ラクテイション〜、lactogenic hormone ラクトジェニック〜、mammotropic hormone マモウトロピック〜、lactotropin ラクトトロピン等多数あり。lacto- (ラテン語) も、galacto- (ギリシャ語) も、「乳」を意味する接頭辞である。

◆**vasopressin** バソプレシン　vaso-「血管」+ press「圧する」。

◆**oxytocin** オキシトシン　ギリシャ語で ὀξύς オクシュス「鋭い、素早い」+ τόκος トコス「産むこと、出産」。オキシトシンは子宮の収

● endocrine エンドクリン「内分泌の、内分泌物」は、endo-「内に」＋ギリシャ語 κρίνω クリノー「分ける、区別する」の合成語。つまり、組織の中からある物質を「分けて」、それを「体内に」分泌するという意味。「分ける、裁く」という意味から、英語の crime クライム「犯罪」が生じた。それゆえ sin スィンが「道徳、宗教上の罪」を指すのに対し、crime は「法律上の、司法上の罪」を指している。

縮させ、分娩を促すために重要なホルモン。oxygen オクスィジェン「酸素」も、「鋭い、酸っぱい」のオクシュスに由来する。

◆ **mineralocorticoid 鉱質コルチコイド** 日本語でミネラルコルチコイドというが、英語はミネラロコーティコイドであることに注意。

◆ **glucocorticoid 糖質コルチコイド、glucagon グルカゴン**「糖」を意味する接頭辞 gluc (o)- は、ギリシャ語 γλυκύς グリュキュス「甘い」に由来。ギリシャ語がラテン語化したのだとみなせば gluco- でよいのだが、元がギリシャ語であることを意識すると、glyco- と綴ることになる（例：glycocorticoid）。

ゴナドトロピンとトロピカル、トロフィーと対流圏
TROPE「回転、転回」

他のホルモンの分泌を促すホルモンには **gonadotropins**「ゴナドトロピン」や、**adrenocorticotropic hormone**「副腎皮質刺激ホルモン」のように -tropin 〜トロピン や、tropic トロピックといった語がしばしば見られる。これは、ギリシャ語 τροπή トロペー「回転、向きを変えること」に由来。ホルモンを分泌するように向かわせる働きから命名された。

また、thyroid-stimulating hormone「甲状腺刺激ホルモン」のように stimulating「刺激する」が用いられる。この stimulate スティミュレイト「刺激する」は、ラテン語 stimulus スティムルス「（家畜を望む方向に進ませるための）突き棒、棘（トゲ）」を指す。

話をトロペーに戻すが、この類語に英語 trophy トロフィー「賞品、記念品、トロフィー」がある。これは、闘いで敵が「方向転換」して退却・敗走する→「勝利して得た戦利品」というように意味が転じたため。さらに、トロペーからは、tropical トロピカル「熱帯の、猛暑の」も派生。では熱帯では何が方向を変えるのか？ 北緯23.5°の地域では、夏至に近づくにつれて陽が高くなり、夏至の日に南中高度が90°（天空の真上）に達する。以降、太陽は「向きを変えて」低くなる。この北緯23.5°地帯を tropic of Cancer トロピック オヴ キャンサ「北回帰線」、南緯23.5°を tropic of Capricorn トロピック オヴ キャプリコウン「南回帰線」といい、その地域が「トロピカル、熱帯」となった。北回帰線では、太陽が Cancer「蟹座」にあるときに回帰し、南回帰線では、Capricorn「山羊座」にあるときに、向きが変わる。

ちなみに、大気圏のうち地表に低い部分を英語で troposphere トロポスフィア「対流圏」というが、これも空気が回転して対流を起こしていることに由来する。

― troposphere「対流圏」
地上から高度約10kmまで

パイニーアル（ピニアルル） ボディ　　グランド
pineal body /~ gland　z-23

メラトウニン
melatonin　z-24

スープラリーナル グランド　アドリーナル
suprarenal gland / adrenal ~　z-25

アドリーナル コーテックス
adrenal cortex　z-26

アドリーナル メデューラ（メダラ）
adrenal medulla　z-27

ミネラロコーティコイド
mineralocorticoid ◆ z-28

グルーココーティコイド（グリュー〜）
glucocorticoid ◆ z-29
（＝glycocorticoid）

パンクリーアティック アイレット
pancreatic islet　z-30

アルファ セル
α cell　z-31

ベイタ（ベータ） セル
β cell　z-32

デルタ セル
δ cell　z-33

グルーカゴウン（グリュー〜）
glucagon　z-34

インスリン
insulin　z-35

ソウマトスタティン
somatostatin　z-36

テスティス　テスティクル　オーキス
testis / testicle / orchis　z-37

テストステロウン
testosterone　z-38

オウヴァリ
ovary　z-39

エストロジェン
estrogen　z-40

プロウジェステロウン
progesterone　z-41

― tropic of Cancer「北回帰線」
― equator「赤道」
― tropic of Capricon「南回帰線」

O	P	Q	R	S	T	U	V	W	X	Y	Z	付録	索引
舌 口峡	咽頭 食道	胃 十二指腸	小腸 大腸	肝臓	胆嚢 膵臓	腎臓 膀胱	腎臓 微細構造	男性 生殖器	女性 生殖器1	女性 生殖器2	内分泌器		

五臓六腑あれこれ

太古より人類がヒトやその他の動物の内臓について関心を示し知識を蓄積していったことは容易に想像できる。動物や魚介類を狩猟して食料とする際に様々な知識が獲得されていったであろうし、農耕民族でも戦争や処刑といった場面を通して、人類は現代人以上に死体やまだ息のある人体の内臓を目にする機会が多かったのではないだろうか。確かにヒトを含めた動物の諸臓器は科学的な観察の対象ではなかったかもしれないが、各臓器に対する知識や解釈は生活に密着した言葉となってある程度、また場合によっては根強く現在に受け継がれていると考えられる。それは時代、地域、人種、民族によって大きく異なることもあるだろうし、共通することも多いかもしれない。ここではその詳細な比較検討はできないが、いくつかの具体例を挙げてみたい。

心臓は、おそらく他のどの臓器よりも、地域人種民族を問わず、古来最も関心の集まった臓器ではなかっただろうか。「こころ」は、臓器としての「心臓」を指す以外に実に多くの概念を包含していることは誰もが実感できることだろう。「脳単」コラムで取り上げた「和名類聚抄」では「心」という漢字に和訓が記されていない。このことは、十世紀の日本ですでに「心」の読みは特に記す必要のない自明のこととして「こころ」が使われていたことを示している。力強く拍動して血液を送り出す心臓を目にして、命の源を感じるのはおそらく洋の東西を問わず人々の共通した感慨ではなかったろうか。心臓が精神や思考の中枢と考えられたのは日本だけではない。現在、脳が精神や思考を実現する臓器であることは誰も疑わないが、脳機能停止ではなく心停止をもって個体の死と受け止める考えは根強い。

同書には「五臓」として①心の他に②肝、③脾、④肺、⑤腎が挙げられている。「肝」の和名「きも」は今日でもよく使われる。激しく動く心臓とは対照的に、静かにその存在を誇示するかのような大きな肝臓は、その力強い存在感ゆえか五臓の中心とも考えられ、「きも」には「こころ」と同じ語感が伴う。

一方「六腑」は、①大腸、②小腸、③膽(胆)、④胃、⑤三膲、⑥膀胱を指すとされる。五臓が中身の詰まった充実性の臓器を表現するのに対して六腑は中空性の臓器を指したらしい。この中で「三膲」は実体が曖昧であるが、その他の臓器はほぼ今日の臓器と同じものを指している。さて、これら「五臓六腑」として挙げられる臓器は、大昔の日本では何と呼ばれていたかご存知だろうか？

やや実体とずれているものもあるが、とても興味深い呼称が与えられている。さあ、各氏はいくつ答えられるだろうか？(正解は右ページ下)

和名類聚抄(東京大学総合図書館所蔵)

ねずみには膵臓がない?

「五臓六腑」に挙げられた諸臓器に勝るとも劣らない、多種多様の消化酵素とインスリンを分泌する重要な臓器である膵臓は、古来どうも存在感が薄かったようだ。「五臓六腑」にリストアップされなかったのには何か理由があるのだろうか。人体解剖を経験し、人体の臓器をくまなく詳細に観察し勉強したはずの医学生が、医師になり膵臓研究のためにねずみを解剖して四苦八苦した末に、遂に膵臓を見つけられずに「先生、ねずみには膵臓がないんですか?」と質問することがあった。十二指腸に囲まれて胃の後ろに存在するはずの膵臓は、確かにそこに予想した形では存在しなかった。ねずみは消化酵素なしに食物を消化吸収し、インスリンがなくても上がった血糖を下げられるのだろうか!? 実のところ、全ての動物にはっきりとした輪郭を有する膵臓が認められるとは限らない。両生類、ハ虫類、鳥類、また多くの哺乳類では輪郭のはっきりした緻密な器官として存在するが、多くの魚類や齧歯類では輪郭が不規則で、腺細胞が散在し、隣接器官の隙間や脂肪組織や結合組織に埋没するように存在するのである。五臓六腑に選ばれなかったのは故なきことではないのかもしれない。

※五臓六腑の「脾」は、実は「膵臓」のことを指していたのだとする見解もある。もしそうだとすると、「脾臓」が数え上げられていなかったということになるが。

五臓六腑の漢字の由来

ここで載せたものはあくまで色々とある語源に関する説のうちの一つである。

五臓

- **心**: 心臓の形を表わす象形。血管や心耳の形を見ることができる。ちなみに、「立心偏・りっしんべん」は心という字が立ったもの。「情、悩、憧」等。
- **肺**: 市は「分かれる」の意。左右二つに分かれている肺を指す。
- **肝**: 干は、「幹(みき)」の意。体の中のみきともいえる重要な部分。訓読みは「きも」。
- **腎**: 臣は「家来として従う」の意。他の器官に従属して働く器官の意。
- **脾**: 卑は「低い」の意。胃よりも低いところにある器官の意。

六腑

- **胃**: 田は「胃の中に入った食物」の象形。その食物の入った胃袋の意。
- **小腸・大腸**: 昜は「のびる」の意。伸びる小腸・大腸を指す。
- **膀胱**: 膀の旁は「かたわら」の意。脇腹の意。胱の光は光る袋の意。
- **胆(膽)**: 膽は胆の旧字。旦は「ひさし」の意で、胆嚢は肝臓をひさしにしている器官。熊の胆嚢を干した健胃剤として用いられる「クマノイ」は、「熊の胆」であり、「い」は胆嚢の古名(奈良時代には「生駒山」を「胆駒山」と描いた例もある)。
- **三膲**: 三焦とも書く。「ミノワタ」は該当する単一の臓器が存在しない。上焦、中焦、下焦に分けられるとされるが、何を指すのかに関しては、様々な見解がある。
- **膵**: 膵の字は日本で作られた漢字、すなわち「国字」である。旁の萃は「全て」なので「全てが肉」となり、オランダ語 alvleesklier(al「全て」+vlees「肉」)や、ギリシャ語由来の pancreas(pan「全て」+creas「肉」)とも符合する。この字はかつては中国でも使われていた。西洋医学を中国より早く取り入れた日本から、逆に中国へ漢字を輸出したケースである。現在、中国では膵臓を「胰(yí)」や「胰腺(yíxiàn)」と表記している(夷・えびすは、「外国の、見慣れない」。「見慣れぬ臓器」である)。

五臓　①心…こころ　②肝…きも　③脾…よこし　④肺…ふくふくし　⑤腎…むらと
六腑　①大腸…はらわた　②小腸…ほそわた　③膽(胆)…い　④胃…くそわたふくろ　⑤三膲…みのわた
　　　⑥膀胱…ゆばりぶくろ

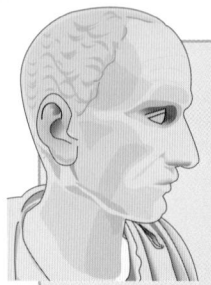

帝王切開 Cesarean Section の由来は？

ガイウス・ユリウス・カエサル
彼が月桂冠をかぶるのを好んだのは、頭頂の髪の薄さを隠すためともいわれている。

　帝王切開とは、母体、胎児の状態等のため、自然分娩ではなく、予定的もしくは緊急的になされる腹式子宮切開術を指す。

　この帝王切開のことを、英語でCesarean section スィゼアリアン セクション（切開）、またはCesarean operation ～ オペレイション（手術）という（元となるラテン語はsectio caesarea セクティオー カエサレーア）。この Cesarean は、古代ローマの傑出した将軍・政治家ガイウス・ユリウス・カエサル Gaius Julius Caesar（B.C.100～B.C.44）の英語の表記である Caesar スィーザーの形容詞形である[※1]。

　ではカエサルと「帝王切開」の関係は？諸説あるが、確たる証拠がない。以下にその一部を示す。
①カエサルが帝王切開によって誕生したとする説。当時の医学水準からは、消毒のない帝王切開で術後に母親の命を救うことは困難。ところがカエサルの母親アウレリアはB.C.100にカエサルを生んだ後も生き続け、B.C.54に亡くなったとされている。ゆえに、現在この説は史実に基づかない「俗説」扱いをされている。もっとも、小プリニウス（西暦62-114）も述べているほど古い俗説ではある。一方、古代の技術を見くびってはならず、古代世界でも生存例があったと推測できると主張されることもある。
②カエサレーアは「切る」という意味に由来し、カエサルとは無関係とする説。sectio caesarea の caesarea は 動詞のcaedo カエドー「打つ、切る、殺す」のスピーヌム（目的分詞）であるcaesum から派生したという説。その場合、不要な同義語反復[※2]になるではないかとの批判もある。
③ローマ法の別名 lex caesarea に由来するという説。ローマ法集成（B.C.715）には、妊婦が死亡した時、胎児を子宮から取り出す前に埋葬することを禁ずる法が含まれており、そのためローマ法自体がlex cesarea レークス カエサレーア「切開法」と呼ばれた[※3]。これはあくまで母親の死後に、胎児だけでも生かそうとする措置（この方法は昔から知られており、ギリシャ神話では、医術の守護神アスクレピウスも、死んだ母コロニスの腹から取出されたとされている）。母親が生き続ける帝王切開の明確な記録は、16世紀以降ヨーロッパ各地で残されている。

　実際は、各説は相互に影響し合っていることもあり得る（例えば、lex caesarea という名称自体が、後代にカエサル帝王切開説に影響されて生じたとか、カエサルが「切開」という語に似たため、カエサル帝王切開説が生まれた等）。ただし、カエサルが帝王切開で生まれたので「切開」という意味のカエサルと名付けられたという説だけはあり得ない（小プリニウスはそれを示唆したのだが）。ローマの人名は個人名・氏族名・家族名の順であり、カエサルは個人名でなく家族名（姓）。代々、この家系はカエサルと呼ばれていた。ちなみに、Caesar は、ラテン語 caesariatus カエサリアートゥス「髪が多い、長い」に由来するという文献が多く（他の説もある）、この家系の始祖が、よほど豊かな髪だったとも推測されている。当のカエサルは、それに対して髪が薄く、禿げた頭頂を横髪・後髪でなんとか隠そうと努めたという（元祖バーコード髪？）。

　日本語の「帝王切開」は、ドイツ語 Kaiserschnitt カイザーシュニット（schnitt＝切開）に対する明治時代の訳。産科で帝王切開を「カイザー」と呼ぶのはそのため。（もっともユリウス・カエサル自身は皇帝とならず、後代に、家族名のカエサルが皇帝の代名詞となった）。

※1 ラテン語の綴りでae → e はしばしば見られる（caecum → cecum スィーカム「盲腸」等）。古くは ae は二重母音［アエ］と発音されたが、次第に［エー］に変化。もっとも、古代ラテン語の ae の e は「エ」よりも狭く、「イ」に近いと考えられている。実際、当時ギリシャ語では、Καῖσαρ カイサルと翻訳された（ギリシャ語 αι も次第に、アイ→ エー→イと発音が変化してゆくが）。ドイツ語で、カエサルを Kaiser カイゼル（カイザー）と綴るのもその流れ。フランス語は César セザールで、ae の痕跡を é という綴りで残している。ちなみにロシア語は Царь ツァーリ（ツァー）。英語は Cesar と Caesar、Cesarean と Caesarean のどちらも使われている。話は変わるが、シーザー・サラダ Caesar salad は、考案者のイタリア人シェフ Caesar Cardini の名に由来。カエサルとは直接は無関係。
※2 これは、sectio も caesarea も共に「切る」で不要な繰り返しだという反論。ちなみに、同義語反復は、英語でtautology トートロジーという（ギリシャ語定冠詞 το ト ＋ αὐτός アウトス「それ自身」＋ λόγος ロゴス「言葉」）。
※3 lex はラテン語で「法令、規定」（legal リーガル「法律の」は派生語）。rex レークス「王」と混同してはならない。

Appendix

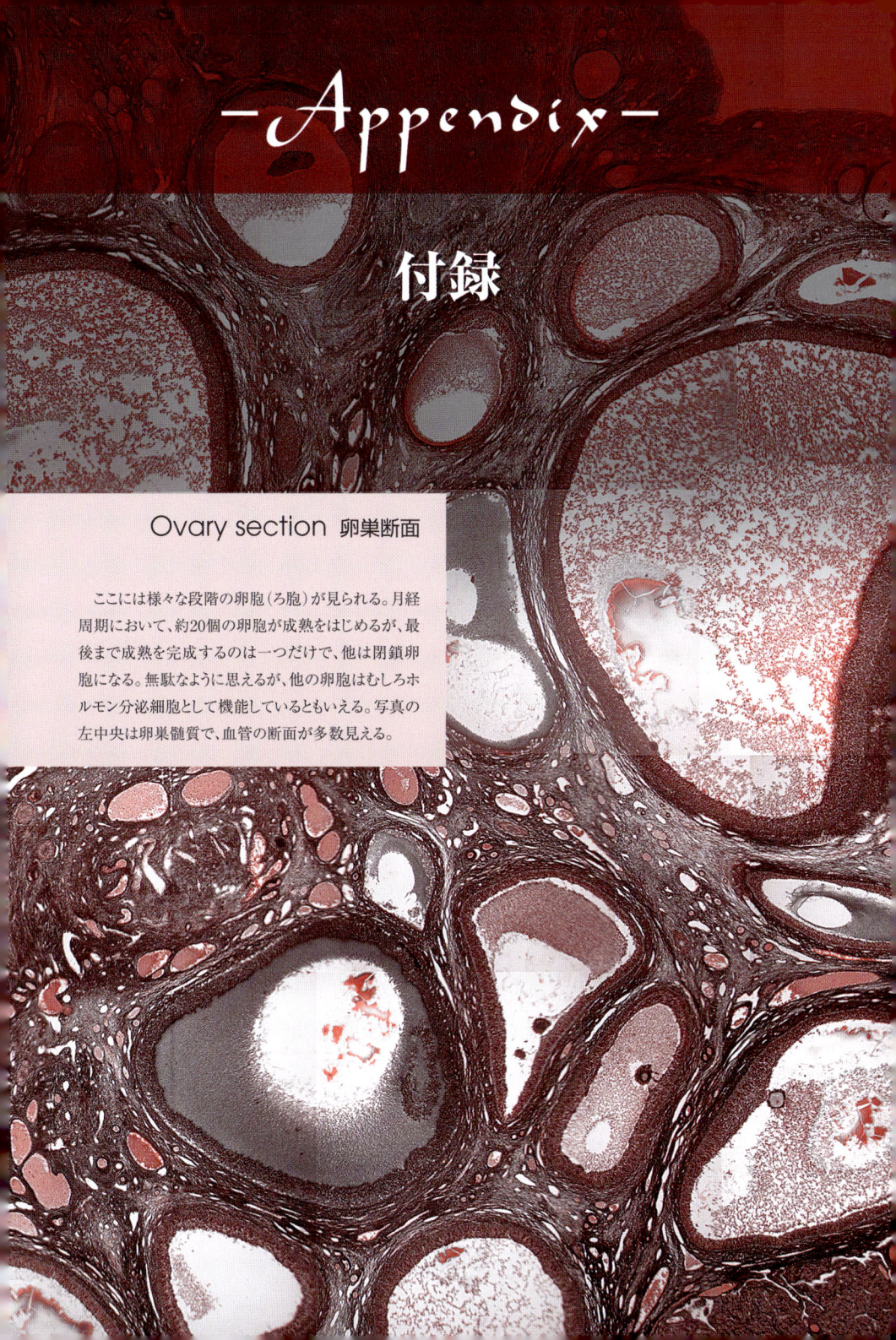

付録

Ovary section 卵巣断面

ここには様々な段階の卵胞（ろ胞）が見られる。月経周期において、約20個の卵胞が成熟をはじめるが、最後まで成熟を完成するのは一つだけで、他は閉鎖卵胞になる。無駄なように見えるが、他の卵胞はむしろホルモン分泌細胞として機能しているともいえる。写真の左中央は卵巣髄質で、血管の断面が多数見える。

付録A 脈管アトラス《1》腹部の動脈

腹大動脈の枝

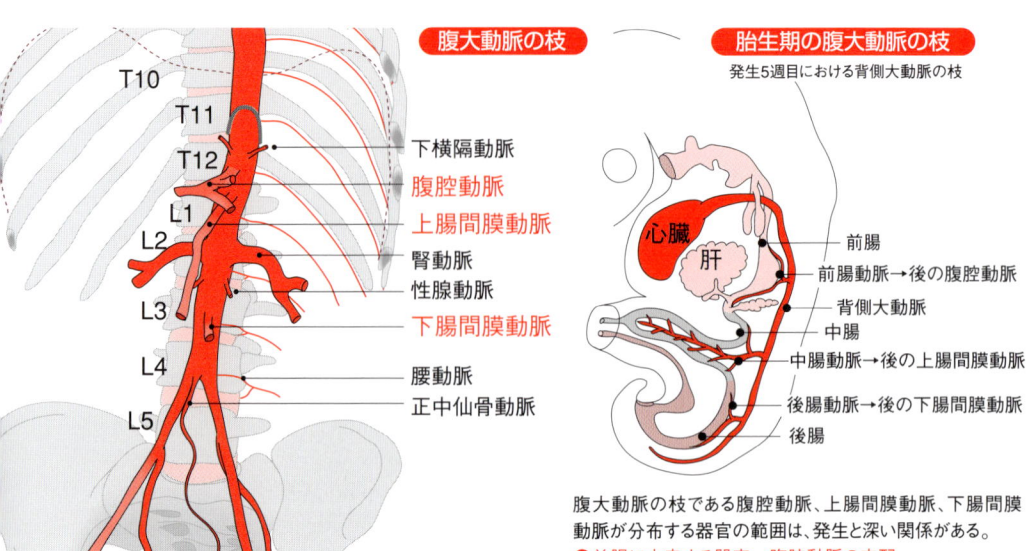

- T10
- T11
- T12 — 下横隔動脈
- L1 — 腹腔動脈
- L2 — 上腸間膜動脈
- — 腎動脈
- — 性腺動脈
- L3 — 下腸間膜動脈
- L4 — 腰動脈
- L5 — 正中仙骨動脈

※正面より、やや左から見た図

胎生期の腹大動脈の枝

発生5週目における背側大動脈の枝

- 心臓
- 肝
- 前腸
- 前腸動脈→後の腹腔動脈
- 背側大動脈
- 中腸
- 中腸動脈→後の上腸間膜動脈
- 後腸動脈→後の下腸間膜動脈
- 後腸

腹大動脈の枝である腹腔動脈、上腸間膜動脈、下腸間膜動脈が分布する器官の範囲は、発生と深い関係がある。

- ●**前腸に由来する器官…腹腔動脈の支配**
  胃・十二指腸の総胆管開口部まで
  肝臓、胆嚢、膵臓も前腸に由来するので腹腔動脈が分布
- ●**中腸に由来する器官…上腸間膜動脈の支配**
  十二指腸の総胆管開口部から横行結腸の近位2/3まで
- ●**後腸に由来する器官…下腸間膜動脈の支配**
  横行結腸の遠位1/3から肛門管の近位部（櫛状線まで）

腹腔動脈の枝

腹腔動脈は、腹大動脈から出たあとすぐに①左胃動脈、②脾動脈、③総肝動脈に分枝する。

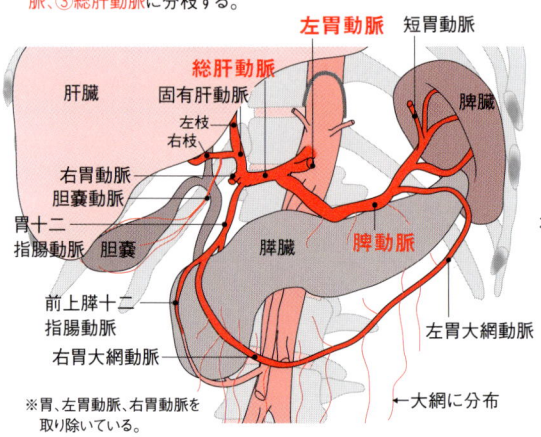

左図ラベル：肝臓、総肝動脈、左胃動脈、固有肝動脈、左枝、右枝、脾臓、右胃動脈、胆嚢動脈、胃十二指腸動脈、胆嚢、膵臓、脾動脈、前上膵十二指腸動脈、左胃大網動脈、右胃大網動脈、←大網に分布

※胃、左胃動脈、右胃動脈を取り除いている。

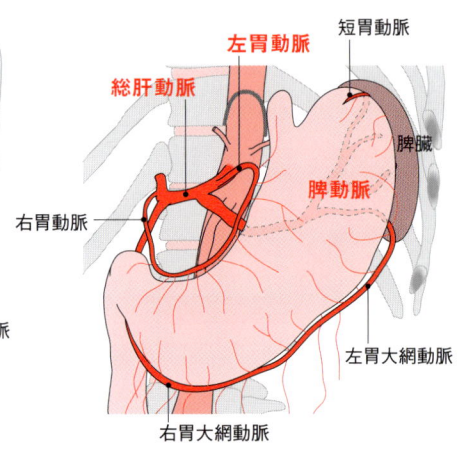

右図ラベル：左胃動脈、総肝動脈、短胃動脈、脾臓、右胃動脈、脾動脈、左胃大網動脈、右胃大網動脈

脾動脈は、脾臓、膵臓に分布。また、短胃動脈、左胃大網動脈も分枝し、胃にも血液を供給する。**総肝動脈**からは、肝臓に血液を送る固有肝動脈が肝門へ入る。さらに右胃動脈、胃十二指腸動脈を分枝する。固有肝動脈の右枝からは、胆嚢動脈が出る。

左胃動脈は、総肝動脈の枝である右胃動脈と吻合し、小弯に沿ってループをつくる。胃十二指腸動脈からは、上十二指腸動脈や、また右胃大網動脈が分岐する。右胃大網動脈は、脾動脈の枝である左胃大網動脈と吻合し大弯に沿ってループをつくる。

- 腹腔動脈 celiac artery **スィーリアック　アータリ**には、Haller tripod（ハラーはスイスの生理学者、tripod は「三脚」の意）や、celiac axis（axis は「軸」の意）という別名がある。腹腔動脈はまさに、左胃動脈、脾動脈、総肝動脈という三本の脚が出ており、それらの枝の「軸」に相当している。

上腸間膜動脈の枝

上腸間膜動脈は、腹大動脈からL1のあたりから出たあと①下膵十二指腸動脈、②空腸動脈、③回腸動脈、④回結腸動脈、⑤右結腸動脈、⑥中結腸動脈に分枝する。最後の中結腸動脈は、下腸間膜動脈の左結腸動脈の上行枝と吻合する。

T12
十二指腸
下膵十二指腸動脈
上腸間膜動脈
中結腸動脈
空腸動脈
右結腸動脈
空腸
上行結腸
回結腸動脈
盲腸
虫垂
回腸
回腸動脈

下腸間膜動脈の枝

下腸間膜動脈は、腹大動脈からL3のあたりから出たあと①左結腸動脈、②S状結腸動脈、③上直腸動脈に分枝する。

上腸間膜動脈
横行結腸
中結腸動脈
下腸間膜動脈
下行結腸
左結腸動脈
S状結腸動脈
上直腸動脈
S状結腸
直腸
辺縁動脈
直腸

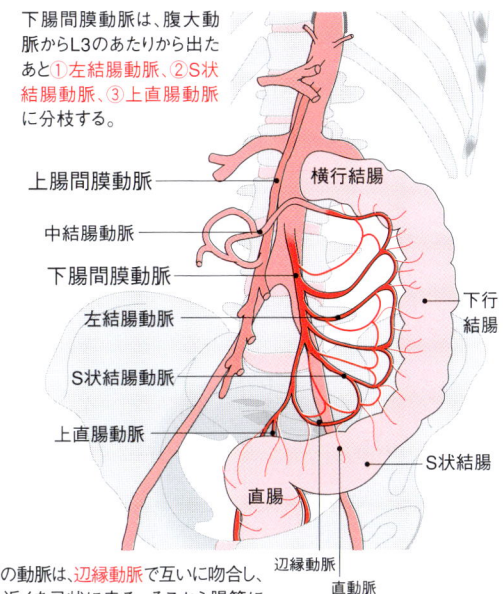

腸間膜の動脈は、辺縁動脈で互いに吻合し、腸管の近くを弓状に走る。そこから腸管に向けて多数の直動脈が出る。

腹部の動脈の吻合

上膵十二指腸動脈
中結腸動脈
下膵十二指腸動脈
リョラン吻合（リョラン吻合）
Riolan anastomosis
左結腸動脈

これらの血管名に関連する英単語

腹腔の	celiac(coeliac) **スィーリアック**
胃の	gastric **ギャストリック**、造語形 gastro- **ギャストロ～**
大網の	epiploic **エピプロイック**
十二指腸の	duodenal **デュオディーナル**
上～	superior **スーピアリア（スーピーリア）**
下～	inferior **インフィアリア（インフィーリア）**
前～	anterior **アンティアリア（アンティーリア）**
後～	posterior **ポスティアリア（ポスティーリア）**
腸間膜の	mesenteric **メゼンテリック**
総～	common **コモン**
固有～	proper **プロパ**
脾の	splenic **スプレニック**
回腸の	ileal **イリアル** ※iliac **イリアック**「腸骨の」と紛らわしい！
空腸の	jejunal **ジェジュナル**　結腸の… colic **コリック**
直腸の	rectal **レクタル**
吻合	anastomosis **アナストモウスィス**

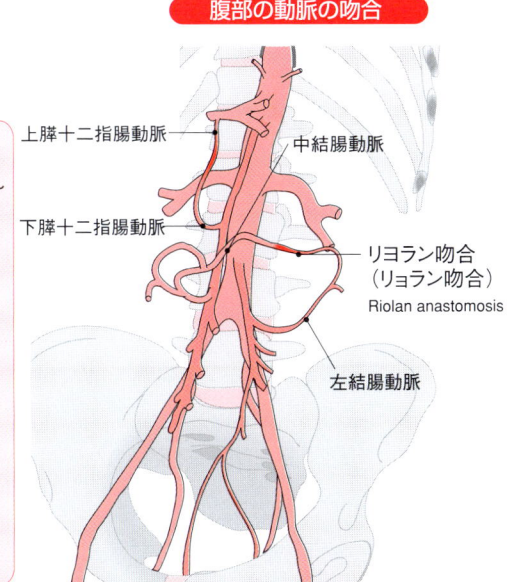

付録A 脈管アトラス《2》生殖器の動脈、門脈

腎動脈・精巣動脈

腎動脈は、腹大動脈から左右の腎臓へ向けてほぼ直角に向かい、腎門の手前で幾つかの枝（4〜7本）に分かれる。副腎に分布する動脈には、下横隔動脈より起こる上副腎動脈、腹大動脈から直接分枝する中副腎動脈と、腎動脈から伸びて来る下副腎動脈がある（実際には様々なバリエーションがある）。
性腺動脈は、男性では精巣動脈、女性では卵巣動脈。腎動脈の下で腹大動脈から出て下方に向かい、精巣動脈は精索を通って精巣に至り、卵巣動脈は、卵巣提索を通って、卵巣と卵管膨大部に分布する。なぜこれほど長い経路なのかは、p.112参照。精巣動脈の回りを精巣静脈が伴走し、精索では精巣と精巣上体からの静脈が「蔓状静脈叢」をつくり、精巣動脈を通る血液から熱を奪うため、精巣の温度を体温より低く保つための温度調節機構の一つとして役立っている。

卵巣動脈・子宮動脈

卵巣動脈は、精巣動脈と同様に、腹大動脈から出て卵巣提索を通り、卵巣と卵管膨大部に分布する。子宮は内腸骨動脈から分枝する子宮動脈が分布する。子宮動脈からは卵巣枝と卵管枝が分枝し、卵巣動脈と吻合する。卵管は卵巣動脈と子宮動脈の双方から血液の供給を受ける。

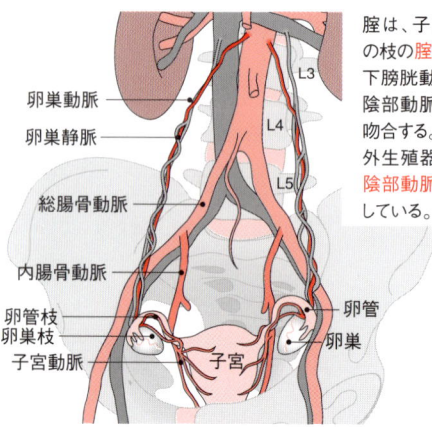

腟は、子宮動脈の枝の腟動脈や、下膀胱動脈や内陰部動脈の枝が吻合する。女性の外生殖器へは外陰部動脈が分布している。

膀胱付近の動脈

精巣・精巣上体以外の男性生殖器には、内腸骨動脈・外腸骨動脈・大腿動脈の枝が分布する。

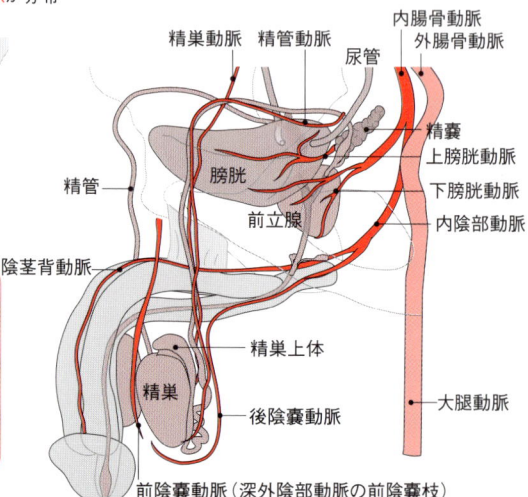

血管名に関連する英単語

- 腎の … renal リーナル
- 副腎の … suprarenal スープラリーナル
- 精巣の … testicular テスティキュラ
- 卵巣の … ovarian オウヴェアリアン
- 肝の … hepatic ヘパティック
- 門脈 … portal vein ポータル ヴェイン

● 左胃動脈（left gastric artery レフト ギャストリック アータリ）と右胃動脈（right gastric artery ライト 〜）がつくる小さいループは、胃に載せた「冠」に見えるため、gastric coronary artery コロナリ アータリ「胃冠状動脈」という別名を持っている。同様に、左胃静脈と右胃静脈がつくるループも、gastric coronary vein「胃冠状静脈」と呼ばれている。

門脈系

消化器系に分布する静脈の上腸間膜静脈、下腸間膜静脈、脾静脈、左胃静脈、右胃静脈等は、同名動脈に伴走している。しかし、それら同名動脈と大きく異なり、消化器系の静脈は、すべて門脈に集まり、次いで肝臓へ入る。これによって消化管壁の毛細血管と肝臓内の「洞様毛細血管」を通過するので、毛細血管を2度通ることになる。これによって、①胃と腸から吸収された栄養分はグリコーゲンとして肝臓に貯蔵され、②薬物やアルコール等の種々の化学物質の分解・解毒、③脾臓で古い赤血球が分解された際に生じるビリルビンの処理を行なう。

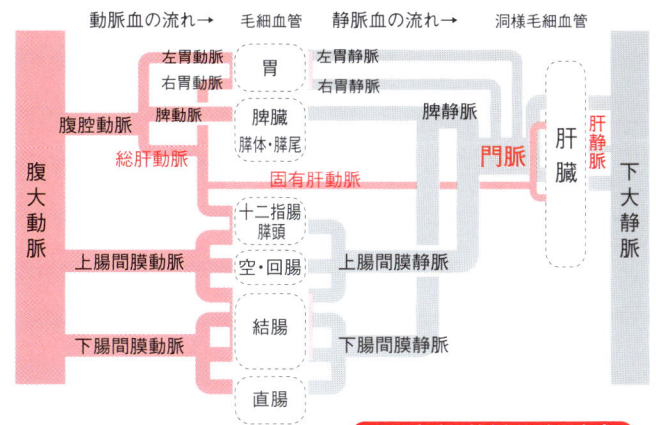

門脈系と体循環系の吻合

門脈系と体循環系とは、いくつかの場所で吻合している。①食道付近では、胃冠状静脈と奇静脈に注ぐ食道静脈が吻合する。②腹壁では、臍傍静脈と腹壁の皮静脈（下腹壁静脈、浅腹壁静脈等）が臍の周囲で吻合する。③直腸付近では、下腸間膜静脈へ注ぐ上直腸静脈と内腸骨静脈に注ぐ中・下直腸静脈が吻合する。肝硬変等によって門脈圧が亢進すると、門脈系から体循環系に血流が流れ、①食道静脈瘤や、②腹壁の皮静脈の拡張（メデューサの頭）、③外痔核といった症状として表われることがある。

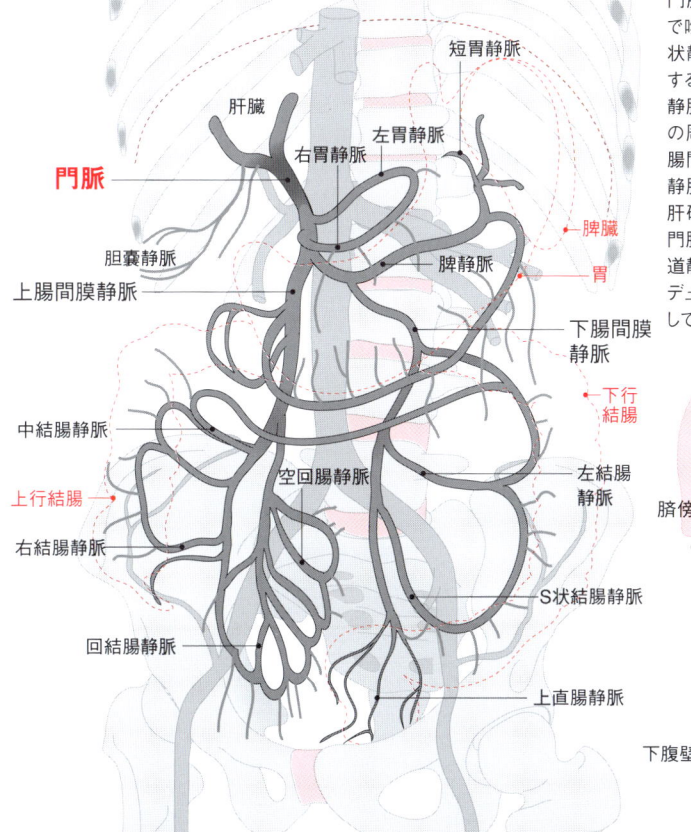

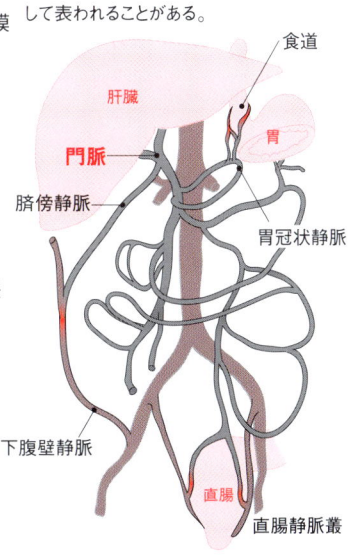

付録A 脈管アトラス《3》リンパ節

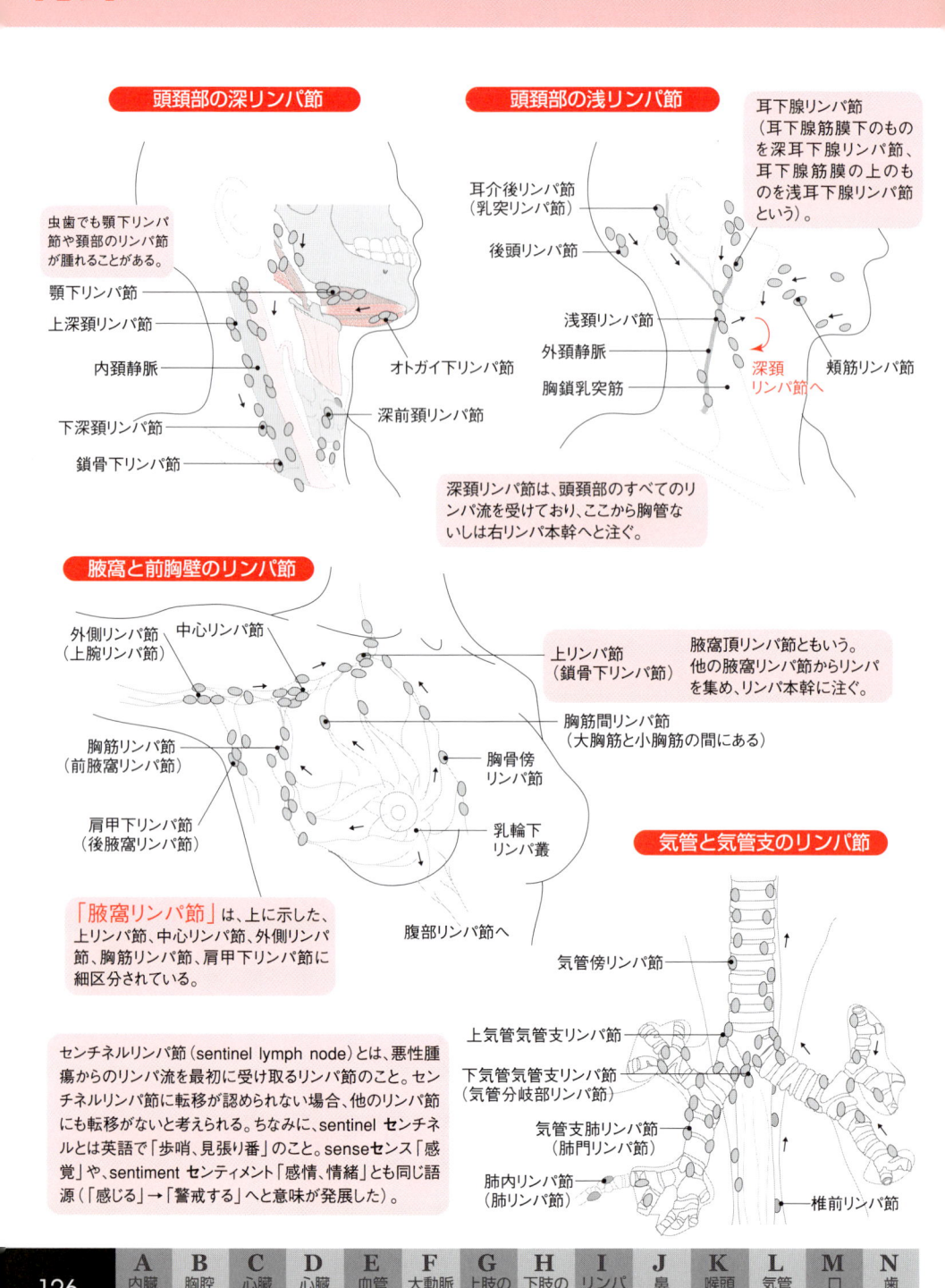

頭頸部の深リンパ節

虫歯でも顎下リンパ節や頸部のリンパ節が腫れることがある。

- 顎下リンパ節
- 上深頸リンパ節
- 内頸静脈
- 下深頸リンパ節
- 鎖骨下リンパ節
- オトガイ下リンパ節
- 深前頸リンパ節

頭頸部の浅リンパ節

- 耳介後リンパ節（乳突リンパ節）
- 後頭リンパ節
- 浅頸リンパ節
- 外頸静脈
- 胸鎖乳突筋
- →深頸リンパ節へ

耳下腺リンパ節（耳下腺筋膜下のものを深耳下腺リンパ節、耳下腺筋膜の上のものを浅耳下腺リンパ節という）。

頬筋リンパ節

深頸リンパ節は、頭頸部のすべてのリンパ流を受けており、ここから胸管ないしは右リンパ本幹へと注ぐ。

腋窩と前胸壁のリンパ節

- 外側リンパ節（上腕リンパ節）
- 中心リンパ節
- 胸筋リンパ節（前腋窩リンパ節）
- 肩甲下リンパ節（後腋窩リンパ節）
- 上リンパ節（鎖骨下リンパ節）
- 胸筋間リンパ節（大胸筋と小胸筋の間にある）
- 胸骨傍リンパ節
- 乳輪下リンパ叢
- 腹部リンパ節へ

腋窩頂リンパ節ともいう。他の腋窩リンパ節からリンパを集め、リンパ本幹に注ぐ。

「腋窩リンパ節」は、上に示した、上リンパ節、中心リンパ節、外側リンパ節、胸筋リンパ節、肩甲下リンパ節に細区分されている。

気管と気管支のリンパ節

- 気管傍リンパ節
- 上気管気管支リンパ節
- 下気管気管支リンパ節（気管分岐部リンパ節）
- 気管支肺リンパ節（肺門リンパ節）
- 肺内リンパ節（肺リンパ節）
- 椎前リンパ節

センチネルリンパ節（sentinel lymph node）とは、悪性腫瘍からのリンパ流を最初に受け取るリンパ節のこと。センチネルリンパ節に転移が認められない場合、他のリンパ節にも転移がないと考えられる。ちなみに、sentinel センチネルとは英語で「歩哨、見張り番」のこと。sense センス「感覚」や、sentiment センチメント「感情、情緒」とも同じ語源（「感じる」→「警戒する」へと意味が発展した）。

- 「所属リンパ節（regional lymph node）」とは、身体のある領域、ないしは器官に「属している」リンパ節のことで、所属リンパ節からのリンパを集めるリンパ節のことを、「集合リンパ節（collecting lymph node）」という。リンパ節の名称で、parasternal lymph nodes 胸骨傍リンパ節は、傍胸骨リンパ節ともいい、また paratracheal lymph nodes 気管傍リンパ節も、傍気管リンパ節ともいう。para-という接頭辞を訳した場合の「傍」については p.99 も参照。

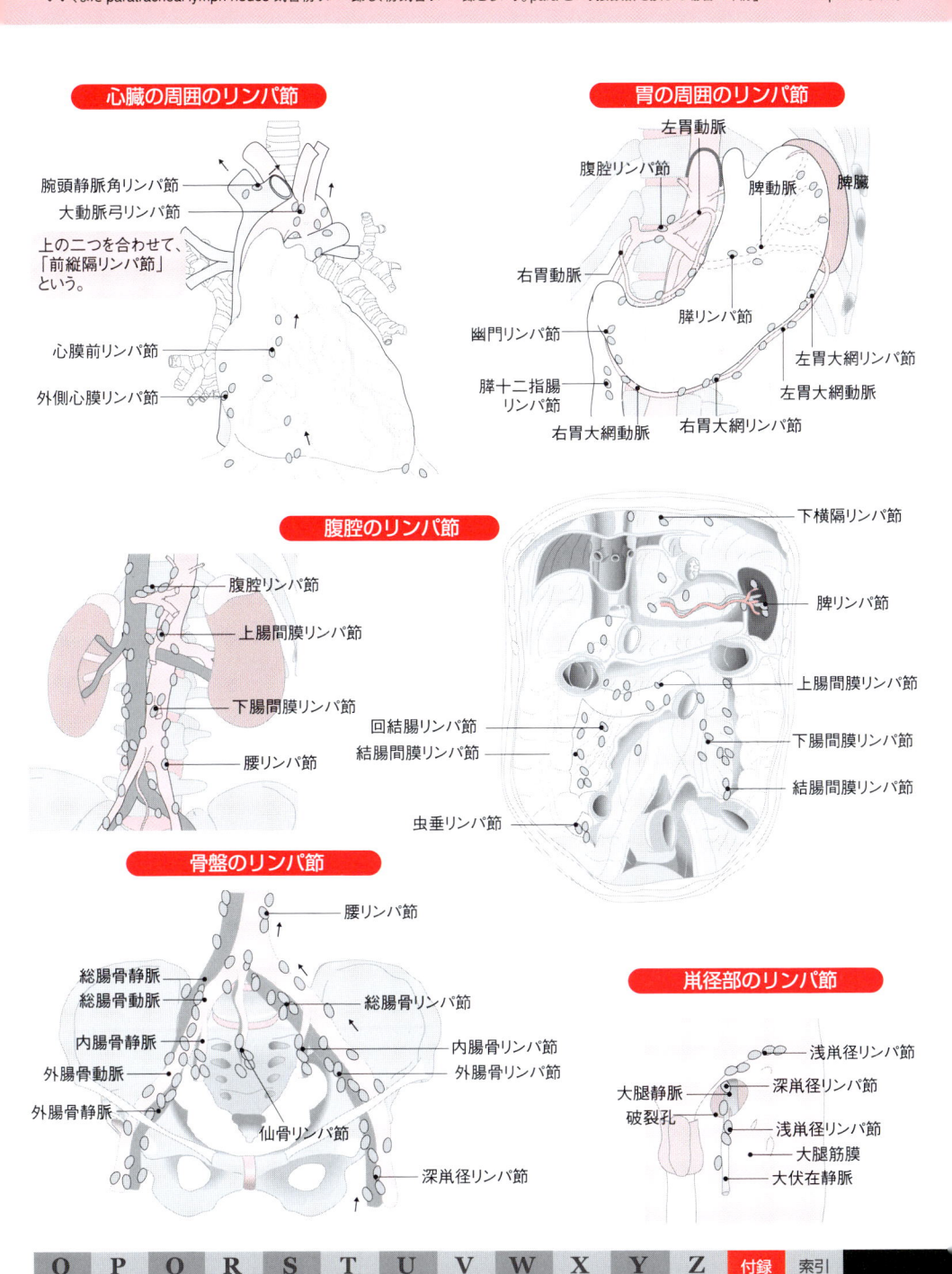

心臓の周囲のリンパ節

- 腕頭静脈角リンパ節
- 大動脈弓リンパ節

上の二つを合わせて、「前縦隔リンパ節」という。

- 心膜前リンパ節
- 外側心膜リンパ節

胃の周囲のリンパ節

- 左胃動脈
- 腹腔リンパ節
- 脾動脈
- 脾臓
- 右胃動脈
- 幽門リンパ節
- 膵リンパ節
- 膵十二指腸リンパ節
- 右胃大網動脈
- 右胃大網リンパ節
- 左胃大網リンパ節
- 左胃大網動脈

腹腔のリンパ節

- 腹腔リンパ節
- 上腸間膜リンパ節
- 下腸間膜リンパ節
- 腰リンパ節
- 回結腸リンパ節
- 結腸間膜リンパ節
- 虫垂リンパ節
- 下横隔リンパ節
- 脾リンパ節
- 上腸間膜リンパ節
- 下腸間膜リンパ節
- 結腸間膜リンパ節

骨盤のリンパ節

- 腰リンパ節
- 総腸骨静脈
- 総腸骨動脈
- 総腸骨リンパ節
- 内腸骨静脈
- 内腸骨リンパ節
- 外腸骨動脈
- 外腸骨リンパ節
- 外腸骨静脈
- 仙骨リンパ節
- 深鼠径リンパ節

鼠径部のリンパ節

- 浅鼠径リンパ節
- 大腿静脈
- 深鼠径リンパ節
- 破裂孔
- 浅鼠径リンパ節
- 大腿筋膜
- 大伏在静脈

付録B 胎児の血液循環

胎児は、胎盤からの酸素や栄養分の供給に適した血液循環を行なっているが、出生に伴って、自らの肺、自らの消化管による酸素や養分の摂取に適した血液循環へと劇的な変化を生じる。

　胎児は胎盤でガス交換を行なうので、肺は呼吸のために機能していない。ゆえに胎児では右心房→右心室→肺動脈→肺という経路を取らず、「卵円孔」を通じて右心房→左心房へと近道を取っている。さらに、肺動脈から「動脈管（ボタロー管）」というバイパス（短絡路）を通って大動脈弓に入る。加えて、成人では消化管から吸収された栄養分が門脈を通り、肝臓で貯蔵・加工・解毒の処理を受けるが、その必要のない胎児では臍帯から肝臓に入る臍静脈はほとんど「静脈管」というバイパスを通過して下大静脈に注いでいる。

胎児の血液循環

成人の血液循環

動脈管→動脈管索
（ボタロー管）
肺動脈幹の動脈血の大部分は、動脈管を経て大動脈に入る。出生後、動脈管は閉鎖し動脈管索が名残りをとどめる。閉鎖しない場合は「動脈管開存症」と呼ばれ、肺高血圧となるおそれがある。

卵円孔→卵円窩
胎生期には、右心房圧が左心房圧より高い。そのため卵円孔を通じて、右心房から左心房に血液が流れる。出生後、肺血液量の増加に伴い、左心房圧が高くなるが、卵円孔は弁になっているために閉じられる（ただし、まだ可動）。生後2〜3ヵ月で通常は固定・閉鎖されて、その名残りが「卵円窩」となる。閉じない場合に、「心房中隔欠損症」となる。

静脈管→静脈管索
（アランチウス管）
臍静脈からの酸素の養分に富んだ血液はバイパスである静脈管を経て下大静脈に注ぐ。

臍静脈→肝円索
出生後、臍静脈は閉鎖する。成人の肝円索は臍静脈の名残り。

臍動脈→臍動脈索
出生後、臍帯が切断されることによって臍動脈も閉鎖し、成人では臍動脈索（内側臍索）となる。⇒p.93。

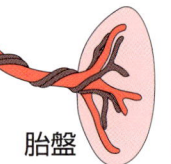

上の図で示すように、胎児期には頭部に優先的に酸素や養分に富んだ血液が流れているが、下行大動脈は酸素の多い血液は行きわたっていない。胎生期には、消化管系や泌尿器系、生殖器系や下肢の筋もあまり機能していないことから見れば、合理的なことといえる（胎児の発育が上半身と比べて下半身が劣っているのはこのためでもある）。

臍動脈は左右で対になっているのに対し、臍静脈は対にならず一本しかない。臍静脈は最初は肝臓原基の左右を左・右臍静脈が通っているが、やがて右臍静脈が退縮し、左臍静脈のみが「臍静脈」として胎児期に胎盤と連絡する。

下大静脈から右心房へ入って来る酸素分圧の高い血液は主に卵円孔を経由して左心房→左心室へと入る。この血液は大動脈から腕頭動脈および左総頸動脈を通して頭部へ流れる。大動脈がカーブして下行大動脈になるあたりで、動脈管から入る、酸素分圧の低い血液が合流することになる。成人と比べると胎児の循環血液は酸素分圧がやや低いが、脳にはしっかりと比較的酸素の多く含んだ血液が流れる仕組みとなっている。

胎児ヘモグロビン（ヘモグロビンF、HbF）

フィータル ヘモグロビン
fetal hemoglobin

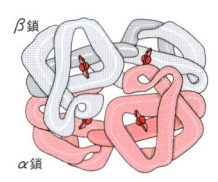

β鎖
α鎖
ヘモグロビンA（AはAdult「成人」から）

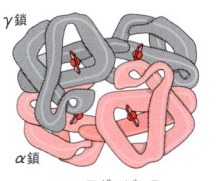

γ鎖
α鎖
ヘモグロビンF

γ鎖、β鎖は共に146個のアミノ酸からなるが、39個のアミノ酸配列が異なる。

ヘモグロビンという言葉は、ギリシャ語 αἷμα ハイマ「血」に、ラテン語 globus グロブス「球」がついたもの、すなわち「血球」の物質に見えるかもしれないが、実はそうではなく、むしろ、haematoglobulin「ヘマトグロブリン」の短縮形と考えられている（「球状タンパク」であるグロブリン自体は、ラテン語 globus の縮小詞 globule＋中性の化学物質の語尾 -in に由来）。hemoglobinは、haemoglobinとも綴る。

主な成人のヘモグロビン（ヘモグロビンA、HbA）はα、βという名称の構造の似たサブユニットが、各2個が組み合わさって（$α_2β_2$）構成されている（ここで詳しくは語れないが、この四つの組合わせは酸素親和性に関して絶妙な効果を及ぼしている）。それに対して胎児ヘモグロビンの場合、β鎖の代わりに、γ鎖が使われている（$α_2γ_2$）。胎児ヘモグロビンは、母体のヘモグロビンAよりも酸素親和性が高く、母体から胎児へと酸素の受け渡しがしやすいようになっている。出生後は、まだ胎児ヘモグロビンが多いが、誕生1年後には約98％が成人型ヘモグロビンとなっている。

このような親和性の違いを利用した関係は、成人の筋の中に含まれているミオグロビンにも見られる。ミオグロビンも酸素親和性がヘモグロビンAよりも高いため、血中のヘモグロビンから酸素を受取ることができるので、酸素の貯蔵に役立っている。⇒「肉単」p.95参照。

プロスタグランジンE1（PGE1） ※語源についてはp.103参照

プロスタグランディン
prostaglandin E1

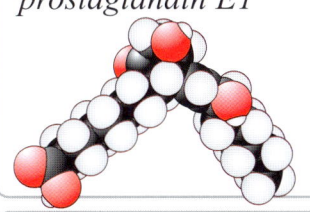

プロスタグランジン（PG）はプロスタ酸を骨格とする多彩な生体作用をもつ不飽和脂肪酸の総称。発熱に関係しているプロスタグランジンにはE1やE2がある。プロスタグランジンE1（PGE1）には動脈管を拡張する作用がある。出生後、プロスタグランジンの血中濃度は急速に低下し、動脈管拡張作用が抑制されて動脈管が閉鎖される（出生後約1〜2日で完全に閉鎖する）。他にも、肺循環が始まることによって血中酸素分圧が高くなることも動脈管閉鎖の機構に関係している。

肺界面活性物質（肺サーファクタント）

パルモナリ サーファクタント
pulmonary surfactant

「界面活性物質」や「界面活性剤」と訳されるsurfactantは、surface「表面」＋active「活性化」＋agentの略。表面張力低下因子ともいう。

新生児は、出生後呼吸を始め、肺に空気を送り込んで肺循環を行なわなければならない。肺に空気を送り込むに際して大きな問題となるのは肺胞表面に働く表面張力。表面張力は水と空気との界面に生じ、水面の面積を小さくするように働くが、肺の場合、肺胞を縮めるように作用する。そこで、肺胞表面の表面張力を減少させ、出生時に肺胞が広がりやすくするために、肺サーファクタントが分泌される。肺胞を覆う肺胞上皮細胞の約9割はⅠ型だが、約1割は、Ⅱ型（肺胞大細胞）と呼ばれ、肺サーファクタントを分泌する。それは胎生32〜36週頃に充分な量となり、出生の備えとなる（ゆえに超未熟児の場合、充分な量が分泌されていないと呼吸窮迫症候群になるおそれがある。その際、気管カテーテルでサーファクタント補充療法が施される）。成人でも引き続き分泌され、肺が縮まるのを防ぐ。肺サーファクタントには、レシチンや、肺サーファクタントタンパク質A、B、C、D等がある。

付録C 内臓の位置と関連痛

ここでは体表から見た内臓の位置や部位による腹痛の原因例や関連痛を示す。器官の位置や脊椎レベルとの比較には個体差がある。

腹部の区分法の種類

腹部の痛みを記述するために、腹部を9つの領域に区分する方法と、4つの領域に区分する方法とがある。日本ではどちらも用いられている。部位の名称には、以下の別称もある。

「心窩部」＝「上腹部」＝「上胃部」。
「恥骨部」＝「下腹部」。
「左・右季肋部」＝「左・右下肋部」。
「左・右側腹部」＝「左・右腰部」。
「左・右腸骨部」＝「左・右腸骨窩部」＝「左・右鼠径部」。
「右腸骨部」＝「回盲部」。

鎖骨中点
肋骨下縁
腸骨稜結節

右季肋部 / 心窩部 / 左季肋部
右側腹部 / 臍部 / 左側腹部
右腸骨部 / 恥骨部 / 左腸骨部

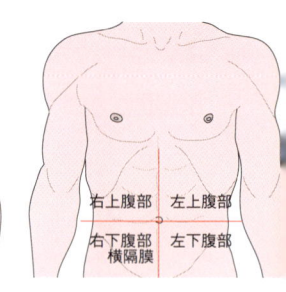

右上腹部 / 左上腹部
右下腹部（横隔膜）/ 左下腹部

腹部において目印となる箇所

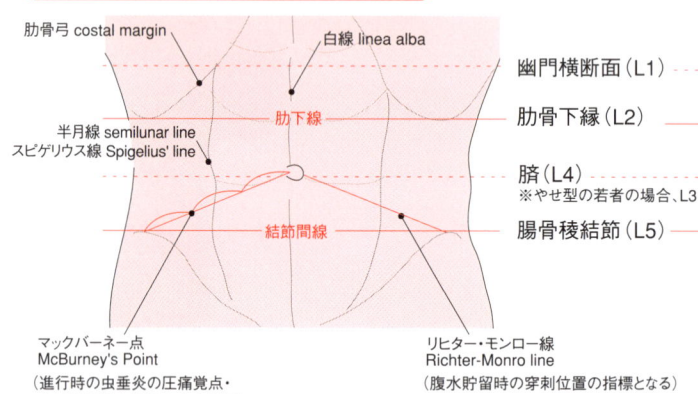

肋骨弓 costal margin
白線 linea alba
半月線 semilunar line
スピゲリウス線 Spigelius' line
肋下線
結節間線

幽門横断面（L1）
肋骨下縁（L2）
臍（L4）
※やせ型の若者の場合、L3
腸骨稜結節（L5）

マックバーネー点 McBurney's Point
（進行時の虫垂炎の圧痛覚点・虫垂炎手術の切開の中心位置）

リヒター・モンロー線 Richter-Monro line
（腹水貯留時の穿刺位置の指標となる）

肝臓 / 小網 / 網嚢孔 / 膵臓 / 胃 / 腎臓 / 十二指腸 / 横行結腸 / L3 / L4 / L5 / 空腸 / 大網 / 回腸 / 膀胱 / 直腸

内臓の位置と触知

肝臓は、胸郭によって覆われているが、深呼吸すると横隔膜が下がり、肝臓に触れることができることがある（やせた人の場合）。上端は横隔膜下面（左右の乳頭の下）まで及ぶ。

胆嚢は、半月線と肋骨弓との交点付近が目安となる。

虫垂は、位置的にはかなり移動することがある。

膀胱は、拡張時のみ恥骨結合の上側で触れることができる。

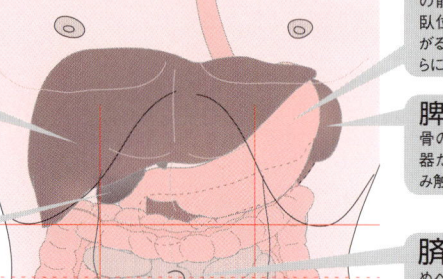

胃は、心窩部の深部にあるが、食事の前後でも大きさと位置が変わる。臥位より立位の方が胃の位置は下がる。特に胃下垂の場合、臍部や、さらに下にまで下がることがある。

脾臓は、通常、左側の第9-11肋骨の間にある。大きさが変化する臓器だが、きわめて肥大した場合にのみ触知することができることがある。

臍は、腹圧に対して抵抗が弱いためヘルニアを生じやすい。この周辺の皮下の静脈は、臍傍静脈と吻合している（p.125参照）。

S状結腸は、内容物がある場合、触知できることがある。

| A 内臓概観 | B 胸腔腹腔 | C 心臓外観 | D 心臓断面 | E 血管血液 | F 大動脈大静脈 | G 上肢の血管 | H 下肢の血管 | I リンパ | J 鼻鼻腔 | K 喉頭 | L 気管肺 | M 口口腔 | N 歯 |

● 日本語の「みぞおち」という言葉は、元は「水落ち(みずおち)」で、飲んだ水が落ちるところの意。漢字の「鳩尾」は読みとは起源が異なり、鳩の尾に似ているため(肋骨弓がハトの2枚の羽?)という説や、鳩はハトではなくカッコウ(郭公)のことでカッコウの尾の形がみぞおちの上方の剣状突起の形に似ているためという説もある。

部位による腹痛の原因の例

腹部の痛みは消化器系のみならず、循環器系・泌尿生殖器系に関連しても生じる。これらはあくまで一般的なごく一部の例を示すものであり、他に多くの原因がある。

右季肋部
肝臓関連(急性肝炎、肝膿瘍等)、**胆嚢**関連(胆石症、急性胆嚢炎)、**門脈**関連(門脈炎、門脈塞栓)、**十二指腸潰瘍**。

心窩部 (いわゆる、みぞおち)
胃関連(胃炎、胃潰瘍、神経性胃痛等)、**横隔膜ヘルニア**、**十二指腸**潰瘍、急性膵炎等。他に、急性虫垂炎の初発痛や、食道や肝臓、胆道の病気等。

左季肋部
横隔膜ヘルニア、**膵臓**関連(急性膵炎、慢性膵炎、膵石症、膵がん)、**脾臓**関連(遊走脾、脾周囲膿瘍、脾腫、脾梗塞)。その他、**左腎**等の病気。

右側腹部 (右わきばら)
右腎関連(腎梗塞、腎膿瘍、腎臓結石等)。他に、**尿管**の病気。

左側腹部 (左わきばら)
左腎関連(腎梗塞、腎膿瘍、腎臓結石等)。他に、**胃下垂症**や、**尿管**の病気等。

右腸骨部 (回盲部)
虫垂炎、**腸**関連(腸炎、潰瘍性大腸炎、腸間膜リンパ腺炎等)、**右尿管**(尿管結石)、**右卵巣炎**、鼠径部のヘルニア等。

左腸骨部
S状結腸関連(腸炎、赤痢等)、**直腸**関連(直腸炎)、**左尿管**(尿管結石)、**左卵巣炎**、鼠径部のヘルニア等。

臍部 (へその周り)
胃の関連(胃炎、胃潰瘍、急性胃拡張、胃下垂症、神経性胃痛)、**腸**関連(感染性腸炎、虫垂炎の初期、腸閉塞)、**腹部大動脈瘤**。

恥骨部
膀胱(膀胱炎)、**子宮**関連(子宮筋腫、月経困難症、子宮外妊娠)、**前立腺炎**、**大腸**、**尿管**の病気等。

腹部全体の関係するものとして、過敏性腸症候群、感染性腸炎、腸閉塞、急性腹膜炎、腹部大動脈瘤等がある。

内臓痛

腹痛には、内臓痛、体性痛、関連痛がある。関連痛 referred pain **リファード ペイン**、もしくは telalgia **テラルジア** (tele-「遠い」) とは、実際の痛みの原因となっている内臓器官から「遠い」皮膚の領域に感知される痛みのこと。痛みが「投射」されるので「投射痛」とも呼ばれる(内臓痛と関連痛とは明瞭に区別できるわけではない)。その器官と痛みを感知する皮膚の領域とは、脊髄の同じ髄節が関係している。よく知られたものに、心臓の関連痛として左腕の内側面や小指(尺骨神経の支配)が痛むというものがある。どちらも、脊髄のT1〜T5近辺が関係している。

関連痛の一例
文献によって示される領域は様々である。

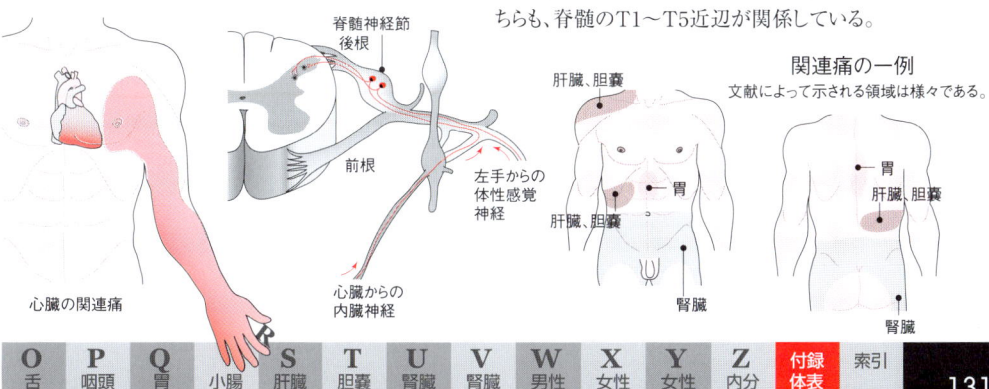

付録D 消化腺と消化液

● 消化器は英語で digestive organs。digestiveが「消化の」という形容詞なので、消化液は digestive juice、ないしは digestive fluidとなる。消化酵素は、digestive enzyme。

ここでは、消化液と消化酵素について代表的なものを取り上げる。

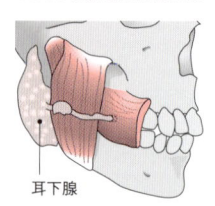

耳下腺

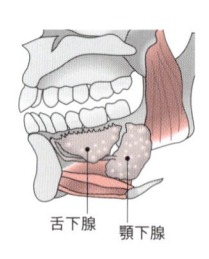

舌下腺　顎下腺

唾液
サ**ライ**ヴァ
saliva

無色透明、pH6.8の弱酸性の液体。1日あたり1～1.5リットル分泌される。その9割は大唾液腺（耳下腺、顎下腺、舌下腺）から、残りは小唾液腺から分泌される。
主な成分としては…
・アミラーゼ
・リパーゼ
・ムチン（粘性が高く、食物を軟化し、滑らかにして嚥下しやすくする）
・IgA（免疫作用）
・リゾチーム（殺菌作用）

この頁にしばしば出てくる語尾の -ase ～エイスは「消化酵素」を表わす。～アーゼというのはドイツ語の発音。

胃液
ギャストリック ジュース
gastric juice

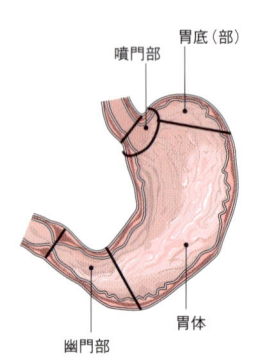

噴門部／胃底（部）／胃体／幽門部

1. 噴門腺　噴門部
　・ムチン（粘膜保護）
2. 胃底腺　胃体・胃底（部）
● 主細胞（chief cell）
　・ペプシノーゲン
　・レンニン
　・リパーゼを分泌
● 副細胞（mucous cell）
　・ムチン
● 壁細胞（parietal cell）
　・塩酸
　・内因物質（ビタミンB_{12}と結合し小腸からの吸収を助けるタンパク質）
3. 幽門腺　幽門部
　・ムチン（粘膜保護）

胃に食物が入る等の刺激により消化管ホルモンの一種であるガストリンが分泌され、胃液の分泌が促進される。

アミラーゼ … デンプン分解酵素
アミレイス
amylase

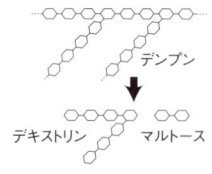

デンプンをマルトース（麦芽糖）やデキストリンに分解する酵素の総称。ギリシャ語の否定の接頭辞 ἀ– ア＋μύλη ミュレー「臼（うす）」で「普通の臼で挽いたのではない上等の小麦粉」、転じて「デンプン」を意味したという説がある。mylohyoid「顎舌骨筋」や、molar「臼歯」も類語である。

胃酸
ギャストリック **ア**スィッド
gastric acid

胃酸をはじめて発見したのはアメリカ・ミシガン州の小さな島であるノース・マキナック島の軍医バーモントWilliam Beaumont（1785-1853）。暴発した猟銃によって胃に穴の開いた猟師を治療し、命をとりとめたが胃に穴が腹壁と癒合して胃瘻（いろう）ができてしまった。そこで、その穴から胃の中をのぞきこんで観察・実験した。胃液が酸であること、また消化が物理的なすりつぶしではなく、何らかの化学物質によるものであることを唱えた。

ペプシン … タンパク分解酵素
ペプスィン
pepsin（pepsine）

胃液中の主要な消化酵素。胃液の酸性という条件のもとで、タンパク質のフェニルアラニン等がアミノ末端に生じるような部位でペプチド結合を切断する。ペプシンは食物のタンパク質を分解するのみならず、主細胞から分泌されたペプシノーゲンから不活性のもととなっているアミノ酸の鎖を切断してペプシンに変換している。名称は、ギリシャ語 πεπτός ペプトス「料理された、熟した、食べられる」に由来。ドイツの組織学者・生理学者であるシュワンTheodor Schwann（1810-1882、神経のシュワン細胞の発見者）が発見・命名し、バーモント説の正しさを立証した。

● 左頁のペプシンの解説の中で、ペプシンがペプシノーゲンの不活性のもととなっているアミノ酸の鎖（安全弁のような役目をしている）を切断してペプシンにしていると書いたが、では最初に分泌されたペプシノーゲンは何によって安全弁が切断されるのか？ 実は酸性環境下ではペプシノーゲンの形状が変わり、その安全弁は自らの活性中心に向かい「自分で自分の腕」を切るのだ。ひとたび活性化すると次は他人の世話をしはじめ、加速度的に活性化が進む。

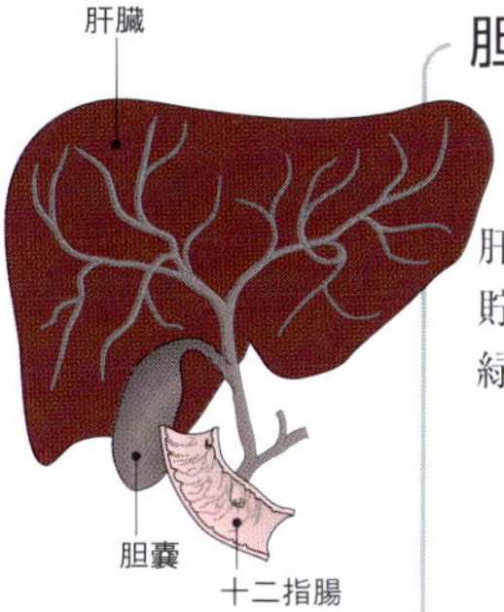

胆汁
ゴール　バイル
gall, bile

肝臓から分泌され、胆嚢で貯蔵される黄褐色ないしは緑色の液。主な成分は…
- グリコール酸ナトリウム、タウロコール酸ナトリウム等の胆汁酸
- コレステロール
- ビリベルジン、ビリルビン
- レシチン

胃酸で酸性になった糜粥（びじゅく）が十二指腸に入ると、セクレチンという消化管ホルモンが分泌され、膵液の分泌を促す。

膵液
パンクリアティック　ジュース
pancreatic juice

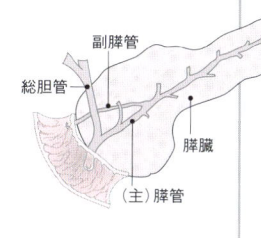

pH6〜8のアルカリ性の液体で、胃から来る酸性になった糜粥を中和する。1日あたり約0.7〜2リットル分泌される。
- アミラーゼ
- トリプシノーゲン
- キモトリプシノーゲン
- エラスターゼ
- カルボキシペプチダーゼ
- リパーゼ
- ホスホリパーゼ等

食物を分解する消化酵素は、唾液や胃液、膵液中にあるものばかりではない。小腸上皮細胞の表面にある消化酵素（ラクターゼ、マルターゼ等）も消化に関与しており、「膜消化」と呼ばれている。

腸液
インテスティナル　ジュース
intestinal juice

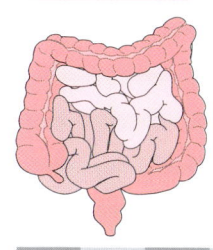

アルカリ性の粘液を分泌する十二指腸腺（ブルンネル腺）や、小腸全域に存在する腸腺（リーベルキューン腺）がある。腸液は1日あたり1.5〜3リットル分泌される。

リパーゼ … 脂肪分解酵素
リペイス
lipase

脂質を分解する酵素の総称。唾液（唾リパーゼ）や胃液（胃リパーゼ）にも含まれるが、量的に多いのは膵液中の膵リパーゼ。脂質が非水溶性なのに対して、リパーゼは水溶性。ゆえに、食物中の油滴は、乳化作用により多数の小さな油滴となって油と水の接触面積が増えないかぎり、充分働かない。リパーゼという語は、ギリシャ語 λίπος リポス「脂肪」から（p.84 コラム参照）。

トリプシン … タンパク分解酵素
トリプスィン
trypsin

トリプシノーゲンとして膵臓から分泌され、エンテロキナーゼ、ペプチダーゼによって小腸で活性化される。セリンというのアミノ酸が活性中心となるセリンプロテアーゼの一種。名前の由来はギリシャ語 τρίπσις トリプスィス「こすること、摩擦」から。古代ギリシャやローマでは、トリプスィスは「マッサージ」という意味で用いられていた。ちなみに、キモトリプシンのキモは「糜粥（びじゅく）」の意（詳しくはp.41）。消化液の中でトリプシノーゲンのような消化酵素の前駆物質が分泌され、消化管内ではじめて活性化することは、消化腺自体が分解される危険を防いでいる点で理にかなっている。何らかの原因で膵液が膵臓自体を消化すると（自己消化）、膵炎となってしまう。

マルターゼ … 麦芽糖分解酵素
モールテイス
maltase

マルターゼは、マルトース（麦芽糖）をグルコース（ブドウ糖）に分解する酵素。小腸粘膜の表面にあって膜消化を行なっている。細胞膜表面に酵素があることは、分解してすぐ吸収できる点でも効率的である。ちなみに、マルターゼという名称は、maltモールト「麦芽」に由来している。⇒p.65参照。

付録E　医学用語の造語法

医学用語は接頭辞・接尾辞を覚えることにより、語彙を増やすことが容易になる。ここではその例として、頻繁に用いられるギリシャ語由来の接尾辞の造語例を示す。

どの造語形も最後が(o)-となっているのは、続く語が子音で始まる場合の挿入母音 -o- のこと (angio- + -logy)。ラテン語の場合、挿入母音は -i- になる。

器官名（造語形） （発音は英語式）	ギリシャ語	接尾辞（症状・術式） （発音は英語式）　ギリシャ語	～炎（炎症） アイティス -itis	～腫（腫瘍） オウマ -oma	～症（症状、病気） オウスィス -osis
			元は女性形形容詞形の語尾で、女性名詞 νόσος ノソス「病気」と共に用いられていたが、後代に「炎症」を意味する接尾辞として用いられるようになった。	maは、動作の目的や結果を表わす接尾辞。「ある状態にさせられたもの」の意。	これも、「そうなった状態、させられた働き」を表わす。医学分野では「～症・～病」という意味に特化した。
血管　アンジ(オ)（アンジオ） angi(o)-	アンゲイオン ἀγγεῖον　容器		アンジャイティス「血管炎」 angitis	アンジーオウマ「血管腫」 angioma	アンジーオウスィス「血管疾患」 angiosis
心臓　カーディオ cardi(o)-	カルディア καρδία　心臓、心		カーダイティス「心(臓)炎」 carditis	cardiomaとはあまり言わず cardiac tumor「心臓腫瘍」	
肺　ニューモノ pneumon(o)-	プネウモーン πνεύμ　肺		ニューモナイティス「肺炎」 pneumonitis		ニューモノウスィス「肺疾患」 pneumonosis
胃　ギャストロ gastr(o)-	ガステール γαστήρ　胃、腹		ギャストライティス「胃炎」 gastritis		ギャストロウスィス「胃病」 gastrosis
肝臓　ヘパト hepat(o)-	ヘーパル ἧπαρ　肝臓		ヘパタイティス「肝炎」 hepatitis	ヘパトウマ「肝癌」 hepatoma	ヘパトウスィス「肝疾患」 hepatosis
膵臓　パンクリーアト（パンクリアト） pancreat(o)-	パーン「すべて」クレアス「肉」 παν + κρέας		パンクリーアタイティス「膵炎」 pancreatitis		
脾臓　スプリーノ splen(o)-	スプレーン σπλήν　脾臓		スプリーナイティス「脾臓炎」 splenitis	スプリーノウマ「脾腫」 splenoma	スプリーノウスィス「脾疾患」 splenosis
小腸　エンテロ enter(o)-	エンテロン ἔντερον　腸		エンテライティス「腸炎」 enteritis		
結腸　コロ、コロノ col(o)-, colon(o)-	コロン κόλον　結腸		コロナイティス「結腸炎」 colonitis		
腎臓　ネフロ nephr(o)-	ネフロス νεφρός　腎臓		ネフライティス「腎炎」 nephritis	ネフロウマ「腎腫」 nephroma	ネフロウスィス「ネフローゼ」 nephrosis
子宮　ヒステロ hyster(o)-	ヒュステラー ὑστέρα　子宮		ヒステライティス「子宮炎」 hysteritis		
乳房　マンモ（母親を意味する幼児語に由来する） mamm(o)-	マンマ μάμμα　乳房		マンマイティス「乳腺炎、乳房炎」 mammitis	マスタイティス mastitisの方が一般的 mast(o)-「乳房」を意味する別の接頭辞。	

器官の造語形（ギリシャ語）の例

- adeno- アディノ～　「腺」
- arthro- アースロ～　「関節」
- broncho- ブロンコ～　「気管支」
- cephalo- セファロ～　「頭、頭部、頭蓋」
- cholecysto- コウリスィスト～　「胆嚢」
- cysto- スィスト～　「膀胱」
- dermato- ダーマト～　「皮膚」
- encephalo- エンセファロ～　「脳」
- laparo- ラパロ～　「腹部、腹腔、側副」
- myelo- マイエロ～　「脊髄、骨髄」
- myo- マイオ～　「筋」
- neuro- ニューロ～　「神経」
- odonto- オドント～　「歯」
- opthalmo- オフサルモ～　「眼」
- osteo- オステオ～　「骨」
- oto- オト～　「耳」
- phreno- フレノ～　「横隔膜、精神」
- rhino- ライノ～　「鼻」
- stomato- ストマト～　「口」

接尾辞（ギリシャ語）の例

- -cele ～スィール　「ヘルニア、腫瘤」
- -gram ～グラム　「図、像、～グラム」
- -graph ～グラフ　「図を描く器具」
- -graphy ～グラフィ　「記録法、造影術」
- -malacia ～マレイシア　「軟化症」
- -pexy ～ペクスィ　「固定、固定術」
- -pathy ～パスィ　「疾患、病」
- -ptosis ～トウスィス　「下垂」
- -rrhagia ～レイジア　「出血、流出」
- -scopy ～スコピ　「～鏡検査」

A	B	C	D	E	F	G	H	I	J	K	L	M	N
内臓概観	胸腔腹腔	心臓外観	心臓断面	血管血液	大動脈大静脈	上肢の血管	下肢の血管	リンパ	鼻腔鼻腔	喉頭	気管支肺	口腔口腔	歯

● 造語の基本は「語根」(造語形)+「接尾辞」や、「接頭辞」+「語根」(造語形)+「接尾辞」である。基本的には、ギリシャ語の語根にはギリシャ語の接尾辞が、ラテン語の語根にはラテン語の接尾辞が付く(例外もある)。というわけで、ひとつの器官に対し、ギリシャ語とラテン語の両方の造語形を覚えるのが理想である(「肉単p.105」の合成語の作り方も参照)。医学用語は語彙が多いがこのように分解して考えれば丸暗記する必要がなくなる。

※造語形は、連結形、連声形など様々な呼び方がある。

～痛 アルジア -algia	～学 ロジ -logy	切開術 トミ -tomy	切除術、摘出術 エクトミ -ectomy	形成術 プラスティ -plasty
アルゴス「苦痛」 ἄλγος	ロゴス「言葉、学問」 λόγος	トメー「切ること」 τομή	ekエク「外に」+トメー ἐκ + τομή	プラストス「形成された」 πλαστός
	アンジーオロジ「血管学」 angiology	アンジーオトミ「血管切開」 angiotomy	アンジーエクトミ「血管切除」 angiectomy	アンジーオプラスティ「血管形成術」 angioplasty
カーディアルジア「心(臓)痛」 cardialgia	カーディオロジ「心臓学」 cardiology	**Q.1**	**Q.2**	**Q.3**
	ニューモロジ「呼吸器学」 pneumology	ニューモノトミ「肺切開術」 pneumonotomy	ニューモネクトミ「肺切除術」 pneumonectomy	
ギャストラルジア「胃痛」 gastralgia	ギャストロロジ「胃病学」 gastrology	ギャストロトミ「胃切開」 gastrotomy	ギャストレクトミ「胃切除」 gastrectomy	ギャストロプラスティ「胃形成術」 gastroplasty
ヘパタルジア「肝臓痛」 hepatalgia	ヘパトロジ「肝臓学」 hepatology	ヘパトトミ「肝切開」 hepatotomy	ヘパテクトミ「肝切除」 hepatectomy	
パンクリーアタルジア「膵臓痛」 pancreatalgia		パンクリーアトトミ「膵臓切開」 pancreatotomy	パンクリーアテクトミ「膵臓切除」 pancreatectomy	
スプリーナルジア「脾臓痛」 splenalgia	スプリーノロジ「脾学」 splenology	スプリーノトミ「脾切開」 splenotomy	スプリーネクトミ「脾切除」 splenectomy	
エンテラルジア「腸痛」 enteralgia	エンテロロジ「胃腸学」 enterology	エンテロトミ「腸切開」 enterotomy	エンテレクトミ「腸切除」 enterectomy	エンテロプラスティ「腸狭窄拡張術」 enteroplasty
コロナルジア「結腸痛」 colonalgia			コレクトミ「結腸切除」 colectomy	パイエロプラスティ pyeloplastyの方が一般的
ネフラルジア「腎痛」 nephralgia	ネフロロジ「腎臓学」 nephrology	ネフロトミ「腎切開」 nephrotomy	ネフレクトミ「腎切除」 nephrectomy	ネフロプラスティ「腎盂形成術」 nephroplastyは稀。
ヒステラルジア「子宮痛」 hysteralgia	ヒステロロジ「子宮学」 hysterology	ヒステロトミ「子宮切開」 hysterotomy	ヒステレクトミ「子宮切除」 hysterectomy	ヒステロプラスティ「子宮形成術」 hysteroplasty
マンマルジア「乳房痛」 mammalgia		マンモトミ「乳房切開」 mammotomy	マンメクトミ「乳房切除」 mammectomy mastectomy マステクトミの方が一般的。	マンモプラスティ「乳房形成術」 mammoplasty

心臓の造語のみ、最後の三つの項目が Q.1～3 と設問になっている。答えは、

A.1 cardiotomy カーディオトミ「心臓切開(術)」
A.2 cardiectomy カーディエクトミ
A.3 cardioplasty カーディオプラスティ

となる。しかし、cardiectomy「心臓摘出」をして果して生きていられるのであろうか? これは心臓移植の話?

実は、cardiectomy は、「噴門摘出術」を指している。胃の噴門は心臓の近くにあるため cardia カーディア(ギリシャ語のカルディア「心臓」に由来)と呼ばれるためである。同様に、cardioplastyは、外科的に心臓を形成するわけではなく、噴門を形成する手術である。このように cardio- の造語は、「心臓」か、あるいは「噴門」か、どちらを意味しているのかを考えなければならない。

付録F　ラテン語名詞の曲用序論

ギリシャ語・ラテン語を借用した医学英語の場合、複数形に特別な形を取るものが多い。例えば、「心房」を意味する英語 atrium エイトリアムの複数形は atria エイトリア。とはいえ、英語としてなじんでしまうと、その特殊な形は使われなくなり -s を付けた形になってしまう(atriums エイトリアムズ)。現況は並存している段階だが、いずれ atria という形は消滅するかもしれない。とはいえ、単数 datum より 複数の data「データ」の方が、広く用いられているというケースもごく少数存在する。

さらに、ギリシャ語・ラテン語には男性形・女性形・中性形の区別もある。少々ややこしい例だが、ラテン語 labium ラビウム（英語の発音でレイビアム）はラテン語で「唇」を意味する中性名詞の単数形。複数形は labia ラビア（英語 レイビア）。解剖学で「大陰唇」は labia majora ラビア マーヨーラ（英語的には、labia major レイビア メイジャ）だが、これは左右の対になったものをまとめて呼んだ複数形。ところが、labia を単数形とみなし、複数形を labias レイビアズとする記述がある。これでは複数の複数形になってしまう。

ここで、「ラテン語には唇を表わす女性名詞 labia（単数）、labiae ラビアエ（複数、英語の発音でレイビー）があるではないか、この単数形が英語の一般名詞化し、複数形が -s なのではないか」と思うラテン語に通じた読者の方がおられるかもしれない。この見方通りなら、labias も文法的に間違いではない。

それに対して、「解剖学では、唇は中性形の labium が通常使われ、女性形の labia は用いられない。それに majora は形容詞の中性形の複数であり、女性形なら majores が続くはずだ」とおっしゃる方がいるかもしれない(major が使われている場合どちらとも判別できかねる)。

一見、「大陰唇」が女性に属するのだから、女性名詞を使うのかと思えてくるが、体の各部の名詞は、その持ち主が男性か女性かには左右はされない。

とはいっても、ラテン語で uterus ウテルス「子宮」や、hymen ヒュメーン「処女膜」が男性名詞で、glans グラーンス「亀頭」が女性名詞であったりと、ときどき当惑させられることもある。

属格とは？

格変化とは、文の中での名詞の位置付けを、語尾変化で表わすもの(日本語では格助詞「てにをは」を付けている)。印欧祖語では、元来8格あったが、時代と共に文法は簡略化し、ラテン語で6格、ギリシャ語で5格、ドイツ語では4格、英語に至っては代名詞は3格(I, my, me)にまで減った。英語の一般名詞は目的格すら主格に吸収されている。

属格は「所有、所属」を表わす格で、英語では「所有格」と呼ばれる。印欧祖語の奪格が吸収・合併したため、ギリシャ語・ラテン語では起源や分離を表す「～から」という意味もこの格が用いられている。

主格	nominative	～が	ドイツ語の1格。
属格	genitive	～の	ドイツ語の2格。英語の所有格。
与格	dative	～に	ドイツ語の3格。英語の目的格。
対格	accusative	～を	ドイツ語の4格。英語の目的格。
呼格	vocative	～よ!	呼びかけるとき。
具格	instrumental	～によって	英語の with～。
処格	locative	～において	英語の on～、in～。
奪格	ablative	～から	英語の from～。

ラテン語名詞の6格のうち、医学用語では主格と属格が頻繁に用いられるので、それだけでも覚えれば役に立つ。

名詞の曲用について

ラテン語の名詞の曲用は、語幹の母音によって大きく5つに分類されている。右頁では、ギリシャ語も一部、参考のため並べて示したが、似ているところもあれば違うところもある。

この表を眺めて理解できることの一つは、語尾が -us だからといって必ずしも、第2変化とは限らないということである。

単数主格 -us、属格 -i 　→第2変化
単数主格 -us、属格 -us 　→第4変化

単数主格は元の語幹から変化してしまっているケースが多く、むしろ属格の方が語幹の形をとどめている。それゆえ、ギリシャ語・ラテン語の辞書では、名詞がどの変化形に属するのかを示すために「属格」が並記されているのである。

※さらに詳しくはラテン語・ギリシャ語の文法書をどうぞ。

● 変化形には、性・数・格による名詞変化を declination デクリネイション「曲用」、時制・人称による動詞変化を conjugation コンジュゲイション「活用」という。declination は、「傾き、下り勾配」も指し、天文では「赤緯」を、物理では「磁気偏差」を表わす。conjugation は、化学では「共役」を、生物では「接合」や「抱合」を指す。内・外からの毒素や薬剤が、グルクロン酸や、グリシン、硫酸等と抱合することによって、その活性を減らし、排泄を容易にする。

a語幹 第1変化
ここでは女性形の例を示す。

単数形が -α アーで終わるタイプと -η エーで終わるタイプがある。

	ラテン語		ギリシャ語			
単主	-a	vena「静脈」	-α	(-ā)	-η	(-ē)
単属、複主	-ae	venae	-αs	(-ās)	-ης	(-ēs)
複主			-αι	(-āi)	-αι	(-āi)
複属	-ārum	venarum	-ῶν	(-ōn)	-ῶν	(-ōn)

第1変化名詞はほとんど「女性形」が多い。スペイン語で女性名詞が -a で終わるのも、この変化形の単語の子孫である。anatomia「解剖学」のような「〜学」はこの活用が多い。植物の属名にもこの活用が広く見られる。

この語尾が同じことが混乱を招いている一因である

ギリシャ語複数の語尾に由来。(単)e→(複)ae
※ギリシャ語 ai → ラテン語 ae

<第1変化に由来する英単語の例>
- (単) trachea トラキーア「気管」
- (複) tracheae トラキーイー
- (単) papilla パピラ「乳頭」
- (複) papillae パピリー
- (単) medulla メデューラ「髄、髄質」
- (複) medullae メデューリー
- (単) raphe レイフィー「縫線」
- (複) raphae レイフィー

o語幹 第2変化

	ラテン語			ギリシャ語	
男性形 単主	-us	musculus「筋」		単主 -os	(-os)
男性形 単属、複主	-ī	musculi		単属 -ov	(-ou)
男性形 複属	-ōrum	musculorum		複主 -oι	(-oi)
				複属 -ῶν	(-ōn)
中性形 単主	-um			単主 -ov	(-on)
中性形 単属	-a			複主 -α	(-a)

この形は男・中性形がほとんどで、女性形はまれ。スペイン語で男性名詞が-osで終わるのもこの活用の男性形に由来。ちなみに、o語幹の変化形なのに、ラテン語の単数主格の母音が u になってしまっているのは、ラテン語において、**アクセントのない語末の閉音節（つまり子音で終わる音節）における短い o が、短い u に変化してしまったためである。**⇒「骨単」p.91参照。右の例では、英語の一般名詞と同様の複数形 thymuses サイマスィーズや、scrotums スクロウタムズも一般化している。

<第2変化に由来する英単語の例>
- (単) thymus サイマス「胸腺」
- (複) thymi サイマイ
- (単) anus エイナス「肛門」
- (複) ani エイナイ
- (単) cecum スィーカム「盲腸」
- (複) ceca スィーカ
- (単) scrotum スクロウタム「陰嚢」
- (複) scrota スクロウタ

男性形 -us / 中性形 -um

i語幹 第3変化

	i語幹(男・女)		i語幹(中)		混合型の例(中)	
単主	-is	-ēs	-e	-al (-alの例)	-s	-s
単属	-is	-is	-is	-ālis	-tis	-tis
複主	-es	-es	-ia	-āles	-tes	-ta
複属	-ium	-ium	-ium	-ālium	-tium	-tium

中性複数は -a で終わる
-ium が共通

子音語幹 第3変化

	子音語幹の例(男・女)				子音語幹の例(中)	
単主	-or	-ex	-ex	-s	-ur	-us
単属	-ōris	-ēgis	-ēcis	-ntis	-ōris	-ōris
複主	-ōres	-ēges	-ēces	-ntes	-ōra	-ōra
複属	-ōrum	-egum	-ēcum	-ntum	-ōrum	-ōrum

第3変化に属する名詞は多く、しかも複雑で様々な変化形を含んでいる（ここで全部は書ききれない）。**複数属格から -um を除いたものが語幹。**子音語幹が、i語幹に分類されているのは、かつては語幹に i があったが、消滅して子音が残ったため。筋の名称は、第3変化形の男性名詞が多い。

-umが共通

<第3変化に由来する英単語の例>
- (単主) pelvis ペルヴィス「骨盤」
- (複主) pelves ペルヴィーズ
- (単主) rete リーティー「網」
- (複主) retia リーティア（リーシア）
- (単主) dens デンス「歯」
- (複主) dentes デンティーズ、(単属) dentis
- (単主) thorax ソーラクス「胸郭」
- (複主) thoraces ソレイスィーズ
- (単主) atlas アトラス「環椎」
- (複主) atlantes アトランティーズ、(単属) -tis
- (単主) femur フィーマ「大腿、大腿骨」
- (複主) femora フェモラ、(単属) femoris
- (単主) corpus コーパス「体」
- (複主) corpora コーポウラ、(単属) corporis

u語幹 第4変化

	ラテン語	
女性形 単主	-us	中性形 -ū
女性形 単属	-ūs	-ūs
女性形 複主	-ūs	-ua
女性形 複属	-uum	-uum

この名詞形は、動詞に由来するものが多い。その多くは男性形。一般英語のような plexuses や、sinuses といった複数形の形も一般化している。

<第4変化に由来する英単語の例>
- (単) cornu コーニュー「角」
- (複) cornua コーニューア、(単属) cornus コーナス
- (単) genu ジェニュー「角」
- (複) genua ジェニューア、(単属) genus ジェナス
- (単複同形) plexus プレクサス「叢」
- (単複同形) sinus サイナス「洞」
- (単複同形) manus メイナス「手」

単数・複数の主格が同じ形

ē語幹 第5変化

	ラテン語
単主	-ēs
単属	-ēi, もしくは -eī
複主	-ēs
複属	-ērum

これに属する名詞はとても少ない。男性形の dies ディエース「日」や、-dies で終わる単語以外はみな女性形に属している。

<第5変化に由来する英単語の例>
- (単複同形) facies フェイシーズ「顔、面」
- (単複同形) caries ケアリーズ「カリエス、う歯」
- (単複同形) series スィアリーズ「シリーズ、系列」
- (単複同形) species スピーシーズ「種、種類」

※「種」の単数は、specy や specie ではない。specie スピーシー「貨幣」という単語も実はあるが、species の奪格に由来。

付録G 難読用語集

● ここでは、特に読みが難解な用語を取り上げた。あなたはいくつ読めるか？（答えは140、141ページ）
★ … 多いほど難易度高い

1　鼻腔　（A-26, J-13）
2　蝶篩陥凹★★　（J-29）
3　口蓋帆★　（M-12）
4　口峡　（O-26）
5　腹膜後隙★　（B-20）
6　漿膜性心膜　（C-26）
7　櫛状筋★★　（D-19）
8　血餅★　（E-28）
9　人中　（M-5）
10　梨状陥凹　（K-35）
11　喉頭蓋谷★★　（K-27）
12　大唾液腺　（M-26）
13　有郭乳頭　（O-12）
14　茸状乳頭★★　（O-15）

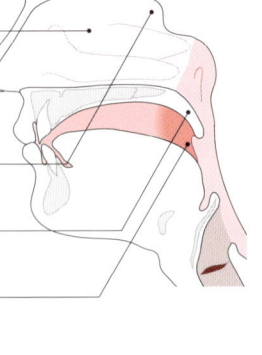

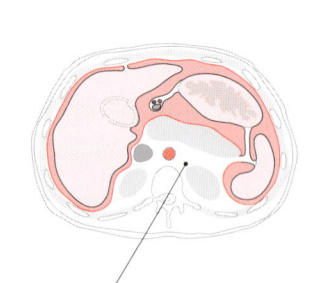

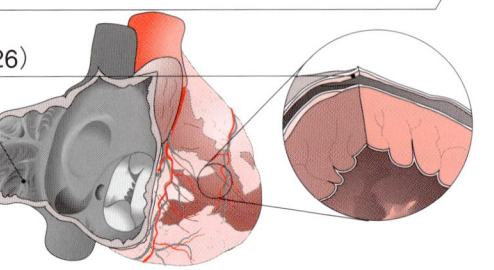

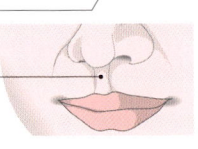

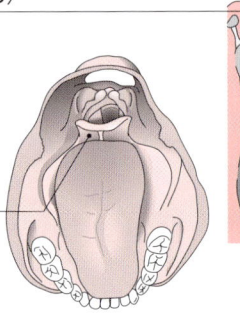

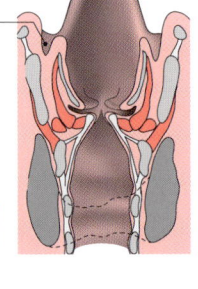

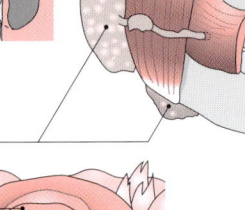

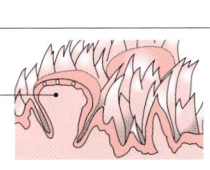

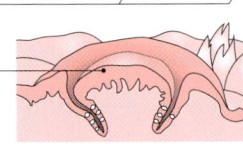

A	B	C	D	E	F	G	H	I	J	K	L	M	N
内臓概観	胸腔腹腔	心臓外観	心臓断面	血管血液	大動脈大静脈	上肢の血管	下肢の血管	リンパ	鼻腔	喉頭	気管肺	口腔	歯

138

解剖学用語の読みは、一般の読みとは異なる場合がある。例えば、頭蓋骨は、一般には「ずがいこつ」だが、解剖学では「とうがいこつ」。解剖学では、基本的に一つの漢字に対して一つの読みを用いるので、「頭」は「とう」と読む。例外として「頭痛（ずつう）」があるが、これは「疼痛（とうつう）」と重複するため。とはいえ、「ずがいこつ」という読みが多く見られるため、日本解剖学会の用語集でも「ずがいこつ」という読みも並記されている。

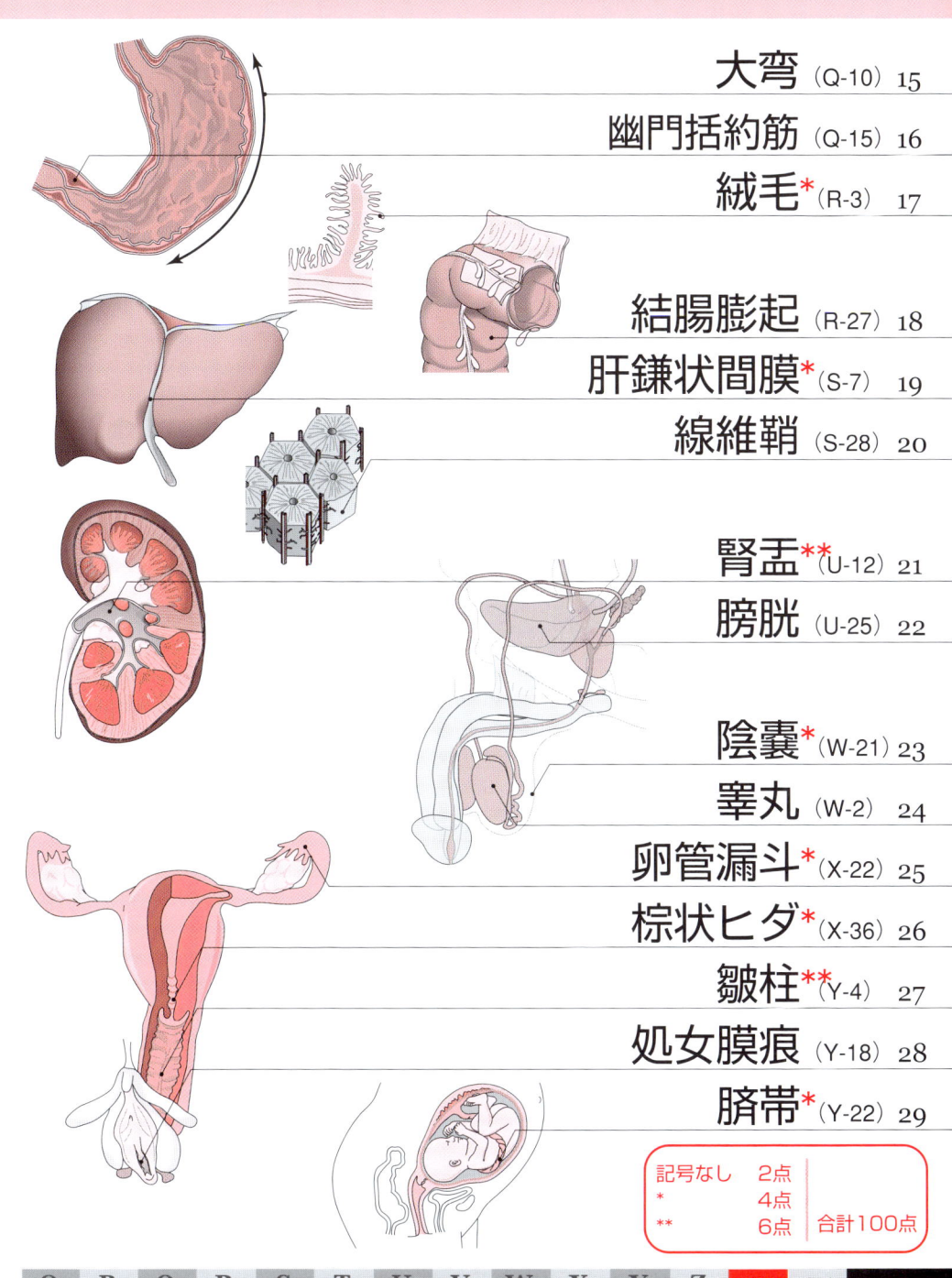

大弯 (Q-10) 15
幽門括約筋 (Q-15) 16
絨毛* (R-3) 17
結腸膨起 (R-27) 18
肝鎌状間膜* (S-7) 19
線維鞘 (S-28) 20
腎盂** (U-12) 21
膀胱 (U-25) 22
陰囊* (W-21) 23
睾丸 (W-2) 24
卵管漏斗* (X-22) 25
棕状ヒダ* (X-36) 26
皺柱** (Y-4) 27
処女膜痕 (Y-18) 28
臍帯* (Y-22) 29

記号なし　2点
*　　　　4点
**　　　　6点　合計100点

O	P	Q	R	S	T	U	V	W	X	Y	Z	付録漢字	索引
舌口峡	咽頭食道	胃十二指腸	小腸大腸	肝臓	胆嚢膵臓	腎臓膀胱	腎臓微細構造	男性生殖器	女性生殖器1	女性生殖器2	内分泌器		

付録G 難読用語集

> 漢字の音読みは、呉音と漢音、唐音がある。呉音は仏教用語や庶民の用いた言葉に多く見られ、漢音は、儒学用語に多く用いられた。明治以降、漢音が主流となり、解剖学用語も、その多くが漢音である。

	読み	漢字	説明
1	びくう	腔	一般には「びこう」医学では「びくう」鼻「び」は漢音。呉音も漢音も「こう」。「くう」は、慣用読み(別名「百姓読み」)。腔の旁が「空」なので、類推から「くう」という発音が生じた。「びくう」や「こうくう」は、医学界における「慣用読み」。これは、「孔」や「溝」との重複を避けるためである。とはいえ、音声学では口腔を「こうこう」、鼻腔を「びこう」と呼んでいる。
2	ちょうしかんおう	蝶 篩	「ちょう」。蝶の訓読み(古名)は、「かわひらこ」という。「ふるい」のこと。「し」。
3	こうがいはん	帆	「はん」、「ほ」。「帆船(はんせん)」の「帆」。凡は、帆(ほ)をかたどった象形。凡が「すべて」という意味をもったため、区別するため偏が付けられた。
4	こうきょう	峡	「きょう」。なぜ「狭」ではなく、山扁の「峡」が使われるのかは、p.69参照。「峡」は山の間の細長く「狭い」土地。だが「峡路」は「かいじ」と読む。
5	ふくまくこうげき	隙	「すき、ひま」。「げき、ぎゃく」は呉音。「間隙(かんげき)を縫う」の「隙」。
6	しょうまくせいしんまく	漿	「しょう」。漿とは「米を煮た汁、お粥(かゆ)の上ずみ液」のこと。「漿を乞いて酒を得る」(希望以上の物を得る)という諺もある。
7	しつじょうきん	櫛	「くし」のこと。「しつ」。
8	けっぺい	餅	「もち」、「へい、ぺい」。「月餅(げっぺい)」の「餅」。旁の并は、「人をならべたさま(幵)」に由来し、「あわせる」の意。餅は米を搗(つ)いてあわせたもの。并は「併合(へいごう)」の「併」にも見られる。
9	にんちゅう／じんちゅう	人中	元来は「にんちゅう」だが、「じんちゅう」も用いられている。
10	りじょうかんおう	梨 陥 凹	「なし」、「り」。「梨園(りえん)」の「梨」。「おちいる、おとしいれる」。「かん」。「おう」。凹凸(おうとつ)の凹。逆に並べると「凸凹(でこぼこ)」。
11	こうとうがいこく	蓋 谷	「ふた」のこと。「がい」。「たに」、「こく」。「渓谷(けいこく)」の「谷」。
12	だいだえきせん	唾	「だ、た」。「唾液」のこと。口から垂れる液のこと。
13	ゆうかくにゅうとう	郭	「かく」。享は「枠(わく)」の意。町の周りを取り囲む城郭の意。「遊郭」の場合、外敵を防ぐのではなく、逃亡を防ぐために堀と塀で取り囲まれていた。
14	じじょうにゅうとう きのこじょう〜／じょうじょう〜	茸	「きのこ」。キクラゲのようなきのこは耳のような形をしている(キクラゲは、漢字で「木耳」と書かれる)。「茸」の音読みは本来「じょう、にょう」であり、「じ」ではない。とはいえ、「じじょうにゅうとう」という読みは種々の文献・辞典でも用いられている。かくして「じょうじょうにゅうとう」、「きのこにゅうとう」、「じじょうにゅうとう」と読みが入り乱れている。

A	B	C	D	E	F	G	H	I	J	K	L	M	N
内臓概観	胸腔腹腔	心臓外観	心臓断面	血管血液	大動脈大静脈	上肢の血管	下肢の血管	リンパ	鼻腔鼻腔	喉頭	気管肺	口腔	歯

● 「呉」とは、長江の揚子江下流。5〜6世紀頃(奈良時代以前)、朝鮮の百済を介して呉の漢字音が伝わった。8世紀頃(奈良・平安時代)、中国北部の漢中地方(昔の長安、今の西安)の発音が遣隋使、遣唐使によってもたらされ、それが漢音となる。鎌倉以降に入ってきた唐音は、現代の北京語に最も似ている。

漢字	説明	読み	頁
弯	「わん」。弯は、「彎」の俗字なので、**大彎**とも表記される。	だいわん／たいわん	15
幽	「ゆう」。「幽」は「山の中の火」を表わし、奥深い、薄暗いところの意である(「幽玄」、「幽霊」)。	ゆうもんかつやくきん	16
絨	「じゅう」。「絨毯(じゅうたん)」の「絨」。**絨**毛と間違えないように。腸の「絨毛」は、絨毯のようにみえるのため。絨の旁の「戎」は「異国の」の意。西方の蛮族の織物のことである。	じゅうもう	17
	※中国は、辺境の蛮人を「東夷、西戎、南蛮、北狄」と呼んだので、戎は「西方」の異国ということになる。では、なぜ中国で膵臓を「胰」、つまり「東方」の異国の臓器としたのであろうか?		
膨	「ふくらむ、ふくれる」、「ぼう」。「太鼓」の「鼓」も「ふくれた」形を表わしている。「膨張」、「膨大」の「膨」。	けっちょうぼうき	18
鎌	「かま」。「鎌」は半月型の刃のついた農具だが、「かま」というと、「釜」、「竈」、「窯」等がある。	かんかまじょうかんまく	19
鞘	「さや」、「しょう」。字は、皮製の刀のさやに由来。	せんいしょう	20
盂	「う」。「盂」は「鉢、みずのみ、お椀」を表わす。	じんう	21
膀	「ぼう」。膀の旁は「かたわら」の意。膀は脇腹の意。漢字でいえば扁のかたわらの「旁・つくり」になる。**胱**「こう」。	ぼうこう	22
嚢	「のう」、「ふくろ」のこと。「土嚢(どのう)」の「嚢」。	いんのう	23
睾	「こう」。	こうがん	24
漏	「もれる」、「ろう」。「漏電(ろうでん)」の「漏」。**斗**「と」。柄のついた「ひしゃく」の意。「漏斗」とは漏れる「ひしゃく」。	らんかんろうと	25
棕	「そう」。「シュロ(棕櫚)」の「棕」のこと。	そうじょうひだ	26
皺	「しわ」のこと。「すう」、「しゅう」。	すうちゅう／しゅうちゅう	27
処	「しょ」、「ところ」。旧字は**處**。几は「台」の意。台に腰掛けるさま、から「居る」の意。**痕**「こん」。きずあとの意。「痕跡(こんせき)」の「痕」。	しょじょまくこん	28
臍	JISの第一、第二水準漢字になく、旧字の**臍**で代用されることが多い。「へそ、ほぞ」のこと。「せい」は漢音、「さい」は呉音。	さいたい	29

「北斗七星」の「斗」も「ひしゃく」のこと。英語でも、「北斗七星」は、Big Dipper ビッグ ディパ(大きなひしゃく)と呼ばれている。余談だが、北斗七星はサイコロの三と四の目が並んだように見えるので、「四三(しそう)の星」とも呼ばれている。

漏斗

処女とは、仕えずに(嫁に行かずに)家に「居る」女性のこと。

旁の齊(略字は「斉」)は、「そろう。ととのう」の意。均整のとれた体の中の中央部、つまり「へそ」を指すという説明もある。

141

付録H 畜産副生物の名称と由来

解剖学を学ぶ者にとって、知識を得る機会は常に存在する。例えば、肉料理をする際、またモツ焼・ホルモン焼を食べる際にも比較解剖学的に観察することによって学べる点が多くある(ただし、あまり度を越すと、食事で同席している人に嫌われるので要注意)。その際、畜産業界における名称が、解剖学用語では何に相当するのかを知っていれば助けになるであろう。

モツは、「臓物(ぞうもつ)」を略したもの。食肉業界用語だったものが一般に広まった。今日、食肉業界ではモツは「畜産副生物」という名称が与えられている。

「ホルモン料理」という呼称は、「食べると活力を与える」というイメージから、戦前、大阪のレストラン「北極星」が「ホルモン」と名づけ登録商標したのが始まりと言われている。他に、内臓は食用しないで捨てていて「放るもん(捨てる物)」だったので、ホルモン料理と呼ぶようになったという説も巷では広く聞かれている。

ちなみに、医学英語の hormone ホーモウン「ホルモン」は、「刺激する、促す、駆り立てる、突撃する」を意味するギリシャ語動詞 ὁρμάω ホルマオーの現在分詞から作られたもの。英国の生理学者スターリング Ernest H. Starling (1866-1927) とベイリス William M. Bayliss (1860-1924) が、1902年に十二指腸から分泌されるセクレチンを発見。数年後にそれら内分泌物質の総称として「ホルモン」という用語を提唱した。

畜産副生物の部位の名称は、外見に由来するものや英語や韓国語が訛ったものが多く見受けられる。その由来は定かでないものもあるが、ここではその説の一部を紹介する。

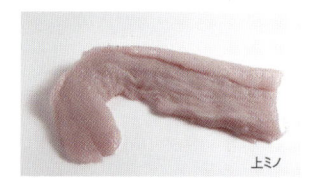

ミノ「牛の第1胃」

切り開くと簑笠(ミノガサ)に似ているため。四つの胃の中で一番大きく(約80%)、厚みがある。色は白い。その中でも肉厚の部分(筋柱)を「上ミノ」といい、高級品とされている。英語で牛の第1胃は rumen ルーメンで、ラテン語の「のど」の意。実際、他の哺乳動物の胃に相当するのは牛の第4胃であり、第1〜3胃は、食道が袋状になったもの(食道と同様に、その粘膜は扁平重層上皮からなり、腺を欠いている)。牛の場合、1日に6〜10時間この胃にとどまり、反芻を行なう。ちなみに、反芻動物を英語で ruminant ルーミナントというのも、このラテン語に由来する。筋柱以外では、「第1胃乳頭」と呼ばれる円錐状・葉状の突起が密生する。

牛・羊・ヤギのような偶蹄類反芻亜目の胃は「複胃」と呼ばれ、4室に分かれている。牛の場合、複胃が腹腔の左半分全てと右下半分を占めるため、残りの1/4のスペースに、腸管や肝・胆・膵・腎が納まっている。

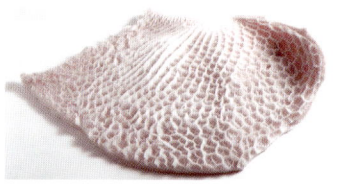

ハチノス「牛の第2胃」

第2胃の内面は、薄いヒダで覆われており、四〜六角形の「第2胃小室」をつくっている。英語は reticulum レティキュラム「小さい網」の意(ラテン語 rete レーテ「網」の縮小詞)。reticular formation レティキュラフォーメイション「網様体」や、retina レティナ「網膜」も類語。第2胃は英語で、honeycomb ハニカム「蜂の巣」という呼び方もされている。牛では四つの胃のうち最も小さい(胃全体の約5%)。

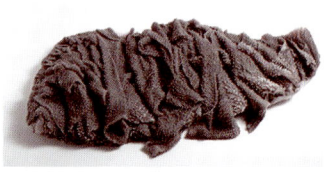

センマイ「牛の第3胃」

多数のヒダがあり、「千枚」の意。韓国語で「千葉(チョニョプ)」という。英語で omasum オメイサム(おそらくケルト語起源のラテン語で「牛の胃」)、または manyplies メニプライズ(「多くのヒダ」の意)という。牛の場合、大・中・小・細小葉に分かれ、大葉は12〜14枚。第3胃は扁平重層上皮からなり胃腺はない(第3胃は、第4胃から生じ腺を失ったとする説もある)。ここでは水分やミネラルを吸収している。

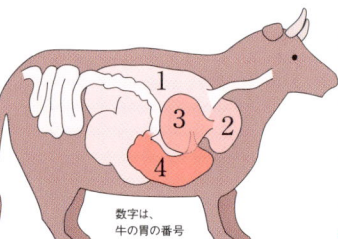

ギアラ「牛の第4胃」

ギャラ、アカセンマイともいう。偽の腹「偽腹(ぎはら)」が訛ったという説や、戦後基地で働く人が報酬の代わりにホルモンを「ギャラ」として貰ったからという説もある。粘膜は他の動物の胃と同様、1層の円柱上皮からなる。第1〜3胃に比べて表面が滑らか。英語の abomasum アボメイサム から「アボミ」とも呼ばれる。

数字は、牛の胃の番号

A	B	C	D	E	F	G	H	I	J	K	L	M	N
内臓概観	胸腔腹腔	心臓外観	心臓断面	血管血液	大動脈大静脈	上肢の血管	下肢の血管	リンパ	鼻腔鼻腔	喉頭	気管肺	口腔	歯

● ここで記したものの他にも、ノドスジ（食道）、ハラアブラ（胃周辺脂）、チチカブ（乳房）といった名称もある。心臓に近い動脈の部分のことをハツモト、ないしはタケノコ・コリコリとも呼ぶ。また、内臓筋ではなく横紋筋だが食肉では畜産副生物に分類される横隔膜は、「ハラミ」、または「サガリ（特に横隔膜の腰椎に接する部分）」と呼ばれる。

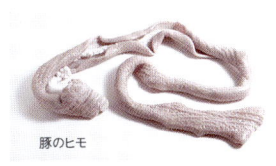

ヒモ「小腸」
ホソ、マルチョウともいう。外見はまさにヒモ状。ソーセージの皮は小腸を用いてつくられる（フランクフルトは豚の小腸、ウインナーは羊の小腸）。草食動物である牛の腸管は細いがきわめて長い。

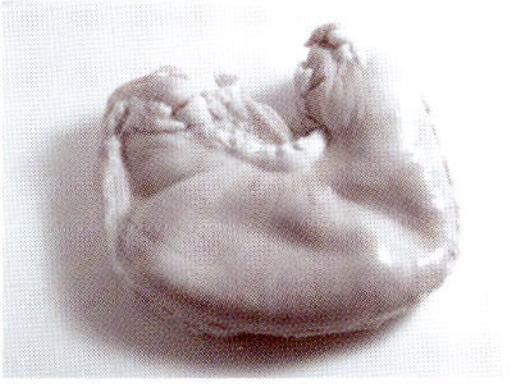

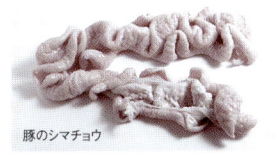

ガツ「豚の胃」
豚の胃は、牛とは異なり一つの胃からなる。英語の gut ガット「内臓、消化管」から。英語では胃に限定しておらず、日本語でも「腸ガツ」、「胃ガツ」ということもある。英語 gut には、「根性、ガッツ」、また弦楽器やラケットの「弦、ガット」（昔は羊の腸から作られた）という意味もある。

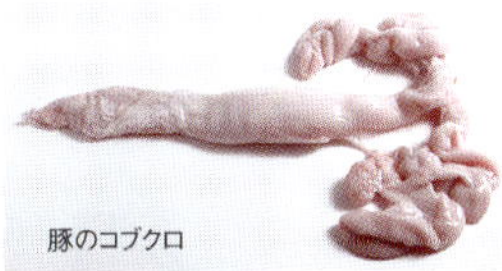

マメ「腎臓」
豚の場合、ソラマメのような形をしている（腎葉は癒合し、ヒト同様「単腎」をなす）。牛はぶどうの房状で約20個の腎葉が溝によって区切られている（ただし、皮質深層や髄質では癒合している）。脂肪が少なく、鉄・ビタミンB_2が多い。

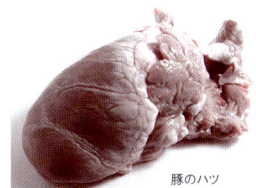

シマチョウ「大腸」
表面に縞（シマ）がある腸のこと。テッチャンともいう（韓国語のテチャン「大腸」が訛ったもの。チャン＝「腸」）。特にこの大腸をホルモンと呼ぶこともある。ヒモに比べるとやや厚くて太く、弾力性がある（小腸より大腸が太いとは限らない）。牛の結腸はハウストラを形成していない。

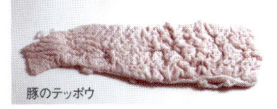

コブクロ「子宮」
「子袋」の意。脂肪が少ない。

ハツ「心臓」
英語の hearts ハーツ「心臓」から。牛肉ではココロやハートともいう。

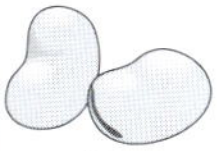

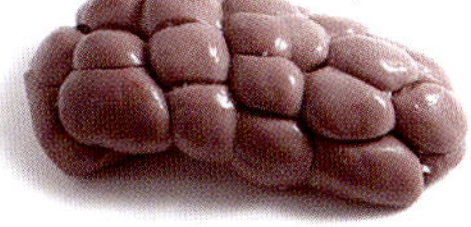

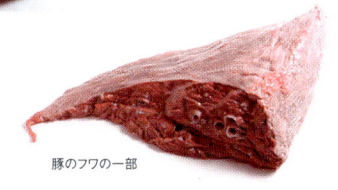

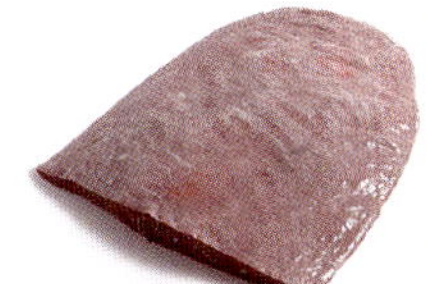

テッポウ「直腸」
形が鉄砲に似ていることからともいわれている。脂肪層が発達しており、小腸・大腸と比べるとさらに厚みがある。

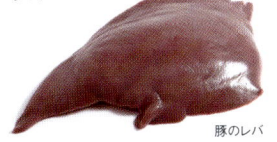

タチギモ「脾臓」
チレともいう。外見はやや レバーと似る。鉄分を多く含む。牛や豚では舌状に扁平。

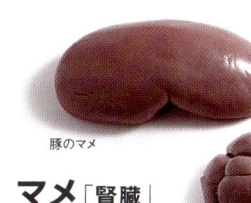

フワ「肺」
フワフワしているためとも言われている。プップギ、バサ、またヤオギモともいう。軟らかな肉のため、「アゴ休め」とも呼ばれる。肺葉は動物によって数が異なり、豚では左3、右4の計7葉。牛等の反芻類では多く、左3、右5の計8葉からなる。

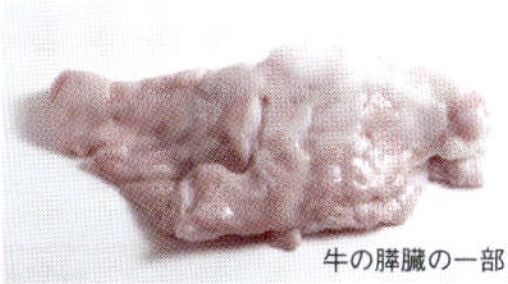

シビレ「膵臓、胸腺」
シビレるほどうまいという人もいるが、シビレとは英語の sweetbread スィートブレッド「（食用の）膵臓」が訛ったもの。この英語の語源は不詳だが、breadは「パン」ではなく、古英語のbræd「肉」に由来すると見られている。胸腺と膵臓では全く場所が違うが、外見等が似ていることから胸腺を「胸シビレ」、また「シビレ」とも呼ぶようになった。リードヴォーに使われる仔牛の胸腺は、年齢が若いものに限るが、牛でも胸腺は年と共に脂肪組織が占めるようになり、退縮してゆく。

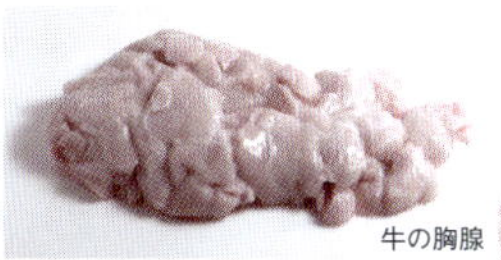

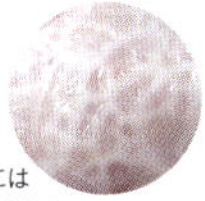

レバ「肝臓」
英語 liver リバ「肝臓」から。牛や鶏と比べて、豚はグリソン鞘が発達しているため、肝小葉が肉眼ではっきり分かる。

※これらの写真は同一縮尺ではない。

参考文献 主な参考文献についてここに挙げる

● 医学用語語源・医学辞典関連

山形 健三：国際解剖学用語語源辞典、アテネ出版（1998）
大槻 真一郎：科学用語語源辞典 ラテン語篇 6版―独-日-英、同学社（1989）
大槻 真一郎：科学用語語源辞典 ギリシア語篇 新版―独-日-英、同学社（1987）
小川 鼎三：医学用語の起り、東京書籍（1990）
小川 德雄、永坂 鉄夫：なりたちからわかる！「反=紋切型」医学用語『解體新書』、診断と治療社（2001）
星 和夫：楽しい医学用語ものがたり、医歯薬出版（1993）
星 和夫：楽しい医学用語ものがたり（続）、医歯薬出版（1996）
長谷川 栄一：医学ユーモア辞典、ミクス（1993）
岩月 賢一：医語語源便覧、医学図書出版（2000）
宮野 成二：造語方式による医学英和辞典、廣川書店（1986）
宮野 成二：系統的にみた医学・生物学領域の英語術語辞典、廣川書店（1972）
立川 清：類語対照 医語の語源、国書刊行会（1991）
松下 正幸：医学用語の成り立ち、榮光堂（1997）
吉田 和彦：語源で覚える医学英語辞典、メジカルビュー社（1995）
佐藤 登志郎監修：スタンダード医学英和辞典、南山堂（2002）
北条 暉幸：ルビ付き英語付き解説 解剖学用語、てらぺいあ（1998）
Merriam-Webster's Medical Desk Dictionary, Merriam-Webster Incorporated（2005）
William S. Haubrich: Medical Meanings ; A Glossary of Word Origins, American College of Physicians（2003）
Bill Casselman, Ronald Casselman, Judith Dingwall, William Casselman: A Dictionary of Medical Derivations ; The Real Meaning of Medical Terms, Parthenon Publishing Group（1998）
John Scarborough: Medical and Biological Terminologies ; Classical Origins, University of Oklahoma Press（1998）
Springhouse：Medical Terminology Made Incredibly Easy, Lippincott Williams & Wilkins（2005）
Cheryl Walker-Esbaugh, Laine H. McCarthy, Rhonda A. Sparks: Dunmore and Fleischer's Medical Terminology ; Exercises in Etymology, F. A. Davis Company（2004）
Jane Rice: Medical Terminology with Human Anatomy, Prentice Hall（2004）
Edmund C. Jaeger: A Source-Book of Biological Names and Terms, Charles C Thomas Publisher（1997）
Peggy C. Leonard: Building A Medical Vocabulary with Spanish Translations, W. B. Saunders Company（2001）
Donald M. Ayers: Bioscientific Terminology ; Words from Latin and Greek Stems, The University of Arizona Press（1972）

● 言語一般

田中 秀央：羅和辞典、研究社（1966）
寺澤 芳雄：英語語源辞典、研究社（1997）
下宮 忠雄編：スタンダード英語語源辞典、大修館書店（1989）
梅田 修：英語の語源事典、大修館書店（1990）
田岡 奇策：英語の語源事典、大修館書店（1990）
小島 義郎、岸 曉、増田 秀夫、髙野 嘉明：英語語義語源辞典、三省堂（2004）
前田 滋、井上 尚英：科学英語語源小事典、松柏社（1999）
蟻川 明男：世界地名語源辞典、古今書院（2003）
片野 善一郎：数学用語と記号ものがたり、裳華房（2004）
藤堂 明保：漢字語源辞典、學燈社（1995）
山口 佳紀：暮らしのことば 語源辞典、講談社（1998）
吉沢 典男、石綿 敏雄：外来語の語源、角川書店（1982）
王 艾录：汉语据词典、北京语言学院出版社（1995）
Thomas V. Gamkrelidze, Vjačeslav V. Ivanov: Indo-European and the Indo-Europeans - A Reconstruction and Historical Analysis of a Proto-Language and a Proto-Culture, Mouton de Gruyter（1995）
Helena Kurzová: From Indo-European to Latin: The Evolution of a Morphosyntactic Type, John Benjamins Publishing Company（1993）
Michael Meier-Brügger: Indo-European Linguistics, Walter De Gruyter Inc（2003）

Elmar Seebold: KLUGE ; Etymologisches Wörterbuch der deutschen Sprache, Walter de Gruyter (2002)
Guido Gómez De Silva: Elsevier's Concise Spanish Etymological Dictionary, Elsevier Science Ltd (1985)
Donald M. Ayers: English words from Latin and Greek Elements, University of Arizona Press (1986)
Tamara M. Green: The Greek & Latin Roots of English, Rowman & Littlefield Publishers Inc. (1994)
William Arndt, Frederick W. Danker : A Greek-English Lexicon of the New Testament and Other Early Christian Literature: University of Chicago Press (1979)
John Ayto: Dictionary of Word Origins, Arcade Publishing (1993)
J. A. Simpson, Edmund S. Weiner : The Oxford English Dictionary, Oxford University Press; 2nd edition (1989)
Ernest Weekley：An Etymological Dictionary of Modern English, Dover Publications (1967)
A. Smythe Palmer: Folk-Etymology: A Dictionary of Verbal Corruptions or Words Perverted in Form or Meaning, by False Derivation or Mistaken Analogy, University Press of the Pacific (2005)
Joseph T. Shipley: The Origins of English Words ; A Discursive Dictionary of Indo-European Roots, The Johns Hopkins University Press (2001)
Anatoly Liberman: Word Origins and How We Know Them: Etymology for Everyone, Oxford University Press (2005)
David Wilton: Word Myths ; Debunking Linguistic Urban Legends, Oxford University Press (2004)
Isaac Taylor: Words and Places or Etymological Illustrations of History, Ethnology and Geography, Macmillan and Co. (2005)
Chrysti the Wordsmith: Verbivore's Feast: A Banquet of Word & Phrase Origins, Farcountry Press (2004)
R. Claoborne：The Roots of English, Times Books (1989)

● 解剖学関連
Gerard J.Tortora, Sandra Reynords Grabowski著、大野 忠雄、黒澤 美枝子、髙橋 研一、細谷 安彦訳：トートラ人体の構造と機能、丸善（2004）
Gerard J.Tortora, Sandra Reynords Grabowski著、佐伯 由香、黒澤 美枝子、細谷 安彦、髙橋 研一訳：トートラ人体解剖生理学、丸善（2004）
S.Goldberg：臨床解剖学入門、大竹出版（2004）
松村 譲児：イラスト解剖学、中外医学社（2004）
Gerhard Wolf-Heidegger：ヴォルフ-ハイデッガー 人体解剖カラーアトラス〈1〉〈2〉、メディカルサイエンスインターナショナル（2002）
山田 英智監訳：図解 解剖学事典 第2版、医学書院（1998）
相磯 貞和訳：ネッター解剖学図譜・学生版、丸善（2003）
R.M.H.McMinn & R.T.Hutchigs：縮刷版 人体解剖カラーアトラス、南江堂（1995）
越智 淳三訳：分冊 解剖学アトラス2 内臓、文光堂（2005）
Harold Ellis：断層解剖カラーアトラス、 南江堂（2003）
森田 茂訳：グラント解剖学図譜、医学書院（1984）
千葉 正司：線描人体解剖学、考古堂書店（2000）
金子 丑之助：日本人体解剖学 第1巻・第2巻・第3巻、南山堂（1982）
寺田 春水、藤田 恒夫：解剖実習の手びき、南山堂（2004）
伊藤 隆：解剖学講義、南山堂（2001）
金子 丑之助：日本人体解剖学（上巻・下巻）、南山堂（1999）
J.W.ローエン、横地 千仭、E. リュッチェン-ドゥレコール：解剖学カラーアトラス第4版、医学書院（2000）
山内 昭雄監訳：一目でわかる解剖学、メディカル・サイエンス・インターナショナル（1989）
Keith L. Moore, Anne M.R. Agur著、坂井 建雄訳：ムーア臨床解剖学、メディカル・サイエンス・インターナショナル（2004）
小越 章平：イラスト外科セミナー 手術のポイントと記録の書き方、医学書院（1998）
前田 恵理子：解剖実習室へようこそ、医学書院（2005）
本郷 利憲：標準生理学 第6版、医学書院（2005）
星野 一正：著臨床に役立つ生体の観察 体表解剖と局所解剖、医歯薬出版（1987）

参考文献

●解剖学関連（続き）

Frank H. Netter著、今野 草二監訳：心臓、日本チバガイギー（1975）
梶原 長雄：図でみる心・血管系の病態生理、メジカルビュー社（1989）
小室 一成：講義録 循環器学、メジカルビュー社（2004）
安倍 紀一郎、森田 敏子：関連図で理解する 循環機能学と循環器疾患のしくみ、日総研出版（2005）
大谷 修、堀尾 嘉幸：人体の正常構造と機能 Ⅱ 循環器、日本医事新報社（2002）
赤柴 恒人：カラー版 呼吸のしくみとその管理、小学館（1999）
鈴木 淳一、中井 義明、平野 実：標準耳鼻咽喉科・頭頸部外科学、医学書院（2001）
森満 保：イラスト耳鼻咽喉科、文光堂（2004）
髙橋 和人、野坂 洋一郎：口腔の解剖、南山堂（1993）
三好 作一郎：簡明口腔組織学、医歯薬出版（1993）
岡崎 好秀：謎解き口腔機能学 すべては口から始まった！ クインテッセンス出版（2003）
髙橋 和人、野坂 洋一郎、古田 美子、若月 英三：第2版 図説・歯の解剖学、医歯薬出版（1999）
上条 雍彦：日本人永久歯解剖学、アナトーム社（1992）
R. Scott Stevenson, Dauglas Guthrie著、小野 譲訳：耳鼻咽喉科学史、小野譲（1959）
L. Perlemuter, J. Waligora著、佐藤 達夫、髙橋 孝訳：臨床解剖学ノート 腹部編（Ⅱ）、中央洋書出版部（1991）
東 義孝：いまさら聞けない腹部エコーの基礎、秀潤社（2004）
大阪消化管撮影技術研究会 画像評価委員会：実践 上部消化管造影관련 臨床画像評価法、金原出版（2003）
泉井 亮、金田 研司：人体の正常構造と機能 Ⅳ 肝・胆・膵、日本医事新報社（2001）
河原 克雅、佐々木 克典：人体の正常構造と機能 Ⅲ 消化管、日本医事新報社（2000）
上西 紀夫、菅野 健太郎、田中 雅夫、滝川 一編：講義録 消化器学、メジカルビュー社（2005）
五幸 恵：病態生理できった内科学 Part6. 消化器疾患、医学教育出版（2000）
佐藤 信紘：ここまできた胃の科学、中外医学社（1999）
木村 健二郎、富野 康日己編：講義録 腎臓学、メジカルビュー社（2004）
奥田 俊洋：わかりやすい腎臓の構造と機能、中外医学社（2000）
五幸 恵：病態生理できった内科学 Part2. 腎・内分泌疾患、医学教育出版社（2000）
飯野 靖彦：一目でわかる腎臓、メディカル・サイエンス・インターナショナル（2004）
年森 清隆、川内 博人：人体の正常構造と機能 Ⅵ 生殖器、日本医事新報社（2003）
Luiz Carlos Junqueira José Carneiro：ジュンケイラ組織学、丸善（2004）
Robert M. Berne, Matthew N. Levy著、坂東 武彦、小山 省三訳：カラー 基本生理学、西村書店（2003）
B. Young, J.W. Heath著、山田 英智監訳：機能を中心とした図説組織学 第4版、医学書院（2001）
Keith L. Moore, Arthur F. Dalley II: Clinically Oriented Anatomy, Lippincott Williams & Wilkins（2005）
Pamela C. B. Mackinnon, John F. Morris: Oxford Textbook of Functional Anatomy Volume 2; Thorax and Abdomen, Oxford University Press（2005）
Pamela C. B. MacKinnon, John F. Morris: Oxford Textbook of Functional Anatomy Volume 3; Head end Neck, Oxford University Press（2005）
Michael Schünke, Erik Schulte, Udo Schumacher: Thieme; Atlas of Anatomy; General Anatomy and Musculoskeletal System, Georg Thieme Verlag（2005）
Michael Schünke, Erik Schulte, Udo Schumacher: Prometheus; LernAtlas der Anatomie; Hals und Innere Organe, Georg Thieme Verlag（2005）
Frank B. Sachse: Computational Cardiology; Modeling of Anatomy, Electrophysiology, and Mechanics, Springer（2004）

●その他

Andreas Vesalius著、中原 泉訳：人体構造論抄 ヴェサリウスのthe Epitome、南江堂（1994）
Charles M. Skinner著、垂水 雄二、福屋 正修訳：花の神話と伝説、八坂書房（2003）
加藤 嘉太郎、山内 昭二：家畜比較解剖図説 上巻・下巻、養賢堂（1995）
Robert Flaceliere, Pierre Devambez, Pierre-Maxime Schuhl: A Dictionary of Ancient Greek Civilization, Methuen and Co., Ltd.（1970）

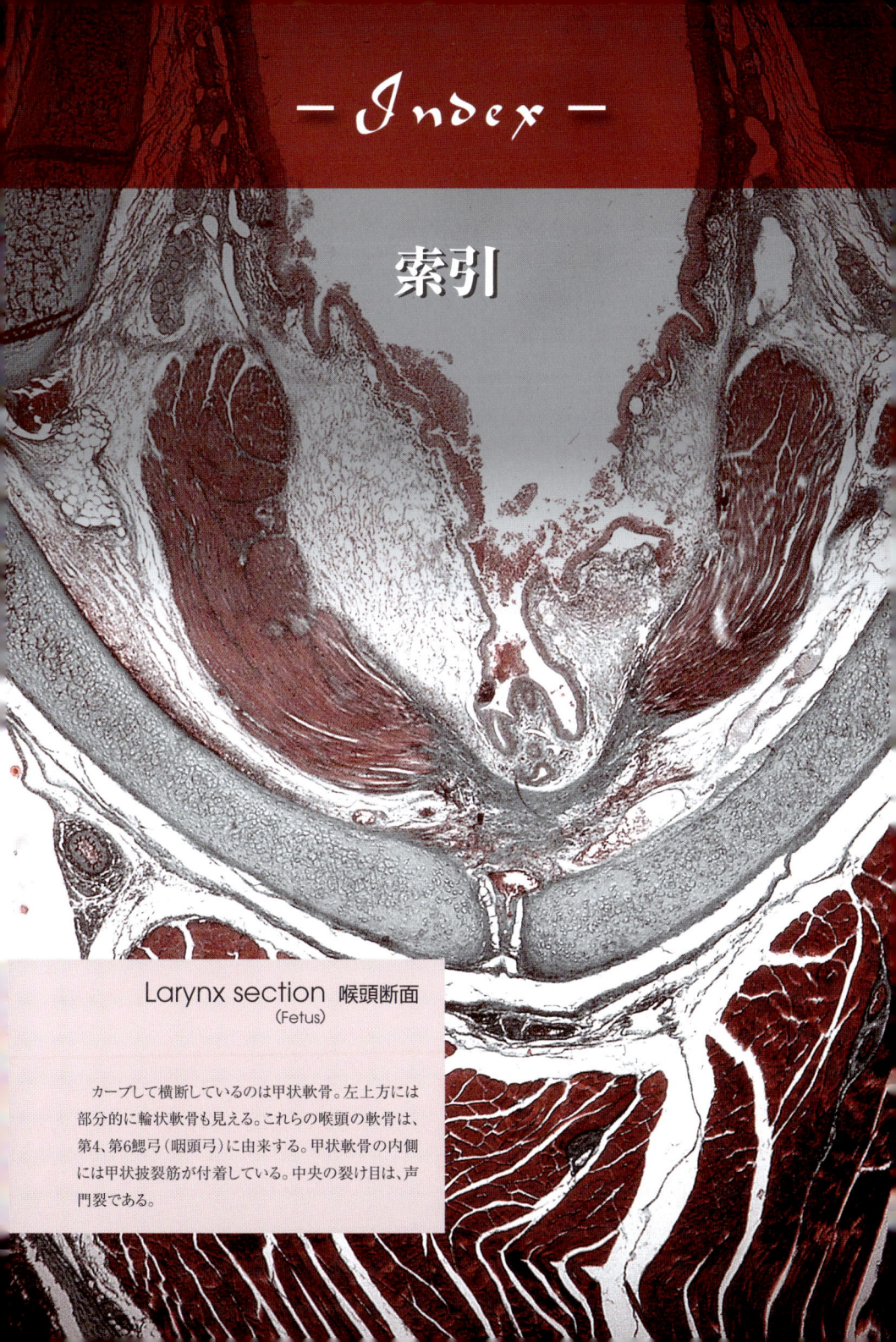

— Index —

索引

Larynx section 喉頭断面
(Fetus)

カーブして横断しているのは甲状軟骨。左上方には部分的に輪状軟骨も見える。これらの喉頭の軟骨は、第4、第6鰓弓(咽頭弓)に由来する。甲状軟骨の内側には甲状披裂筋が付着している。中央の裂け目は、声門裂である。

英語索引 English Index

— A —

abdominal aorta　F-24
abdominal cavity　B-3
abdominal esophagus　P-36
abdominal ostium of uterine tube　X-25
abdominal wall　B-18
accessory cephalic vein　G-33
accessory hemiazygos vein　F-31
accessory pancreas　T-28
accessory pancreatic duct　T-25
accessory parotid gland　M-28
accessory saphenous vein　H-37
acinus　T-32
adenohypophysis　Z-14
adrenal cortex　Z-26
adrenal gland　A-46,Z-25
adrenal medulla　Z-27
adrenocorticotropic hormone　Z-16
afferent glomerular arteriole　V-36
afferent lymphatic　I-10
aggregated lymphoid nodules　I-40,R-6
ala of nose　J-5
albumin　E-42
alimentary system　A-8
alpha cell　Z-31
alveolar duct　L-13
alveolar sac　L-14
alveolar sinus　L-13
alveolus　L-15
amnion　Y-23
amniotic cavity　Y-24
amniotic fluid　Y-25
ampulla of uterine tube　X-21
ampulla of vas deferens　W-26
anal canal　R-35
anal columns　R-38
anal membrane　Y-47
anal pecten　R-39
anal sinuses　R-37
anal valves　R-40
anatomical internal os　X-32
angle of mouth　M-9
angular incisure of stomach　Q-14
annular ligaments　L-17
anocutaneous line　R-42
anorectal flexure　R-31
anorectal line　R-36
anterior border　L-34
anterior commissure of labia majora　Y-13
anterior cusp　D-33
anterior interosseous artery　G-18
anterior interosseous vein　G-36
anterior interventricular branch　C-36

anterior interventricular sulcus　C-21
anterior interventricular vein　C-44
anterior jugular vein　F-27
anterior pituitary　Z-14
anterior semilunar cusp　D-43
anterior surface (of heart)　C-13
anterior surface (of kidney)　U-6
anterior tibial artery　H-20
anterior tibial vein　H-38
anus　R-32
anus [pl. ani]　A-21
aorta　C-1,F-7
aortic arch　F-20
aortic sinus　F-8
aortic valve　D-8
apex　J-4
apex of bladder　U-35
apex of heart　C-22
apex of lung　L-22
apex of tongue　O-3
apical foramen of tooth　N-19
appendix　R-16
appendix of testis　Y-41
approximal surface　N-37
arch of aorta　F-20
arch of thoracic duct　I-33
arcuate artery　V-3
arcuate artery of foot　H-22
arcuate vein　V-7
area nuda　S-4
arterial ligament　C-2
arteriole　E-5
arteriovenous anastomosis　E-10
artery　A-3,E-3
artery blood　E-6
aryepiglottic fold　K-34
arytenoid cartilage　K-19
ascending aorta　F-21
ascending colon　R-9
ascending limb　V-31
ascending lumbar vein　F-41
ascending part　Q-35
atrioventricular bundle　D-26
atrioventricular node　D-25
atrioventricular septum　D-14
Auerbach plexus　P-32
axillary artery　G-2
axillary lymph nodes　I-36
axillary vein　G-28
axis (of heart)　C-15
azygos vein　F-32

— B —

B lymphocyte　E-40
bare area　S-4
basal layer　E-14
base　U-17,U-37
base of heart　C-18
base of lung　L-37
basilar membrane　V-47
basilic vein　G-37
basophil　E-35
Bauhin valve　R-17
beta cell　Z-33
bile capillary　S-35
bile duct　T-6
bladder　A-34,U-25
blood　E-25
blood clot　E-28
blood platelet　E-30
body of bladder　U-36
body of gallbladder　T-10
body of pancreas　T-21
body of penis　W-34
body of stomach　Q-4
body of tongue　O-2
body of uterus　X-28
bone marrow/medulla　I-2
Botallo ligament　C-2
Bowman's capsule　V-43
Bowman's cavity　V-44
brachial artery　G-3
brachial vein　G-32
brachiocephalic trunk　F-5
brachiocephalic vein　F-29
broad ligament of uterus　X-41
bronchial artery　F-9
bronchiole　L-10
bronchomediastinal (lymphatic) trunk　I-34
bronchooesophageus (muscle)　P-41
bronchus [pl. -chi]　A-29,L-6
buccal fat pad　M-17
buccal frenulum　M-20
buccal gland　M-39
bulb of penis　W-43
bulb of vestibule　Y-8
bulobourethral gland　W-29

— C —

caecum　R-15
caecum [pl. caeca]　A-19
calcaneal anastomosis　H-41
calcitonin　Z-8
canine (tooth)　N-25
capillary　A-5, E-7

capsule I-22
capsule of cricothyroid joint K-15
cardia Q-2
cardiac gland Q-25
cardiac impression L-35
cardiac notch L-29,Q-9
cardiac skeleton D-35
cardial notch Q-9
cardial part Q-2
cardinal ligament X-43
carina of trachea L-4
caudate lobe S-15
cavernous space W-49
cavity of pharynx P-1
cecum A-19,R-15
celiac artery F-11
cement N-13
central vein S-30
centroacinar cell T-34
cephalic vein G-40
cervical canal X-35
cervical esophagus P-34
cervical line N-18
cervical part of trachea L-2
cervix of tooth N-2
cervix of uterus X-29
cheek M-6
chief cell Q-29
choana J-17
choanae P-14
chyle cistern I-39
cingulum of tooth N-17
circular folds R-5
circular muscle layer P-25
circulatory system A-1
circumflex branch C-34
circumflex humeral artery G-10
circumflex humeral vein G-29
cisterna chyli I-39
clinical crown of tooth N-4
clinical root of tooth N-5
clitoris Y-5
cloacal membrane Y-37
clot E-28
coagulation factor E-44
coeliac artery F-11
colic impression (on liver) S-25
collecting duct V-20
colon R-8
colon [pl. cola] A-18
commissure of lips M-24
common bile duct T-5
common hepatic duct T-3
common iliac artery F-16
common iliac vein F-42
common interosseous artery G-15
common palmar digital artery G-24
conducting system D-23
conus branch C-33
conus elasticus K-13
convoluted seminiferous tubule W-10

convoluted tubule V-25
corniculate cartilage K-18
corniculate tubercle K-30
corona mortis H-6
corona of glans W-39
coronary ligament of liver S-12
coronary sinus C-42
coronary sinus orifice C-41
coronary sulcus C-19
corpus albicans X-14
corpus cavernosum penis W-46
corpus luteum X-13
corpus spongiosum penis W-47
cortex I-12, I-4
cortical labyrinth V-14
cortical nephron V-13
costal surface L-23
cremaster W-23
cribriform area V0
cricoarytenoid joint K-21
cricoid cartilage K-5
cricoesophageal tendon P-37
cricothyroid joint K-20
cricotracheal ligament K-14
cricovocal membrane K-13
crown of tooth N-1
crus of clitoris Y-7
crus of penis W-42
cubital anastomosis G-16
cuneiform cartilage K-28
cuneiform tubercle K-29
cuspid N-20
cystic duct T-4

—— D ——

dartos fascia W-37
deciduous molar teeth N-42
deciduous teeth N-41
deep artery of arm G-14
deep artery of thigh H-13
deep circumflex iliac vein F-46
deep cortex I-14
deep fascia of penis W-45
deep palmar arterial arch G-21
deep plantar arch H-25
deep vein of thigh H-28
deep venous palmar arch G-41
delta cell Z-34
dental articulation N-22
dental pulp N-6
dentine N-8
descending aorta F-22
descending colon R-13
descending genicular artery H-16
descending limb V-30
descending part Q-33
detrusor (muscle) U-27
diaphragm B-2
diaphragmatic surface L-37,S-3
diaphragmatic surface (of heart) C-17
diastema N-38

diastole D-31
digestive system A-8
Disse space S-37
distal surface N-34
distal tubule V-28
dorsal carpal network G-44
dorsal digital artery G-20
dorsal digital vein G-46, H-46
dorsal metacarpal vein G-45
dorsal scapular artery G-6
dorsal venous arch of foot H-45
dorsal venous network of foot H-44
dorsal venous network of hand G-47
dorsalis pedis artery H-21
dorsum of nose J-3
dorsum of tongue O-8
Douglas pouch B-40
duct T-35
duct of epididymis W-13
ductus deferens W-4
duodenojejunal flexure Q-37
duodenum Q-31
duodenum [pl. -na] A-14

—— E ——

ectoderm Y-29
ectodermal sac Y-27
efferent ductule W-5
efferent glomerular arteriole V-37
efferent lymphatic I-16
ejaculatory duct W-27
enamel N-7
endocardium C-31
endocrine glands Z-1
endocrine portion T-29
endocrine system A-43
endoderm Y-30
endodermal sac Y-31
endometrium L-20, Y-26
endothelial cell E-13,E-22
endothelium E-22, E-13
eosinophil E-34
epicardium C-29
epididymis W-1
epiglottic cartilage K-1
epiglottic vallecula K-27
epiglottis K-33
epiploic appendix R-28
epiploic foramen B-26
epithelial layer P-30
epithelium P-30
epoophoron Y-38
erythrocyte E-31
esophageal artery F-10
esophagus A-11, P-33
estrogen Z-40
ethmoidal bulla J-28
ethmoidal cells J-38
ethmoidal sinuses J-38
exocrine portion T-31
external elastic membrane E-18

external iliac artery　F-18
external iliac vein　F-44
external jugular vein　F-25
external nose　J-1
external os of uterus　X-37
external pudendal vein　H-35
external spermatic fascia　W-24
extraglomerular mesangial cell (EGM)　V-40
extremity (of kidney)　U-1,U-5

— F —

falciform ligament of liver　S-7
false glottis　K-36
fatty tissue　C-7
fauces　O-26, P-16
femoral artery　H-14
femoral vein　F-47, H-29
fenestra　E-23
fenestrated endothelial cell　V-46
fibrous appendix　S-13
fibrous capsule　U-23
fibrous pericardium　C-25
fibrous ring　D-37
fibular artery　H-18
fibular vein　H-32
filiform papillae　O-14
fimbriae of uterine tube　X-23
fimbriated fold　O-17
fissure for round ligament　S-23
fissure for venous ligament　S-19
fold of superior laryngeal nerve　P-18
folds of uterine tube　X-20
foliate papillae　O-11
foramen cecum of tongue　O-5
foreskin　W-36
fossa for gallbladder　S-24
fossa ovalis　D-12
free taenia　R-25
frenulum of ileocecal valve　R-18
frenulum of lower lip　O-21
frenulum of tongue　O-18
frenulum of upper lip　M-21
frenulum preputii　W-41
frontal sinus　J-39
fundus of bladder　U-37
fundus of gallbladder　T-12
fundus of kidney　U-17
fundus of stomach　Q-3
fundus of uterus　X-27
fungiform papillae　O-15

— G —

gallbladder　A-23, T-7
Gartner duct　Y-40
gastric area　Q-23
gastric canal　Q-13
gastric folds　Q-12
gastric gland　Q-21
gastric impression (on liver)　S-21
gastric mucosa　Q-16
gastric pit　Q-22

gastric rugae　Q-12
gastrolienal ligament　B-22
gastrophrenic ligament　B-41
gastrosplenic ligament　B-22
genicular anastomosis　H-17
genital swelling　Y-43
genital system　A-36
germinal epithelium　X-5
Gerota fascia　U-21
gingiva　N-10
gingival groove　N-11
gingival papilla　N-40
gingival space　N-39
gingival sulcus　N-11
glands of mouth　M-19
glans　W-35
glans of clitoris　Y-6
gliding occlusion　N-22
Glisson capsule　S-28
globulin　E-43
glomerular capillary　V-45
glomerulus　V-34
glottis　K-41
glucagon　Z-34
glucocorticoid　Z-29
gonadotropins　Z-18
granular cell　V-41
granulocyte　E-32
great (cardiac) vein　C-43
great saphenous vein　H-36
greater circulation　E-2
greater curvature　Q-10
greater omentum　B-27
greater vestibular gland　Y-10
groove for vena cava　S-18
growth hormone　Z-19
gum　N-10
gustatory bulb　O-13

— H —

hard palate　M-13
haustra of colon　R-27
head of pancreas　T-22
heart　A-2
helicine artery　W-48
hemiazygos vein　F-33
Henle's loop　V-29
hepatic cell space　S-39
hepatic colic flexure　R-10
hepatic segmentation　S-26
hepatic vein　F-35
hepatoduodenal ligament　B-25
hepatogastric ligament　B-24
hepatopancreatic ampulla　T-17
hepatorenal ligament　B-42
hepatorenal recess　B-19
highest thoracic artery　G-11
hilum of kidney　U-3
hilum of lung　L-32
hilum of ovary　X-7
histological internal os　X-33

horizontal fissure　L-25
horizontal part　Q-34
hymen　Y-11
hymenal caruncle　Y-18
hyoepiglottic ligament　K-8
hypophysis　Z-13

— I —

ileal orifice　R-19
ileal papilla　R-21
ileocecal junction　R-17
ileocecal orifice　R-19
ileum　R-2
ileum [pl. ilea]　A-16
iliolumbar artery　H-1
impulse-conducting system　D-23
incisal margin of tooth　N-16
incisive duct　J-35
incisor (tooth)　N-24
inferior border　L-36, S-9
inferior duodenal fold　B-37
inferior duodenal recess　B-36
inferior epigastric vein　F-45
inferior gluteal artery　H-10
inferior lobe　L-30
inferior mesenteric artery　F-14
inferior nasal concha　J-26
inferior nasal meatus　J-23
inferior parathyroid gland　Z-11
inferior pole　U-5
inferior surface (of heart)　C-17
inferior surface of tongue　O-16
inferior vena cava　C-8, F-36
inferior vesical artery　H-5
infraglottic cavity　K-25
infundibulum of uterine tube　X-22
inguinal lymph nodes　I-43
inner oblique (muscle)　Q-20
inner stripe　V-19
inner zone　V-18
insulin　Z-35
interarytenoid fold　K-32
interarytenoid notch　K-31
interatrial septum　D-11
intercostal artery　F-2
intercostal (lymphatic) trunk　I-37
intercostal vein　F-37
interdental papilla　N-40
interlobar artery　V-2
interlobar vein　V-6
interlobular artery　V-4,S-32
interlobular bile duct　S-31
interlobular vein　S-33,V-8
intermediate sinus　I-19
internal elastic membrane　E-15
internal iliac artery　F-17
internal iliac vein　F-43
internal jugular vein　F-26
internal os of uterus　X-31
internal pudendal artery　H-9
internal spermatic fascia　W-22

internal thoracic artery F-6
internal thoracic vein F-34
internal urethral orifice U-38
interproximal point N-36
interproximal surface N-37
interureteric crest U-28
interventricular septum D-15
intestinal (lymphatic) trunk I-41
intestinal glands R-4
intestinal villi R-3
isthmus of fauces O-28
isthmus of thyroid gland Z-5
isthmus of uterine tube X-19
isthmus of uterus X-34

— J —
jejunum R-1
jejunum [pl. -na] A-15
jugular (lymphatic) trunk I-31
juxtaglomerular apparatus (JGA) V-38
juxtamedullary nephron V-12

— K —
kidney A-32
kidney lobe U-9
Kiesselbach area J-20
Kupffer cell S36

— L —
labial gland M-38
labial scrotal swelling Y-44
labium majus Y-16
labium minus Y-17
labium [pl. -a] M-1
lactotorophic hormone Z-20
lamina propria mucosae P-29
Langerhans islet T-30
large intestine A-17,R-7
laryngeal cavity K-22
laryngeal inlet K-23
laryngeal prominence K-4
laryngeal ventricle K-38
laryngeal vestibule K-24
laryngopharynx P-4
larynx [pl. -ges] A-27
lateral border (of kidney) U-2
lateral circumflex femoral artery H-12
lateral circumflex femoral vein H-26
lateral marginal vein H-43
lateral nasal cartilage J-7
lateral plantar artery H-24
lateral sacral artery H-2
lateral thoracic artery G-13
lateral thoracic vein G-31
lateral thyrohyoid ligament K-7
lateral umbilical fold U-40
left atrioventricular valve D-9
left atrium D-1
left auricle C-5
left branch D-27
left colic flexure R-12

left common carotid artery F-3
left coronary artery C-32
left fibrous trigone D-38
left hepatic duct T-1
left lobe S-6,Z-3
left marginal artery C-35
left pulmonary artery C-10
left pulmonary vein C-11
left semilunar cusp D-41
left subclavian artery F-4
left triangular ligament S-1
left ventricle D-2
lesser circulation E-1
lesser curvature Q-11
lesser omentum B-23
leucocyte E-29
Leydig cell W-14
ligament of ovary X-40
limen nasi J-16
lingual aponeurosis O-24
lingual follicle O-4
lingual gland M-41
lingual papilla O-10
lingual septum O-25
lingual surface N-31
lingual tonsil O-35
lingula (of left lung) L-28
lip M-1
liver A-22
liver cell plate S-39
lobar bronchus L-8
lobule I-6
lobule of liver S-29
long saphenous vein H-36
longitudinal folds of duodenum Q-40
longitudinal muscle layer P-24
lower dental arcade N-30
lower lip M-4
lower lobe L-30
lower narrow place P-43
lumbar artery F-15
lumbar (lymphatic) trunk I-42
lumbar vein F-40
lumen E-11
lung A-30
lymph I-8
lymph node A-7,I-11
lymphatic valvule I-17
lymphatic vessel A-6,I-9
lymphocyte E-38
lymphoid nodule I-13

— M —
macrophage E-37
macula densa V-39
main stem bronchus L-7
major alar cartilage J-8
major duodenal papilla Q-39,T-18
major (renal) calyx U-14
major salivary glands M-26
major sublingual duct M-33

mandibular dental arcade N-30
margin of tongue O-7
marginal ridge of tooth N-21
marginal sinus I-21
maxillary dental arcade N-29
maxillary sinus J-37
medial border (of kidney) U-4
medial circumflex femoral artery H-11
medial circumflex femoral vein H-27
medial plantar artery H-23
medial surface L-31
medial umbilical fold U-41
median antebrachial vein G-39
median cubital vein G-38
median glossoepiglottic fold K-26
median sacral artery F-19
median sulcus of tongue O-9
median thyrohyoid ligament K-9
median umbilical fold U-42
median umbilical ligament U-34
mediastinal surface L-31
mediastinum B-5
mediastinum of testis W-8
medulla I-15,I-5
medullary rays V-15
medullary sinus I-18
Meissner plexus P-31
melatonin Z-24
membranous portion D-16
membranous wall of trachea L-19
menstrual cycle X-15
mentolabial sulcus M-10
mesangial cell V-42
mesangium V-42
mesentery B-34
mesial surface N-35
mesoappendix B-38
mesocolic taenia R-23
mesonephric duct Y-34
mesosigmoid B-46
metra X-26
middle (cardiac) vein C-45
middle circular (muscle) Q-19
middle lobe L-26
middle narrow place P-40
middle nasal concha J-25
middle nasal meatus J-22
middle rectal artery H-8
midline groove of tongue O-9
mineralocorticoid Z-28
minor alar cartilage J-9
minor duodenal papilla Q-38,T-13
minor (renal) calyx U-15
minor salivary glands M-36
minor sublingual duct M-32
mitral valve D-9
molar (tooth) N-27
molar gland M-40
monocyte E-36
mons pubis Y-12
Müllerian duct Y-34

mucosae P-27
mucosal folds T-11
mucous membrane J-27
mucous membrane of mouth M-18
mucous membrane of tongue O-23
muscle layers P-23
muscles of soft palate O-43
muscles of tongue O-22
muscular layer Q-17
muscular portion D-17
muscularis mucosae P-28
myenteric plexus P-32
myocardium C-30

— N —

naris J-14
narrow place P-38
nasal cartilages J-6
nasal cavity A-26,J-13
nasal hair J-19
nasal mucosa J-27
nasal septum J-18
nasal vestibule J-15
nasolabial sulcus M-7
nasolacrimal duct J-34
nasopharyngeal meatus J-31
nasopharynx P-2
navicular fossa W-40
neck N-2
neck mucous cell Q-27
neck of bladder U-39
neck of gallbladder T-8
nephron V-9
neurohypophysis Z-15
neutrophil E-33
nodule of semilunar cusp D-39
nostril J-14
notch for round ligament S-8
notch of cardiac apex C-23

— O —

oblique fissure L-27
oblique pericardial sinus B-13
obturator artery H-7
occlusal surface N-33
occlusion N-22
oesophagus A-11,P-33
omental bursa B-29
omental foramen B-26
omental taenia R-24
omental tuber T-23
omental tuberosity S-20
opening of inferior vena cava D-13
opening of superior vena cava D-10
openings of papillary duct V-22-23
oral cavity A-9,M-14
oral cavity proper M-16
oral fissure M-3
oral opening M-3
oral vestibule M-15
orchis W-2,Z-37
orifice of ileal papilla R-19

orifice of vermiform appendix R-20
oropharyngeal isthmus O-28
oropharynx P-3
outer longitudinal (muscle) Q-18
outer stripe V-16
outer zone V-17
oval fossa D-12
ovarian cortex X-2
ovarian fimbria X-24
ovarian follicle X-8
ovarian medulla X-4
ovarian stroma X-3
ovary A-41,X-1,Z-39
oxytocin Z-22

— P —

palate M-11
palatine gland M-37
palatine raphe M-22
palatine ruga M-23
palatine tonsil O-34
palatoglossal arch O-29
palatopharyngeal arch O-30
palmar metacarpal vein G-43
palmate folds of cervical canal X-36
pampiniform venous plexus W-31
pancreas T-19
pancreas [pl. -ata] A-24
pancreatic acinar cell T-33
pancreatic duct T-24
pancreatic islet T-30,Z-30
pancreatic notch T-26
papilla of parotid duct M-25
papilla of tongu O-10
papillary muscle D-22
paracortex I-14
paraduodenal fold B-34
paramesonephric duct Y-35
paranasal sinuses J-36
paranephric U-20
pararenal fat body U-20
parathormone Z-12
parathyroid gland Z-9
parietal peritoneum B-16
parietal cell Q-28
parietal layer C-27
parietal pleura B-8
paroophoron Y-39
parotid duct M-29
parotid gland M-27
pectinate line of anal canal R-41
pectinate muscle D-19
pelvic cavity B-4
pelvis of kidney U-12
penicillus V-30
penis W-33
perforating vein H-40
pericardial cavity C-28
pericardium B-11,C-24
pericyte E-24
perifollicular sinus I-21

perineal flexure R-31
perinephric U-22
periodontium N-12
perirenal fat capsule U-22
peritoneal cavity B-17
peritoneum B-14
peritubular capillary (PTC) V-32
permanent teeth N-23
peroneal artery H-18
peroneal vein H-32
pharyngeal muscles P-5
pharyngeal opening of auditory tube P-8
pharyngeal raphe P-20
pharyngeal recess P-11
pharyngeal tonsil O-32
pharyngobasilar fascia P-19
pharynx A-10
philtrum M-5
phrenicocolic ligament B-43
pineal body Z-23
pineal gland Z-23
piriform fossa K-35,P-17
piriform recess K-35
pituitary gland Z-13
placenta Y-21
plantar venous arch H-42
plasma E-27
plasma cell E-41
platelet E-30
pleura B-6
pleural cavity B-9
pleuroesophageus (muscle) P-42
podocyte V-48
popliteal artery H-15
popliteal vein H-30
porta hepatis S-16
portal fissure S-16
portal lobule S-27
portal triad S-34
posterior commissure of labia majora Y-20
posterior cusp D-32
posterior intercostal artery F-2
posterior interventricular branch C-38
posterior interventricular sulcus C-20
posterior nasal apertures J-17
posterior pituitary Z-15
posterior process J-11
posterior semilunar cusp D-40
posterior surface (of kidney) U-7
posterior tibial artery H-19
posterior tibial vein H-31
premolar (tooth) N-26
prepuce of clitoris Y-14
prepuce of penis W-36
primary follicle X-10
primary lymphoid organs I-1
primary spermatocyte W-17
primordial follicle X-9
primordial gonad Y-31
princeps pollicis artery G-23
progesterone Z-41

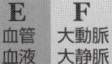

prolactin Z-20
proper gastric gland Q-24
proper mucosal layer P-29
proper palmar digital artery G-25
prostate A-38, W-28
proximal surface N-35
proximal tubule V-27
pterygomandibular raphe P-13
pubocervical ligament X-42
pulmonary circulation E-1
pulmonary pleura B-7
pulmonary surface (of heart) C-14
pulmonary trunk C-4
pulmonary valve D-6
pulp canal N-14
pulp cavity of crown N-9
Purkinje fibers D-29
pyloric antrum Q-8
pyloric canal Q-7
pyloric part Q-6
pyloric sphincter Q-15
pylorus Q-5
pyramidal lobe Z-4
pyrolic gland Q-26

— Q —

quadrangular membrane K-17
quadrate lobe S-17

— R —

radial artery G-19
radial vein G-34
raphe of penis Y-42
raphe of scrotum W-38
recess P-17
rectal ampulla R-34
rectouterine ligament X-44
rectouterine pouch B-40
rectovesical pouch B-31
rectum R-29
rectum [pl. -ta] A-20
red blood cell (RBC) E-31
red pulp I-26
renal artery F-13, V-1
renal calyx U-13
renal column U-19
renal corpuscle V-10
renal cortex U-11
Renal cortical labyrinth V-14
renal fascia U-21
renal impression (on liver) S-22
renal medulla U-10
renal papilla U-18
renal papillary duct V-21
renal pelvis U-12
renal pyramid U-16
renal sinus U-8
renal vein F-39, V-5
reproductive system A-36
respiratory bronchiole L-12
respiratory system A-25

rete testis W-12
retroperitoneal organs B-21
retroperitoneal space B-20
right atrioventricular valve D-7
right atrium D-3
right auricle C-6
right border (of heart) C-16
right branch D-28
right colic flexure R-10
right coronary artery C-37
right fibrous trigone D-36
right hepatic duct T-2
right lobe S-5, Z-6
right lymphatic duct I-32
right marginal branch C-40
right pulmonary artery C-9
right pulmonary vein C-12
right semilunar cusp D-42
right triangular ligament S-2
right ventricle D-4
rima glottidis K-39
rima vestibuli K-36
root apex of tooth N-15
root canal of tooth N-14
root of lung L-33
root of mesentery B-45
root of nose J-2
root of tongue O-1
root of tooth N-3
Rosenmüler recess P-15
round ligament of liver S-10
round ligament of uterus X-38
rugae of gallbladder T-11

— S —

sacral flexure of rectum R-30
sacrocervical ligament X-45
salpingopalatine fold P-9
salpingopharyngeal fold P-12
saphenous opening H-34
scrotum W-21
secondary follicle X-11
secondary lymphoid organs I-7
secondary spermatocyte W-18
segmental bronchus L-9
segmentation of lungs L-38
semilunar fold O-40
semilunar folds of colon R-26
semilunar hiatus J-32
semilunar valve D-5
seminal colliculus U-32
seminal gland A-37, W-25
seminal vesicle A-37, W-25
septa testis W-9
septal cusp D-34
septal nasal cartilage J-10
septula of testis W-9
septulum testis W-9
serosa P-21
serous coat P-21
serous pericardium C-26

Sertoli cell W-15
serum E-26
short saphenous vein H-39
sigmoid colon R-14
sinoatrial nodal branch C-39
sinoatrial node D-24
sinusoidal capillary S38
small cardiac vein C-46
small intestine A-13, Q-30
small saphenous vein H-39
smooth muscle lamina E-17
soft palate M-12
somatostatin Z-36
sperm W-20
spermatic cord W-3
spermatid W-19
spermatogonium W-16
sphenoethmoidal recess J-29
sphenoidal sinus J-40
sphenopalatine foramen J-30
sphincter of (hepatopancreatic) ampulla T-16
sphincter of (common) bile duct T-14
sphincter of pancreatic duct T-15
spiral fold T-9
spleen I-23
splenic colic flexure R-12
splenic cord I-29
splenic hilum I-24
splenic sinus I-28
splenic trabecula I-27
stalk of epiglottis K-16
stellate vein V-24
sternocostal surface (of heart) C-13
stomach A-12, Q-1
straight seminiferous tubule W-11
straight tubule V-26
subclavian (lymphatic) trunk I-35
subclavian artery G-1
subclavian vein G-27
subcostal vein F-38
subhepatic recess B-30
sublingual caruncle M-30, O-19
sublingual fold O-20
sublingual gland M-31
submandibular duct M-35
submandibular gland M-34
submucosa of bronchus L-21
submucous plexus P-31
subphrenic recess B-28
subscapular artery G-12
subscapular vein G-30
subserosa P-22
subserous layer P-22
superficial cervical artery G-4
superficial epigastric vein H-33
superficial fascia W-37
superficial fascia of penis W-44
superficial palmar arch G-22
superficial palmar venous arch G-42
superior duodenal fold B-33
superior duodenal recess B-35

superior gluteal artery H-3
superior lobe L-24
superior mesenteric artery F-12
superior nasal concha J-24
superior nasal meatus J-21
superior parathyroid gland Z-10
superior part (of duodenum) Q-32
superior pole U-1
superior thoracic artery G-11
superior thyroid notch K-3
superior vena cava C-3, F-30
suprarenal gland A-46, Z-25
suprascapular artery G-8
supratonsillar fossa O-36
suspensory ligament of duodenum Q-36
suspensory ligament of ovary X-39
suspensory ligament of penis W-30
systemic circulation E-2
systole D-30

— T —

T lymphocyte E-39
taenia coli R-22
tail of pancreas T-20
taste bud O-13
tela submucosa P-26
tendinous cord D-21
terminal bronchiole L-11
terminal crest D-18
terminal sulcus of tongue O-6
testicle W-2, Z-38
testicular artery W-32
testis [pl. -es] A-39, W-2, Z-37
testosterone Z-38
third molar tooth N-28
thoracic aorta F-23
thoracic cavity B-1
thoracic duct I-38
thoracic esophagus P-35
thoracic part of trachea L-3
thoracic wall B-10
thoracoacromial artery G-9
thoracoacromial vein G-26
thymus A-45, I-3
thyrocervical trunk G-7
thyroepiglottic ligament K-10
thyrohyoid membrane K-6
thyroid cartilage K-2
thyroid gland A-44, Z-2
thyroid-stimulating hormone Z-17
thyroxine(thyroxin) Z-7
tip of nose J-4
tip of tongue O-3
tonsillar bed O-42
tonsillar capsule O-38
tonsillar crypt O-37
tonsillar fossa O-42
tonsillar fossula O-39
tonsillar pit O-39
tonsillar sinus O-42
torus levatorius P-10

torus tubarius P-7
trabecula I-20
trabeculae carneae D-20
trachea L-1
trachea [pl. -ae] A-28
tracheal bifurcation L-5
tracheal cartilage L-16
tracheal ring L-16
trachealis (muscle) L-18
transverse cervical artery G-5
transverse cervical ligament X-43
transverse colon R-11
transverse folds of rectum R-33
transverse mesocolon B-44
transverse palatine fold M-23
transverse part Q-34
transverse pericardial sinus B-12
triangular fold O-41
tricuspid valve D-7
trigone of bladder U-30
trophoblast Y-28
true glottis K-39
trunk I-32
tubal tonsil O-33
tubercle of tooth N-20
tubercle of upper lip M-8
tunica adventitia E-19
tunica albuginea W-7, X-6
tunica intima E-12
tunica media E-16
tunica vaginalis testis W-6

— U —

ulnar artery G-17
ulnar vein G-35
umbilical artery H-4
umbilical cord Y-22
uncinate process J-33
uncinate process of pancreas T-27
upper dental arcade N-29
upper lip M-2
upper lobe L-24
upper narrow place P-39
ureter A-33, U-24
ureteric orifice U-29
urethra A-35, U-26
urethral crest U-33
urinary bladder A-34, U-25
urinary pole V-35
urinary system A-31
urinary tubule V-11
urogenital fold Y-46
urogenital membrane Y-45
urogenital ridge Y-32
urogenital sinus Y-36
uterine cavity X-30
uterine ostium of tube X-17
uterine part of uterine tube X-18
uterine tube A-4, X-16
uterosacral ligament X-45
uterus A-42, X-26

uvula of bladder U-31
uvula of palate O-27

— V —

vagina Y-2
vaginal columns Y-4
vaginal fornix Y-1
vaginal orifice Y-19
vaginal rugae Y-3
vallate papillae O-12
Valsalva sinus F-8
vas deferens W-4
vasa vasorum E-21
vascular pole V-33
vasopressin Z-21
vault of pharynx P-6
vein A-4, E-4
venous angle F-28
venous blood E-8
venous ligament S-14
venous valve E-20
venule E-9
vermiform appendix R-16
vertebral artery F-1
vesicouterine pouch B-39
vesicular ovarian follicle X-12
vestibular fold K-37
vestibular ligament K-11
vestibular surface N-32
vestibule of vagina Y-9
visceral layer C-29
visceral peritoneum B-15
visceral pleura B-7
visceral surface S-11
vocal fold K-40
vocal ligament K-12
vomeronasal organ J-12
vulva Y-15

— W —

Waldeyer's tonsillar ring O-31
white blood cell (WBC) E-29
white pulp I-25
window E-23
wisdom tooth N-28
Wolffian duct Y-33
womb X-26

日本語索引 Japanese Index

―アルファベット―

Bリンパ球　E-40
S状結腸　R-14
S状結腸間膜　B-46
Tリンパ球　E-39
α細胞　Z-32
β細胞　Z-33
δ細胞　Z-34

―あ行―

アルブミン　E-42
胃　A-12、Q-1
胃圧痕　S-21
胃横隔間膜　B-41
胃小窩　Q-22
胃小区　Q-23
胃腺　Q-21
胃体　Q-4
胃体管　Q-13
胃底　Q-3
胃粘膜　Q-16
胃粘膜ヒダ　Q-12
胃脾間膜　B-22
一次精母細胞　W-17
一次性リンパ性器官　I-1
一次卵胞　X-10
陰窩　O-37
陰核　Y-5
陰核亀頭　Y-6
陰核脚　Y-7
陰核包皮　Y-14
陰茎　W-33
陰茎海綿体　W-46
陰茎脚　W-42
陰茎体　W-34
陰茎提靱帯　W-30
陰茎縫線　Y-42
陰唇陰嚢隆起　Y-44
陰嚢　W-21
陰嚢縫線　W-38
陰門　Y-15
インスリン　Z-36
咽頭　A-10
咽頭円蓋　P-6
咽頭陥凹　P-11
咽頭筋　P-5
咽頭腔　P-1
咽頭喉頭部　P-4
咽頭口部　P-3
咽頭頭底板　P-19
咽頭鼻部　P-2
咽頭扁桃　O-32
咽頭縫線　P-20
ウォルフ管（ヴォルフ管）　Y-34
右縁　C-16
右縁枝　C-40
右冠状動脈　C-37
右脚　D-28
右胸管　I-32
右結腸曲　R-10
右心耳　C-6
右心室　D-4
右心房　D-3
右肺静脈　C-12
右肺動脈　C-9
右半月弁（尖）　D-41
右房室弁　D-7
右葉　S-5、Z-6
右リンパ本幹　I-32
鋭（角）縁枝　C-40
永久歯　N-23
栄養血管　E-21
栄養膜　Y-28
会陰曲　R-31
腋窩静脈　G-28
腋窩動脈　G-2
腋窩リンパ節　I-36
エストロゲン　Z-41
エナメル質　N-7
遠位尿細管　V-28
遠心面　N-34
円錐枝　C-33
横隔下陥凹　B-28
横隔結腸ヒダ　B-43
横隔膜　B-2
横隔面　C-17、L-37、S-3
横口蓋ヒダ　M-23
横行結腸　R-11
横行結腸間膜　B-44
黄体　X-13
オキシトシン　Z-22
オトガイ唇溝　M-10

―か行―

ガートナー管　Y-40
外陰部静脈　H-35
外頚静脈　F-25
外子宮口　X-37
外縦走筋　Q-18
回旋枝　C-34
外層　V-16
外側縁　U-2
外側胸静脈　G-31
外側胸動脈　G-13
外側甲状舌骨靱帯　K-7
外側臍ヒダ　U-40
外側仙骨動脈　H-2
外側足縁静脈　H-43
外側足底動脈　H-24
外側大腿回旋静脈　H-26
外側大腿回旋動脈　H-12
外側鼻軟骨　J-7
外帯　V-17
外弾性膜　E-18
外腸骨静脈　F-44
外腸骨動脈　F-18
回腸　A-16、R-2
回腸乳頭　R-21
回腸弁　R-17
回腸弁小帯　R-18
外胚葉　Y-30
外胚葉嚢　Y-31
外鼻　J-1
外鼻孔　J-14
外分泌部　T-31
解剖学的内子宮口　X-32
外膜　E-19
海綿体洞　W-49
回盲口　R-19
回盲口小帯　R-18
回盲弁小帯　R-18
回盲乳頭　R-21
回盲弁　R-17
下縁　L-36、S-9
下狭窄　P-43
角切痕　Q-14
拡張期　D-31
下行脚　V-30
下行結腸　R-13
下行膝動脈　H-16
下行大動脈　F-22
下行部　Q-33
下十二指腸陥凹　B-36
下十二指腸ヒダ　B-37
下上皮小体　Z-11
下歯列弓　N-30
下唇　M-4
下唇小帯　O-21
下垂体　Z-13

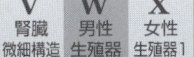

下垂体後葉 Z-15	キース・フラック結節 D-24	胸肋面 C-13	原始生殖腺 Y-33
下垂体前葉 Z-14	キーゼルバッハ部位 J-20	挙筋隆起 P-10	原始卵胞 X-9
下大静脈 C-8、F-36	気管 A-28、L-1	曲精細管 W-10	後陰唇交連 Y-20
下大静脈口 D-13	気管カリナ L-4	曲尿細管 V-25	好塩基球 E-35
下端 U-5	気管筋 L-18	近位尿細管 V-27	口蓋 M-11
下腸間膜動脈 F-14	気管胸部 L-3	近心面 N-35	口蓋咽頭弓 O-30
顎下腺 M-34	気管頚部 L-2	筋性部 D-17	口蓋筋 O-43
顎下腺管 M-35	気管支 A-29、L-6	筋層 P-23、Q-17	口蓋垂 O-27
下殿動脈 H-10	気管支縦隔リンパ本幹 I-34	筋層間神経叢 P-32	口蓋舌弓 O-29
下鼻甲介 J-26	気管支動脈 F-9	区域気管支 L-9	口蓋腺 M-37
下鼻道 J-23	気管食道筋 P-41	空腸 A-15、R-1	口蓋帆 M-12
下部 Q-34	気管軟骨 L-16	クッパー細胞 S-36	口蓋扁桃 O-34
下腹壁静脈 F-45	気管分岐部 L-5	グリソン鞘 S-28	口蓋縫線 M-22
下膀胱動脈 H-5	気管竜骨 L-4	グルカゴン Z-35	口角 M-9
下面 C-17, O-16	気管輪 L-16	グロブリン E-43	後下行枝 C-38
下葉 L-30	奇静脈 F-32	頚横動脈 G-5	睾丸 W-2、Z-38
顆粒細胞 V-41	基底層 E-14	形質細胞 E-41	口峡 O-26、P-16
顆粒白血球 E-32	基底膜 V-47	頚リンパ本幹 I-31	口峡峡部 O-28
カルシトニン Z-8	亀頭 W-35	血液 E-25	口腔 A-9、M-14
肝胃間膜 B-24	亀頭冠 W-39	血液凝固因子 E-44	口腔腺 M-19
肝円索 S-10	臼歯腺 M-40	血管極 V-33	口腔前庭 M-15
肝円索切痕 S-8	弓状静脈 V-7	血管周囲線維鞘 S-28	口腔粘膜 M-18
肝円索裂 S-23	弓状動脈 H-22（足）、V-3（腎臓）	血管内皮 E-13	後脛骨静脈 H-31
肝下陥凹 B-30		血漿 E-27	後脛骨動脈 H-19
肝鎌状間膜 S-7	球部 Q-32	楔状結節 K-29	咬合 N-22
肝冠状間膜 S-12	頬 M-6	楔状軟骨 K-28	硬口蓋 M-13
肝区域 S-26	胸管 I-38	血小板 E-30	咬合面 N-33
肝細胞索 S-39	胸管弓 I-33	血清 E-26	好酸球 E-34
肝十二指腸間膜 B-25	胸腔 B-1	結腸 A-18、R-8	後室間溝 C-20
冠状溝 C-19	胸肩峰静脈 G-26	結腸圧痕 S-25	後室間枝 C-38
冠状静脈洞 C-42	胸肩峰動脈 G-9	結腸半月ヒダ R-25	鉱質コルチコイド Z-29
冠状静脈洞口 C-41	狭窄部 P-38	結腸ヒモ R-22	甲状頚動脈 G-7
肝静脈 F-35	頬脂肪体 M-17	結腸膨起 R-27	甲状喉頭蓋靱帯 K-10
肝小葉 S-29	頬小帯 M-20	血餅 E-28	甲状舌骨膜 K-6
肝腎陥凹 B-19	胸腺 A-45、I-3、M-39	月経周期 X-15	甲状腺 A-44、Z-2
肝腎ヒダ B-42	胸大動脈 F-23	肩甲下静脈 G-30	甲状腺峡部 Z-5
肝臓 A-22	胸壁 B-10	肩甲下動脈 G-12	甲状腺刺激ホルモン
貫通静脈 H-40	胸膜 B-6	肩甲上動脈 G-8	（TSH） Z-17
間膜ヒモ R-24	胸膜腔 B-9	腱索 D-21	鈎状突起 J-33（篩骨）、
肝門 S-16	胸膜食道筋 P-42	犬歯 N-25	T-27（膵臓）

索-10

A	B	C	D	E	F	G	H	I	J	K	L	M	N
内臓概観	胸腔腹腔	心臓外観	心臓断面	血管血液	大動脈大静脈	上肢の血管	下肢の血管	リンパ	鼻鼻腔	喉頭	気管肺	口口腔	歯

甲状軟骨　K-2
口唇　M-1
口唇腺　M-38
後尖　D-32
好中球　E-33
喉頭　A-27
咬頭　N-20
喉頭蓋　K-33
喉頭蓋茎　K-16
喉頭蓋谷　K-27
喉頭蓋軟骨　K-1
喉頭腔　K-22
喉頭口　K-23
喉頭室　K-38
喉頭前庭　K-24
喉頭隆起　K-4
後突起　J-11
後半月弁（尖）　D-40
後鼻孔　J-17、P-14
後面　U-7
肛門　A-21、R-32
肛門管　R-35
肛門櫛　R-39
肛門柱　R-38
肛門直腸線　R-36
肛門洞　R-37
肛門皮膚線　R-42
肛門弁　R-40
肛門膜　Y-47
口裂　M-3
呼吸器（系）　A-25
呼吸細気管支　L-12
骨髄　I-2
骨盤腔　B-4
固有胃腺　Q-24
固有口腔　M-16
固有掌側指動脈　G-25
固有卵巣索　X-40
根管　N-14
根尖　N-15

根尖孔　N-19

— さ行 —

細気管支　L-10
最上胸動脈　G-11
釆状ヒダ　O-17
細静脈　E-9
臍帯　Y-22
臍動脈　H-4
細動脈　E-5
左縁枝　C-35
左冠状動脈　C-32
左脚　D-27
左結腸曲　R-12
鎖骨下静脈　G-27
鎖骨下動脈　G-1
鎖骨下リンパ本幹　I-35
左鎖骨下動脈　F-4
左心耳　C-5
左心室　D-2
左心房　D-1
左総頸動脈　F-3
左肺小舌　L-28
左肺静脈　C-11
左肺動脈　C-10
左半月弁（尖）　D-42
左房室弁　D-9
左葉　S-6、Z-3
三角ヒダ　O-41
三尖弁　D-7
四角膜　K-17
耳下腺　M-27
耳下腺管　M-29
耳下腺乳頭　M-25
死冠　H-6
歯冠　N-1
耳管咽頭ヒダ　P-12
耳管咽頭口　P-8
弛緩期　D-31
歯冠腔　N-9

歯間隙　N-39
歯冠結節　N-20
耳管口蓋ヒダ　P-9
歯間乳頭　N-40
耳管扁桃　O-33
耳管隆起　P-7
子宮　A-42、X-26
子宮円索　X-38
子宮峡部　X-34
子宮腔　X-30
子宮頚　X-29
子宮頚横靱帯　X-43
子宮頚管　X-35
子宮広間膜　X-41
子宮仙骨靱帯　X-45
子宮体　X-28
糸球体　V-34
糸球体外メサンギウム細胞 V-40
糸球体包　V-43
糸球体傍装置　V-38
糸球体毛細血管　V-45
子宮底　X-27
子宮内膜　Y-26
歯齦　N-10
歯頚　N-2
歯頚線　N-18
歯隙　N-38
刺激伝導（伝達）系　D-23
篩骨洞　J-38
篩骨胞　J-28
篩骨蜂巣　J-38
歯根　N-3
歯根管　N-14
歯根尖　N-15
歯根尖孔　N-19
歯根膜　N-12
歯状線　R-41
糸状乳頭　O-14
茸状乳頭　O-15
篩状野　V-23

歯髄　N-6
歯帯　N-17
膝窩静脈　H-30
膝窩動脈　H-15
膝周囲動脈網　H-17
櫛状筋　D-19
櫛状線　R-41
室靱帯　K-11
歯肉　N-10
歯肉溝　N-11
脂肪組織　C-7
脂肪被膜　U-22
尺側皮静脈　G-37
射精管　W-27
尺骨静脈　G-35
尺骨動脈　G-17
斜裂　L-27
周縁洞　I-21
縦隔　B-5
縦隔面　L-31
縦筋層　P-24
集合管　V-20
集合リンパ小節　R-6、I-40
収縮期　D-30
十二指腸　A-14、Q-31
十二指腸空腸曲　Q-37
十二指腸縦ヒダ　Q-40
十二指腸提筋　Q-36
十二指腸傍ヒダ　B-34
周皮細胞　E-24
自由ヒモ　R-26
終末細気管支　L-11
主気管支　L-7
主細胞　Q-29
（主）膵管　T-24
手背静脈網　G-47
循環器（系）　A-1
小陰唇　Y-17
消化器（系）　A-8

小角結節 K-30	上鼻甲介 J-24	腎盂 U-12	腎門 U-3
上顎洞 J-39	上皮小体 Z-9	心外膜 C-29	腎葉 U-9
小角軟骨 K-18	上鼻道 J-21	心基部 C-18	膵管 T-24
松果腺 Z-24	小鼻翼軟骨 J-9	心筋層 C-30	膵管括約筋 T-15
松果体 Z-24	上部 Q-32	腎筋膜 U-21	髄質 I-5、I-15、N-9
小臼歯 N-26	小伏在静脈 H-39	神経下垂体 Z-15	膵切痕 T-26
上狭窄 P-39	漿膜 P-21	唇交連 M-24	膵腺房細胞 T-33
上胸動脈 G-11	漿膜下組織 P-22	心軸 C-15	膵臓 A-24、T-19
上行脚 V-31	漿膜性心膜 C-26	心室中隔 D-15	膵体 T-21
上行結腸 R-9	静脈 A-4、E-4	深掌静脈弓 G-41	錐体底 U-17
上甲状切痕 K-3	静脈角 F-28	腎小体 V-10	錐体葉 Z-4
上行大動脈 F-21	静脈管索 S-14	腎上体 Z-26	膵島 T-22、T-30、Z-31
上喉頭神経ヒダ P-18	静脈管索裂 S-19	深掌動脈弓 G-21	髄洞 I-18
上行部 Q-35	静脈血 E-8	腎静脈 F-39、V-5	膵尾 T-20
上行腰静脈 F-41	静脈弁 E-20	腎髄質 U-10	水平部 Q-34
踵骨静脈網 H-41	小網 B-23	腎錐体 U-16	水平裂 L-25
上十二指腸陥凹 B-35	小網隆起 S-20、T-23	心切痕 L-29	髄放線 V-15
小十二指腸乳頭 Q-38、T-13	小葉 I-6	心尖 C-22	皺柱 Y-4
	上葉 L-24	心尖切痕 C-23	精管 W-4
上十二指腸ヒダ B-33	小葉間静脈 S-32、V-8	心臓 A-2	精管膨大部 W-26
小循環 E-1	小葉間胆管 S-31	腎臓 A-32	性器結節 Y-43
上上皮小体 Z-10	小葉間動脈 S-33、V-4	心臓骨格 D-35	精丘 U-32
小静脈 E-9	小葉間の三つ組 S-34	腎単位 V-9	精索 W-3
上歯列弓 N-29	小弯 Q-11	人中 M-5	精子 W-20
上唇 M-2	上腕回旋静脈 G-29	腎柱 U-19	精子細胞 W-19
上唇結節 M-8	上腕回旋動脈 G-10	深腸骨回旋静脈 F-46	星状細静脈 V-24
上唇小帯 M-21	上腕静脈 G-32	心底 C-18	生殖器（系） A-36
小心（臓）静脈 C-46	上腕深動脈 G-14	腎洞 U-8	性腺刺激ホルモン Z-18
小腎杯 U-15	上腕動脈 G-3	腎動脈 F-13、V-1	精巣 A-39、W-2、Z-38
小舌 L-28	食道 A-11、P-33	心内膜 C-31	精巣挙筋 W-23
小舌下腺管 M-32	食道胸部 P-35	腎乳頭 U-18	精巣縦隔 W-8
掌側中手静脈 G-43	食道頚部 P-34	腎杯 U-13	精巣上体 W-1
上大静脈 C-3、F-30	食道動脈 F-10	腎盤 U-12	精巣上体管 W-13
上大静脈口 D-10	食道腹部 P-36	腎皮質 U-11	精巣鞘膜 W-6
小唾液腺 M-36	処女膜 Y-11	腎傍脂肪体 U-20	精巣垂 Y-41
上端 U-1	処女膜痕 Y-18	心房中隔 D-11	精巣中隔 W-9
小腸 A-13、Q-30	鋤鼻器 J-12	心膜 B-11、C-24	精巣動脈 W-32
上腸間膜動脈 F-12	心圧痕 L-35	心膜横洞 C-12	精巣網 W-12
上殿動脈 H-3	腎圧痕 S-22	心膜腔 C-28	精巣輸出管 W-5
小動脈 E-5	深陰茎筋膜 W-45	心膜斜洞 B-13	精祖細胞 W-16

声帯靭帯 K-12	舌背 O-8	腺房中心細胞 T-34	大腎杯 U-14
声帯ヒダ K-40	舌扁桃 O-35	前面 C-13、U-6	大舌下腺管 M-33
正中甲状舌骨靭帯 K-9	舌面 N-31	前立腺 A-38、W-28	大前庭腺 Y-10
正中臍索 U-34	舌盲孔 O-5	前腕正中皮静脈 G-39	大腿静脈 F-47、H-29
正中臍ヒダ U-42	セメント質 N-13	窓 E-23	大腿深静脈 H-28
正中舌喉頭蓋ヒダ K-26	セルトリ細胞 W-15	総肝管 T-3	大腿深動脈 H-13
正中仙骨動脈 F-19	線維鞘 S-28	象牙質 N-8	大腿動脈 H-14
成長ホルモン(GH) Z-19	線維性心膜 C-25	総骨間動脈 G-15	大唾液腺 M-26
精囊 A-37	線維被膜 U-23	総掌側指動脈 G-24	大腸 A-17、R-7
精囊(腺) W-25	線維付属 S-13	棕状ヒダ X-36	大動脈 C-1、F-7
声門 K-41	線維付着 S-13	臓側胸膜 B-7	大動脈弓 F-20
声門下腔 K-25	線維輪 D-37	臓側板 C-29	大動脈洞 F-8
声門裂 K-39	浅陰茎筋膜 W-44	臓側腹膜 B-15	大動脈弁 D-8
赤体 X-13	前陰唇交連 Y-13	臓側面 S-11	胎盤 Y-21
赤脾髄 I-26	前縁 L-34	総胆管 T-5	大鼻翼軟骨 J-8
切縁 N-16	前下行枝 C-36	総胆管括約筋 T-14	大伏在静脈 H-36
舌縁 O-7	前脛骨静脈 H-38	総腸骨静脈 F-42	大網 B-27
舌下小丘 M-30、O-19	前脛骨動脈 H-20	総腸骨動脈 F-16	大網ヒモ R-23
舌下腺 M-31	前頸静脈 F-27	僧帽弁 D-9	大弯 Q-10
舌下ヒダ O-20	浅頸動脈 G-4	足細胞 V-48	ダグラス窩 B-40
舌下面 O-16	前骨間静脈 G-36	足底静脈弓 H-42	田原結節 D-25
舌筋 O-22	前骨間動脈 G-18	足底動脈弓 H-25	胆管 T-6
赤血球 E-31	仙骨曲 R-30	足背静脈弓 H-45	単球 E-36
舌腱膜 O-24	仙骨頸靭帯 X-45	足背静脈網 H-44	胆膵管膨大部 T-17
舌骨喉頭蓋靭帯 K-8	前室間溝 C-21	足背動脈 H-21	胆膵管膨大部括約筋 T-16
舌根 O-1	前室間枝 C-36	鼡径リンパ節 I-43	弾性円錐 K-13
切歯 N-24	前室間静脈 C-44	組織学的内子宮口 X-33	胆囊 A-23、T-7
切歯管 J-35	浅掌静脈弓 G-42	ソマトスタチン Z-37	胆囊窩 S-24
舌小帯 O-18	浅掌動脈弓 G-22		胆囊管 T-4
舌小胞 O-4	腺性下垂体 Z-14	― た行 ―	胆囊頸 T-8
接触点 N-36	前尖 D-33	大陰唇 Y-16	胆囊体 T-10
接触面 N-37	前庭球 Y-8	大臼歯 N-27	胆囊底 T-12
舌正中溝 O-9	前庭靭帯 K-11	第三大臼歯 N-28	恥丘 Y-12
舌腺 M-41	前庭ヒダ K-37	大十二指腸乳頭	恥骨頸靭帯 X-42
舌尖 O-3	前庭面 N-32	T-18、Q-39	智歯 N-28
舌体 O-2	前庭裂 K-36	大十二指腸乳頭	腟 Y-2
舌中隔 O-25	前頭洞 J-37	大循環 E-2	腟円蓋 Y-1
舌乳頭 O-10	前半月弁(尖) D-43	体循環 E-2	腟口 Y-19
舌粘膜 O-23	浅腹壁静脈 H-33	大静脈溝 S-18	腟前庭 Y-9
舌の下面 O-16	腺房 T-32	大心(臓)静脈 C-43	腟粘膜ヒダ Y-3

緻密斑 V-39	導管 T-35	内分泌器(系) A-43	粘膜ヒダ T-11
中隔尖 D-34	橈骨静脈 G-34	内分泌部 T-29	脳下垂体 Z-13
中間洞 I-19	橈骨動脈 G-19	内膜 E-12	
中狭窄 P-40	糖質コルチコイド Z-30	軟口蓋 M-12	— は行 —
肘周囲動脈網 G-16	動静脈吻合 E-10	肉柱 D-20	肺 A-30
中腎管 Y-34	橈側皮静脈 G-40	肉様膜 W-37	パイエル板 R-6、I-40
中心静脈 S-30	洞房結節 D-24	二次(性)リンパ(性)器官	肺胸膜 B-7
中心(臓)静脈 C-45	洞房結節枝 C-39	I-7	肺区域 L-38
中腎傍管 Y-35	動脈 A-3、E-3	二次精母細胞 W-18	肺根 L-33
虫垂 R-16	動脈管索 C-2	二次卵胞 X-11	排出孔膜 Y-37
虫垂間膜 B-38	動脈血 E-6	乳臼歯 N-42	肺循環 E-1
虫垂口 R-20	洞様毛細血管 S-38	乳歯 N-41	胚上皮 X-5
肘正中皮静脈 G-38	トライツ靱帯 Q-36	乳頭管 V-21	肺尖 L-22
中直腸動脈 H-8	鈍(角)縁枝 C-35	乳頭筋 D-22	背側肩甲動脈 G-6
中鼻甲介 J-25		乳頭孔 V-22-23	背側指静脈 G-46（手）、
中鼻道 J-22	— な行 —	乳ビ槽 I-39	H-46（足）
中膜 E-16	内陰部動脈 H-9	尿管 A-33、U-24	背側指動脈 G-20
中葉 L-26	内胸静脈 F-34	尿管間ヒダ U-28	背側手根静脈網 G-44
中輪走筋 Q-19	内胸動脈 F-6	尿管口 U-29	背側中手静脈 G-45
腸間膜 B-32	内腔 E-11	尿細管 V-11	肺底 L-37
腸間膜根 B-45	内頚静脈 F-26	尿細管極 V-35	肺動脈（幹） C-4
蝶形骨洞 J-40	内子宮口 X-31	尿細管周囲毛細血管 V-32	肺動脈弁 D-6
蝶口蓋孔 J-30	内斜走筋 Q-20		排尿筋 U-27
蝶篩陥凹 J-29	内精筋膜 W-22	尿生殖堤 Y-32	肺胞 L-15
腸絨毛 R-3	内層 V-19	尿生殖洞 Y-36	肺胞管 L-13
腸腺 R-4	内側縁 U-4	尿生殖ヒダ Y-46	肺胞洞 L-13
腸腰動脈 H-1	内側臍ヒダ U-41	尿生殖膜 Y-45	肺胞囊 L-14
腸リンパ本幹 I-41	内側足底動脈 H-23	尿道 A-35、U-26	肺面 C-14
直精細管 W-11	内側大腿回旋静脈 H-27	尿道海綿体 W-47	肺門 L-32
直腸 A-20、R-29	内側大腿回旋動脈 H-11	尿道球 W-43	バウヒン弁 R-17
直腸横ヒダ R-33	内側面 L-31	尿道球腺 W-29	白体 X-14
直腸子宮窩 B-40	内帯 V-18	尿道舟状窩 W-40	白脾髄 I-25
直腸子宮靱帯 X-44	内弾性膜 E-15	尿道稜 U-33	白膜 W-7(精巣)
直腸膀胱窩 B-31	内腸骨静脈 F-43	人中 M-5	X-6(卵巣)
直腸膨大部 R-34	内腸骨動脈 F-17	ネフロン V-9	バソプレシン Z-21
直尿細管 V-26	内尿道口 U-38	粘膜 L-20、P-27	白血球 E-29
チロキシン Z-7	内胚葉 Y-29	粘膜下神経叢 P-31	パラトルモン（PHT）Z-12
椎骨動脈 F-1	内胚葉囊 Y-27	粘膜下組織 L-21、P-26	バルトリン腺 Y-10
蔓状静脈叢 W-31	内皮 E-13	粘膜筋板 P-28	半奇静脈 F-33
ディッセ腔 S-37	内皮細胞 E-13、E-22	粘膜固有層 P-29	半月ヒダ O-40
テストステロン Z-39	内分泌腺 Z-1	粘膜上皮 P-30	半月弁 D-5

半月弁結節 D-39	鼻毛 J-19	噴門切痕 Q-9	— ま行 —
半月裂孔 J-32	脾門 I-24	噴門腺 Q-25	膜性部 D-16
鼻咽道 J-31	鼻翼 J-5	平滑筋層 E-17	膜性壁 L-19
鼻腔 A-26、J-13	鼻涙管 J-34	閉鎖動脈 H-7	マクロファージ E-37
鼻限 J-16	披裂間切痕 K-31	壁細胞 Q-28	右肝管 T-2
腓骨静脈 H-32	披裂間ヒダ K-32	壁側胸膜 B-8	右冠状動脈 C-37
腓骨動脈 H-18	披裂喉頭蓋ヒダ K-34	壁側板 C-27	右結腸曲 R-10
鼻根 J-2	披裂軟骨 K-19	壁側腹膜 B-16	右三角間膜 S-2
脾索 I-29	ファーター乳頭	辺縁洞 I-21	右線維三角 D-36
皮質 I-12、I-4	Q-39、T-18	辺縁隆線 N-21	右肺静脈 C-12
皮質小節 I-13	ファーター乳頭	扁桃陰窩 O-37	右肺動脈 C-9
皮質ネフロン V-13	腹腔 B-3	扁桃窩 O-42	右半月弁（尖） D-42
皮質迷路 V-14	腹腔動脈 F-11	扁桃小窩 O-39	右房室弁 D-7
尾状葉 S-15	副睾丸 W-1	扁桃上窩 O-36	右リンパ本幹 I-32
鼻唇溝 M-7	副細胞 Q-27	扁桃被膜 O-38	ミュラー管 Y-35
ヒス束 D-26	伏在裂孔 H-34	ヘンレ係蹄 V-29	味蕾 O-13
鼻尖 J-4	副耳下腺 M-28	ボアン弁 R-17	無漿膜野 S-4
鼻前庭 J-15	副腎 A-46、Z-26	方形葉 S-17	メサンギウム細胞 V-42
脾臓 I-23	副腎髄質 Z-28	膀胱 A-34、U-25	メラトニン Z-25
ヒダ柱 Y-4	副腎皮質 Z-27	膀胱頚 U-39	毛細管 E-7
左肝管 T-1	副腎皮質刺激ホルモン	膀胱三角 U-30	毛細血管 A-5、E-7
左冠状動脈 C-32	（ACTH）Z-16	膀胱子宮窩 B-39	毛細胆管 S-35
左結腸曲 R-12	副膵 T-28	膀胱垂 U-31	盲腸 A-19、R-15
左鎖骨下動脈 F-4	副膵管 T-25	膀胱尖（頂） U-35	網嚢 B-29
左三角間膜 S-1	腹大動脈 F-24	膀胱体 U-36	網嚢孔 B-26
左線維三角 D-38	副楕側皮静脈 G-33	膀胱底 U-37	門脈小葉 S-27
左総頚動脈 F-3	副半奇静脈 F-31	傍細胞 Q-28	
左肺静脈 C-11	副鼻腔 J-36	房室結節 D-25	— や行 —
左肺動脈 C-10	副伏在静脈 H-37	房室束 D-26	
左半月弁（尖） D-41	腹壁 B-18	房室中隔 D-14	有郭乳頭 O-12
左房室弁 D-9	腹膜 B-14	胞状卵胞 X-12	有窓内皮細胞 V-46
脾柱 I-27	腹膜腔 B-17	傍髄質ネフロン V-12	幽門 Q-5
鼻中隔 J-18	腹膜後器官 B-21	膨大部括約筋 T-17	幽門括約筋 Q-15
鼻中隔軟骨 J-10	腹膜後隙 B-20	包皮 W-36	幽門管 Q-7
筆毛動脈 I-30	腹膜垂 R-28	包皮小体 W-41	幽門腺 Q-26
脾洞 I-28	プルキンエ線維 D-29	傍皮質 I-14	幽門洞 Q-8
鼻軟骨 J-6	プロゲステロン Z-42	ボウマン腔 V-44	幽門部 Q-6
泌尿器（系） A-31	プロラクチン（PRL）Z-20	ボウマン嚢 V-43	輸出細動脈 V-37
鼻粘膜 J-27	分界溝 O-6	母指主動脈 G-23	輸出リンパ管 I-16
鼻背 J-3	分界稜 D-18	頬 M-6	輸入細動脈 V-36
被膜 I-22、O-38	噴門 Q-2		輸入リンパ管 I-10

葉間静脈　V-6
葉間動脈　V-2
葉気管支　L-8
葉状乳頭　O-11
腰静脈　F-40
羊水　Y-25
腰動脈　F-15
羊膜　Y-23
羊膜腔　Y-24
腰リンパ本幹　I-42
翼突下顎縫線　P-13

— ら行 —

ライディッヒ細胞　W-14
ラセン動脈　W-48
ラセンヒダ　T-9
卵円窩　D-12
卵管　A-40、X-16
卵管峡部　X-19
卵管采　X-23
卵管子宮口　X-17
卵管子宮部　X-18
卵管ヒダ　X-20
卵管腹腔口　X-25
卵管膨大部　X-21
卵管漏斗　X-22
ランゲルハンス島
　　　　　T-30、Z-31
卵巣　A-41、X-1、Z-40
卵巣采　X-24
卵巣支質　X-3
卵巣上体　Y-38
卵巣髄質　X-4
卵巣提索　X-39
卵巣提靱帯　X-39
卵巣皮質　X-2
卵巣傍体　Y-39
卵巣門　X-7
卵胞　X-8
梨状陥凹　K-35、P-17
梁柱　I-20
輪筋層　P-25
輪状ヒダ　R-5
輪状気管靱帯　K-14
輪状甲状関節　K-20
輪状甲状関節包　K-15
臨床歯冠　N-4
臨床歯根　N-5
輪状食道腱束　P-37
輪状靱帯　L-17
輪状声帯膜　K-13
輪状軟骨　K-5
輪状披裂関節　K-21
隣接面　N-37
リンパ　I-8
リンパ液　I-8
リンパ管　A-6、I-9
リンパ管弁　I-17
リンパ球　E-38
リンパ節　A-7、I-11
類洞　S-38
ローゼンミュラー陥凹
　　　　　　　　　P-15
肋下静脈　F-38
肋間静脈　F-37
肋間動脈　F-2
肋間リンパ管　I-37
肋骨胸膜　B-8
肋骨面　L-23

— わ行 —

ワルダイエルの咽頭輪
　　　　　　　　　O-31
腕頭静脈　F-29
腕頭動脈　F-5

臓単(ゾウタン)　～語源から覚える解剖学英単語集～

発 行 日	2005年11月29日　初版第1刷発行
	2025年5月20日　　第23刷発行
監　　修	河合　良訓
本文・イラスト	原島　広至
発 行 元	株式会社エヌ・ティー・エス
発 売 者	矢野　正也
発 売 元	丸善雄松堂株式会社
	東京都中央区新川1丁目28番23号
	TEL　03（6367）6131
	https://yushodo.maruzen.co.jp/
印　　刷	株式会社双文社印刷

©2005　河合　良訓、原島　広至
ISBN978-4-86043-095-5 C3547

乱丁・落丁本はお取り替えいたします。無断複写・転載を禁じます。
定価はカバーに表示してあります。

語源 ギリシャ語 ラテン語 から覚える
解剖学英単語集シリーズ 好評発売中!

イラスト充実!
コラム満載!!

筋の名称をマスターするならこの一冊

「骨」は医学生が最初に覚える分野!!最初から挫折しないために、この一冊!!

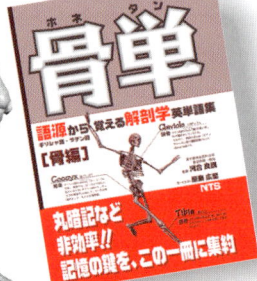

肉単（ニクタン）
語源から覚える解剖学英単語集[筋肉編]

定価 2,860円
（本体2,600円+税10%）

血湧き、肉踊る 第2弾!!

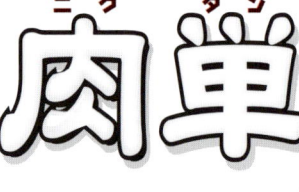

起始・停止・支配神経表や、手と足の筋の比較表、鰓弓由来の筋の解説等付録も便利!!

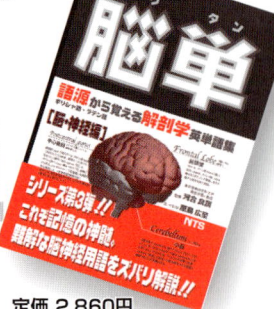

骨単（ホネタン）
語源から覚える解剖学英単語集[骨編]

丸暗記など非効率!!記憶の鍵を、この一冊に集約

第1弾!!

定価 2,860円
（本体2,600円+税10%）

脳単（ノウタン）
語源から覚える解剖学英単語集[脳・神経編]

シリーズ第3弾!!これぞ記憶の神髄、難解な脳神経用語をズバリ解説!!

第3弾!!

定価 2,860円
（本体2,600円+税10%）

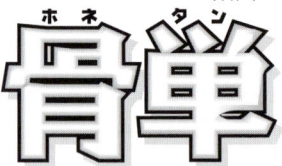

普通の解剖図では、正面から見た図や、真横から見た図がほとんどである。

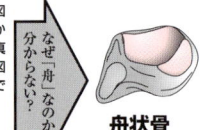

なぜ「舟」なのか分からない?!

舟状骨
舟のような形に見える方向からのイラスト付き!

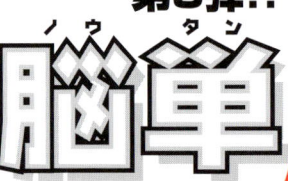

全シリーズ便利! 英単語の読みのカタカナ表記!日本語名には全単語ふりがな付き!

これぞ記憶の神髄 難解な脳神経用語をズバッと解説